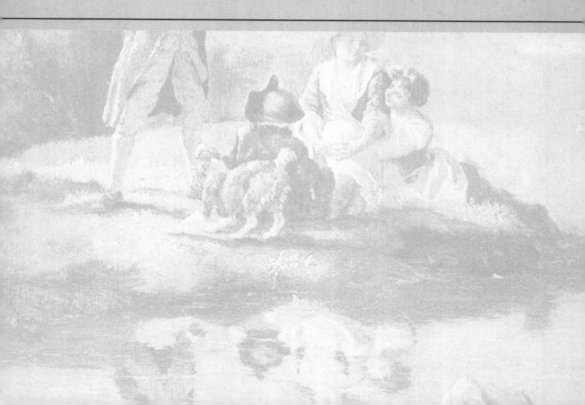

世界名画中的医学史
美与消耗

SHI JIE MING HUA ZHONG DE YI XUE SHI

MEI YU XIAO HAO

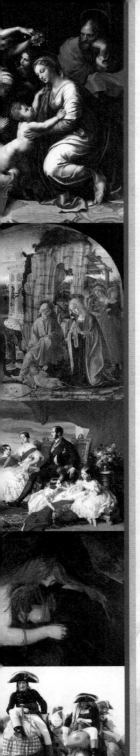

世界名画中的医学史②

美与消耗

余凤高 著

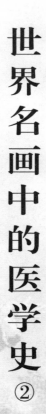

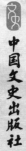

中国文史出版社

目　　录

1

娜嘉的画：自闭症女孩的艺术天才

在获 1989 年奥斯卡最佳影片、最佳导演、最佳原创剧本和最佳男主角四项大奖的美国影片《雨人》中，主角查理·巴比特的哥哥雷蒙·巴比特是一个特异的人，或者说他有不少特异的生活习惯：他要在固定的时间做固定的事，在固定的时间看固定的电视节目，而且每餐都有固定的食谱，每天都在固定的时间睡觉，有时还表现得重复而刻板。但是另一方面，他又具有惊人的记忆力，他能过目不忘，能准确报出飞行史上所有重大空难发生的航班的班次、时间、地点、原因，能迅速数清掉落在餐厅地板上的 246 根牙签，还能记得电话簿上任意读过的电话号码，他的心算能力也竟达到计算器的速度。据说，这一切都源于他是一个自闭症孩子。

自闭症 (autism)，又译孤独症，是一种影响人的躯体、社交能力和语言技能的神经生物学性障碍。1943 年，出生于奥匈帝国、在约翰·霍普金斯大学从事研究的美国精神病学家莱奥·坎纳（1894—1981）在论文《情感接触的自闭症障碍》(*Autistic Disturbances of Affective Contact*) 中首次使用该词，并以 11 个病例描述这一类表现极端孤独、自我沉迷的儿童。

自闭症儿童的特征是对他人表现出的爱悦之情或身体接触均无动于衷，并拒绝与他人交流；他们语言能力发育迟滞或不正常，甚至根本没有语言能力，可表现为无意义、无上下文的模仿语言，或只是机械的离奇古怪的声音。但在某些方面，他们却会显示出异乎寻常的聪明和敏感。娜嘉·乔梅恩就是一个著名的自闭症孩子。

娜嘉·乔梅恩（Nadia Chomyn，1967—2015）生于英国诺丁汉郡，父母都是乌克兰移民到英国的理科生。父亲迈查洛·乔梅恩有工程学学位，母亲艾尼拉·乔梅恩是化学专业毕业生。乔梅恩先生在战后来英国，他妻子则在乌克兰的利沃夫大学完成学业之后稍晚一些来的。在诺丁汉的家里，这个家庭成员平日说乌克兰语，但三个孩子都既能说乌克兰语也能说英语。

　　娜嘉是乔梅恩家的第二个孩子，虽然娜嘉的两个兄妹安德烈和塔尼亚各方面都完全正常，她却很不一样。婴儿时，就看出娜嘉的肌肉弹性很差，其他方面发育也异常缓慢，如她到2岁才会独立行走。她在发音上也过分迟钝，她要长到9个月才能说几个单词，可就是这么几个可怜的单词也很快就"消失"了。另外，她一切的"行动"都过于缓慢甚至显得无能：她自己不会穿衣服，吃饭时不会用刀叉，更有甚者，她还不会说话，也不懂别人说的话，简直像是一个哑巴。后来，父母送她进了一家接受智力迟钝的孩子的学校，但她在那里好像也没有长进。她总是退缩在自己一个人的世界里，不跟老师和他人联系；她会长时间地坐在那里，眼睛一动不动地盯着一个固定的地方。于是在她6岁半那年，父母带她去了医院，经诊断，确定她是一个自闭症女孩。

　　可是另一方面，娜嘉在艺术创造上，似乎又具有大大超越常人的才赋。

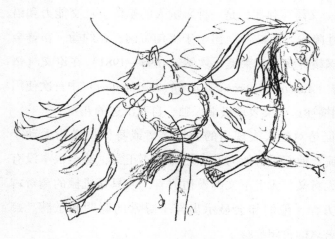

娜嘉3岁时就开始作画了。此前她从未经历过小孩子常有的涂鸦阶段，一起步，画出的图像便具有视觉现实主义的特征，有如原来就正规学过素描技法似的。娜嘉最初画的大多是真马，随后不论

娜嘉三四岁时画的旋转木马

画马、画骑手，画的都不是真的马，经常是游艺场上的旋转木马，尽管她对这类东西实际经验很是有限，当地的大公园，诺丁汉著名的娱乐场"鹅市集"，她只去过一两次。她的灵感主要来自图画书，尤其是那类根据摄影画下来的图画书。

娜嘉作画时始终只注意自己面前的画纸，根本不看别处，从不依照样板来画，就像是在

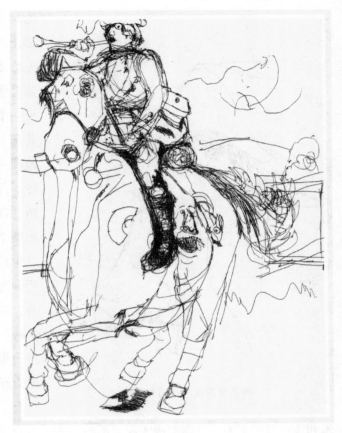

娜嘉的画

描画她自己心中的图像。英国发展心理学家伊丽莎白·纽森（Elizabeth Newson）曾长期跟踪观察和研究娜嘉。她认为："娜嘉作画，灵感来自她曾看到过的图画和往往明显是实体的对象。但她画的时候，前面没有样板，也不曾有近期见过的样板。"另一位研究者洛娜·塞尔夫（Lorna Selfe）也说："她画得惊人的快，很少超过几分钟便画好了，把它扔在一旁。"娜嘉绘画，虽然动作如此迅速，但专家认为，她画出来的东西，十分接近美术学院学生创作时的现实主义视觉，而不是典型的幼儿绘画。著名的英国画家格雷厄姆·萨瑟兰（Graham Sutherland，1903—1980）称赞说："（娜嘉的）这些画，不仅所显示出的极大的精确性，从很多方面来看，都确实使我感动。"而且，她的画法也很特别。娜嘉画人的时候，无

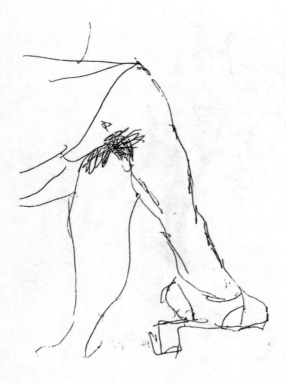

论画人的手、足和身躯各部，都不依照常规，她会先在画纸左边画某个细部，然后远远地在右边画另一个细部，最后才将这些部分连接起来。例如，她画一匹马，先是画马的脖子，随后画马的两只眼睛，到后来才回过头去画出整个马头的轮廓，再将马头的轮廓和脖子、眼睛巧妙完美地连到一起。还有，娜嘉画的时候，能极速将一根线条延伸出去跟另一根线条交搭，会精确地恰好接在那根线条的终点上，既不过头，也不会

娜嘉用圆珠笔画的作品

未到顶点就停下来，全都准确无误，不偏不歪。专家说，这表明她有良好的机械控制能力（motor control）。而且她首次描绘一些以前从未画过的东西时，如画一条腿搁到另一条腿上，她根本无须临摹便能精确地画出来。她第一次描绘新的题材和后来描绘的都同样的逼真。

　　在娜嘉被诊断为自闭症之后，医生曾给她做了深入的治疗，并从各方面对她进行帮助，特别是训练她如何运用语言。有一个阶段，她在语言沟通方面虽然有所提高，但也只能是些短短的电报式的句子。而她这时的绘画，无论是数量或是质量，却都下降了。到了青春期，她又重新画出极其流畅的现实主义的作品。她最多产的时期是 3 岁到 7 岁那个阶段。伦敦著名伯利恒精神病医院的档案室里，至今还保存有 200 多幅娜嘉·乔梅恩的画，全都画在购物收据、笔记本内的衬页和从童书中撕下来的插图等碎纸片上面。

通常都认为，一个人必须经过一系列常规的训练阶段，才能画出现实主义的作品。娜嘉似乎越过了这个阶段，而且她的作品也大大超过一般青少年的绘画，更何况绘画速度又如此之快，令人不解，甚至引起一些人的怀疑。

哈佛大学波士顿学院心理学副教授埃伦·温纳看了娜嘉的画后，对娜嘉运用流畅的轮廓线条画出诸如马匹、骑手、驯鹿、鹦鹉和两腿交搁等像是文艺复兴时代的艺术家创作这些比较难画的现实主义绘画，

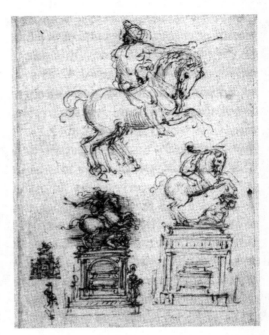

娜嘉的作品

感到十分惊讶。她在《重创的世界：艺术心理学》（Ellen Winner：*Invented Worlds*，1982）中针对人们的怀疑，解释说：

> 一种可能的解释是基于娜嘉孤立于社会的事实。她与世隔绝，几乎没有语言和社交能力，便转向于绘画，作为一种交流的途径。不过这种解释的问题是，弱智和精神病儿童同样与世隔绝，却不能像娜嘉一样绘画。而且，娜嘉经常在她（以前创作）的画上面作画，她似乎无须以作画作为交流的一种方式。
>
> ……
>
> 更为可能的一种解释是基于娜嘉极其有限的概括、抽象和对事物进行分类的能力……
>
> ……
>
> 虽然娜嘉是最著名的，但她也不是唯一能显示出有特殊绘画能力的自闭症儿童。多数自闭症奇才都已证明在数学、音乐或记

忆上有特殊技能，不过也有一些这类儿童的才赋，像娜嘉那样出现在视觉艺术上……

因此，娜嘉的天才不能完全以自闭症来解释。或许是娜嘉在视觉艺术的范畴具有一种先天的、可能是精神病人的癖好。或许是具有如此的才赋，又缺乏理性认识的干预，才使娜嘉能够在其他天才儿童未能画出现实主义的作品、成为艺术家之时，便能创作出令人惊异的视觉艺术。

显然，自闭症儿童的天才极其神秘，许多问题，科学家至今仍然都没有搞清楚。

拿破仑看望雅法的鼠疫病人：

减轻士兵的恐惧

1798 年，为了捍卫法国的贸易利益，掌握制海权，法国的督政官们决定对英国的本岛发动一次进攻，任命 28 岁的拿破仑·波拿巴（1769—1821）指挥为此集结在英吉利海峡一带的军队出征。这次的军事行动一开始就取得了巨大的成功，6 月 10 日占领了耶路撒冷圣约翰医院骑士团的大堡垒马耳他；7 月 1 日强攻拿下亚历山大城；整个尼罗河三角洲被迅速踏平。1799 年 2 月，拿破仑进入叙利亚，并向西北方向推进。但是，一场瘟疫在巴勒斯坦雅法（Jaffa，即今日特拉维夫）的城堡里爆发，几天里，差不多 3000 名战俘死亡，法国的兵团也受到传染。

拿破仑部下的主任外科医生多米尼克-让·拉雷（Dominique-Jean Larrey，1766—1842）说，这场瘟疫来势凶猛，每天病逝的士兵多达 6—15 名。他这样描述患者的病情：

> 口渴……呼吸困难……头痛……常有腹绞痛……颤抖……脸色苍白，两眼昏暗毫无表情……呕吐……出现这些症状几个小时之后，就有消耗性高热，它似乎集中在心前区；脉搏上升又加速，皮肤表面像在燃烧……头痛加剧并引起眩晕；视力木然，视野模糊，话音微弱；患者昏昏欲睡，四肢肌肉和面部肌肉不由自主地抽缩……随之而来的是谵妄，有些患者尤其严重……进而的症状是在腋窝和腹股沟上称为腹股沟腺炎的肿瘤……若在患病初

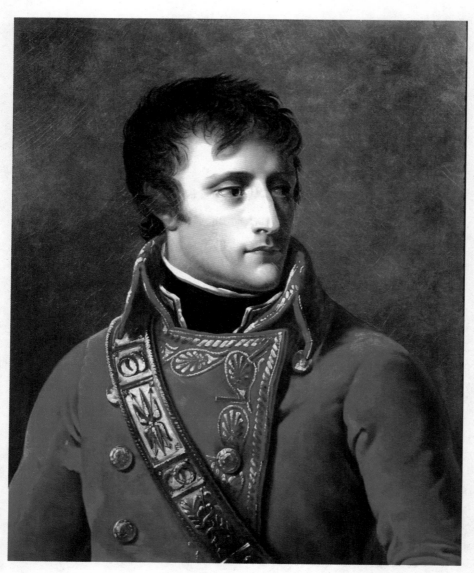

格罗画的拿破仑像（局部）

期腹股沟腺炎化脓，则是好的转机。我治疗的病人，多数都头痛、虚弱，二十四小时内出现恶心和呕吐；第二天高热；也有出现腹股沟腺炎的，然后发炎化脓……如果腹股沟腺炎不迅速恶化化脓，病人会在第三或第五天死亡。

3月21日，拿破仑感到他有责任去看望他的这些遭受瘟疫感染的士兵，目的是他后来（1847年）在回忆录中说的，是为了减轻士兵们的恐惧心理，因为他们被告知他们患的不是一般的瘟疫，而是鼠疫。

拿破仑到了鼠疫病院后，立即来到病人跟前，安慰他们，说他们不过是 "la fievre a bubons"（淋巴结炎发烧）而不是染上鼠疫；他不但看着医生给病人的腹股沟淋巴结放脓，还抚摸了许多病人。带着一个团队伴随在拿破仑身边的主任医师勒内-尼古拉斯·德斯热内特（René-Nicolas Dufriche Desgenettes）记述说：

将军步入医院和病房，跟几乎所有意识清醒能听他说话的病人交谈；并有一个半小时以极大的冷静，忙于处理一件件琐事。在一个挤满人群的很小的病室里，他还帮着抬举，不如说是搬运士兵那令人厌恶的尸体，这些尸体的军服上都被鼠疫脓疱流出的脓汁弄脏了。

团队中的另一个成员写道："（拿破仑的）这一行动表现了一种深切的政治本能，产生了极好的效果。（对瘟疫的）恐惧心降低了。"

过了两天，拿破仑下令，强制征募当地的基督徒来照看鼠疫病人，然后部队起程北进叙利亚的阿克里，去驱逐向法国宣战的奥斯曼帝国。他预计会在阿克里取得胜利。然而经过两个月的围攻，他仍未能击败得到英国人援助的土耳其人。

5月17日，拿破仑宣布他的军队将从阿克里撤退，表明他最后的突击失败。鼠疫伴随着从雅法过来的法国人传播，阿克里也有鼠疫，不过这不是拿破仑未能攻克阿克里的原因，瘟疫并没有使拿破仑大部分的军队都受到传染，他撤退的原因是军事，而不是疾病。但拿破仑后来在 5 月 27 日向法国总部报告他的胜利时却说，条件对攻取阿克里是有利的，只是"我们的间谍、逃兵和我们的囚犯都报告说瘟疫在该城肆虐……士兵们如果进入该城……他们会将这恐怖邪恶的细菌带回营地，这比世界上所有的军队都要可怕"。

拿破仑是以瘟疫做他在阿克里失败的借口。

撤退前，拿破仑曾跟德斯热内特医生说，如果自己处在医生的位置上，会让每个已经染上鼠疫且会传染他人的士兵服用过量的鸦片，来结束他的生命。德斯热内特医生回答说，他的任务是维护人的生命，他知道，瘟疫不会永远持续下去。拿破仑没能克服德斯热内特的顾虑，他说，他相信他能找到赏识他这一意图的人。

5 月 24 日，军队撤退到达雅法，在那里休息了四天，然后开往埃及。其间，5 月 25 日和 27 日，安排通过徒步、骑马或担架运送 1300 名伤员和鼠疫病人。27 日这天，拿破仑又一次去了雅法的鼠疫医院，告诉留在医院里的 50 名左右士兵说："土耳其人会在几个小时内到达这里。所有够强健的人起来跟我们一起走，他们可以乘担架和步行。"然后他命令让每个留下的士兵服用鸦片酊，由主治医师罗耶（Royer）施药。不过研究者说，有理由相信没有人因过量的鸦片而死。当土耳其人到来时，至少有七人活着，被交给了英国方面。英方通过文字和漫画，广泛传播说拿破仑下令毒死士兵。拿破仑本人的记述是，撤离雅法前，只是将鸦片酊放置在病人的身旁，他们可以自愿接受，以免落入土耳其人手中遭受折磨。

但是直到 1804 年 12 月 2 日，拿破仑在巴黎圣母院从教皇手中接过皇冠，加冕为皇帝拿破仑一世，传说他在雅法残暴地下令用鸦片毒杀已经投降的士兵的谣言还一直在继续传播。

拿破仑如何面对这样的谣言呢？

拿破仑不但是军事家，还是一个政治家和出色的宣传鼓动家，他懂得如何来树立自己的威望。他邀请画家格罗，来记录他的英雄主义，以消弭谣言造成的影响。

安托宁·让·格罗（Antoine Jean Gros，1771—1835）是法国著名的浪

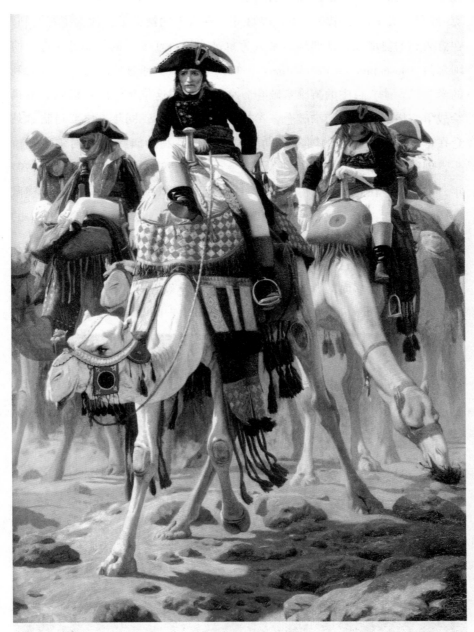

拿破仑进军埃及

漫主义画家。他最初是向他微缩画家的父亲学习，1785 年入父亲的朋友雅克-路易·大卫的工作室学画。1793 年，在大卫的帮助下，他去了意大利。在意大利的热那亚，他遇到后来成为拿破仑第一任妻子的约瑟芬·德·博阿尔内（Joséphine de Beauharnais）。1796 年，格罗通过约瑟芬，在意大利的米兰见到他心目中的英雄拿破仑。拿破仑希望这位年轻的肖像画家来描绘战争，格罗于是跟随拿破仑，参加了一系列战斗。同年，格罗目睹拿破仑在首次意大利战争的阿尔科勒战役中，将胜利的旗帜插上阿尔科勒桥头，创作了《拿破仑在阿尔科勒桥上》，此画也就成了他的成名作。1797 年，在拿破仑在意大利取得胜利后，格罗受托创作一幅表现拿破仑看望鼠疫病人的画作，作为战利品来丰富卢浮宫，他本人也成为拿破仑军队中的一员。

　　格罗接受拿破仑之邀，在他意大利的工作室（也有说是在凡尔赛的工作室）花去半年多时间，于 1804 年创作出《拿破仑看望雅法的鼠疫病人》（*Bonaparte Visiting the Plague-Stricken at Jaffa*）一画。

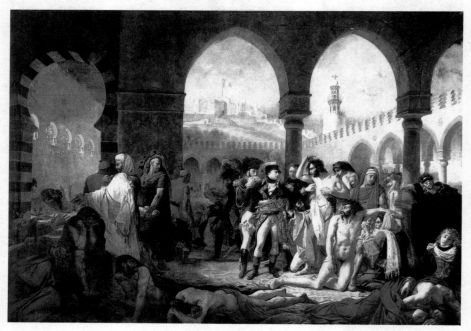

《拿破仑看望雅法的鼠疫病人》

在《拿破仑看望雅法的鼠疫病人》中，背景上一幅法国的三色旗在城堡附近雅法的城墙上飘扬。鼠疫病房里，阳光把拿破仑和他的随行人员以及来看望的士兵们照得通体明亮。拿破仑脱下手套，一位士兵把手举到头顶，让拿破仑触摸他腋下的腹股沟腺炎。德斯热内特医生站在拿破仑和这位病人中间看着这一切。拿破仑身后的一名军官，用一块手帕捂住他的脸，来抵挡病患腐烂的恶臭。右边，一位土耳其医生跪在地上，显然是在给一位病人腋下的腹股沟腺炎切开放脓。右下角，一位染上鼠疫的法国医生已经瘫倒在地。画的左边，阿拉伯人在奴隶陪同下给病人分发面包。病人们全都裸体，披一袭毯子，或者只穿一点。他们都处在阴影之下，或者低着头，或者回头看着拿破仑。

《拿破仑看望雅法的鼠疫病人》完成后不久，在 1804 年 9 月的沙龙上展出，引起了轰动。随后入藏卢浮宫的达鲁厅（Salle Daru）。

《普通精神病学档案》的编辑詹姆斯·哈里斯（James C. Garris）在该刊上撰文分析说："格罗这画的主题并非表现国王触摸的神迹，而是理性克服无知的启蒙主题。拿破仑坚持认为鼠疫是不传染的。因此，拿破仑要确保埃及战役中最持久的形象即是法国部队的病痛和他对他们的同情。看了这幅画，使英国观察家约翰·平克顿（John Pinkerton）对有关拿破仑下令在雅法下毒的谣言产生怀疑。如果流传的谣言是真的，谁会有胆量让人注意这一鼠疫事件呢？格罗成功地把拿破仑描绘成一个肯为士兵冒着生命危险而不是放弃他们的富有同情心的、残忍的人。"卢浮宫博物馆总干事、雕塑家和艺术史家多米尼克·维范·德农（Dominique Vivant Denon，1747—1825）给拿破仑写信说："这画真的是一幅杰作，它比格罗此前所完成的作品都要伟大得多，仅凭这幅作品，他也会属于法国画派中最杰出的艺术家之一。"

尼布甲尼撒：

因"亵渎神灵"而精神分裂

多年来，学者们都把《圣经》看成一部"敬神的故事"，故事而已。但是近一个世纪里，多国考古人员在中东、美索不达米亚、巴勒斯坦和埃及等地大量的考古发掘工作表明，如德国记者兼学者维尔纳·克勒尔在《圣经：一部历史》中说的，《圣经》"同时又是一本关于真正发生过的事情的书"：不但"《旧约》常常提过的地方和城镇都再度出现了，它们的形状和位置都和《圣经》里所描写的一模一样。学者们从古代的刻字和纪念碑里不断地找到了《旧约》和《新约》中的人物"。克勒尔特别强调，《圣经》里的这些"事情的本身是历史事实并且可以说是以惊人的准确性记录下来的"。

尼布甲尼撒二世（Nebuchadrezzar Ⅱ，约前630—前562）是古迦勒底帝国，也就是新巴比伦王国的伟大国王，还是一位杰出的军事家。他一次次的征战，表现出他具有卓越的军事才干；在他统治时期，国家政治相对稳定，经济繁荣；尤其是他对巴比伦的重建，为世界所瞩目。克勒尔在书中有一章专门写了这些事迹如何被考古发现所证实。同样，这位伟大的国王在公元前597年将以色列人的一个支派犹大的国王约雅斤掳到巴比伦，也非虚构。

《圣经·旧约》中《列王纪》《以斯拉记》《耶里米书》《以西结书》《但以理书》对尼布甲尼撒二世攻陷犹大王国的都城耶路撒冷后的行径做过详细的记述。《但以理书》写道："是巴比伦王第八年"，即公元前596

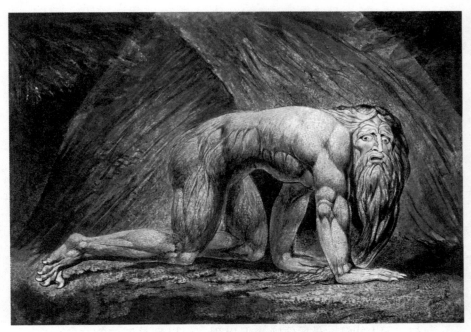

威廉·布莱克的《尼布甲尼撒》

年，"巴比伦王将耶和华殿和王宫里的宝物都拿去了，将以色列王所罗门所造耶和华殿里的金器都毁坏了，正如耶和华所说的，又将耶路撒冷的众民和众首领并所有大能的勇兵共一万人，连一切木匠、铁匠都掳去，除了国中极贫穷的人以外，没有剩下的；并将约雅斤（用铜链锁着）和王母、后妃、太监与国中的大官，都从耶路撒冷掳到巴比伦去了"。《圣经》特别说到他手段的残忍：他不但将耶和华殿的铜柱、盆座和锅、铲子、蜡剪、调羹并所用的一切，无论金的、银的都拿走，还"用火焚烧耶和华殿和王宫，又焚烧耶路撒冷的房屋"；在约雅斤被俘，由他叔叔西底家摄政之后，这个巴比伦王甚至在"西底家眼前杀了他的众子，又杀了犹大的一切贵胄并且挖西底家的眼睛"，等等。克勒尔综合有关的考古发现说："西底家王被俘。他们的儿女就在他的眼前遭到屠杀。他本人的双眼也被挖了出来。这是对叛逆者所使用的残酷的巴比伦军法。这种残忍的盲眼刑罚经常在（考古发现的）生动的浮雕中得以证实。"如此残忍，简直到了绝无人性的地步。

除此之外，有关尼布甲尼撒二世的行径，《圣经》在《但以理书》中还写到他做的一个梦：

> 我看见地当中有一棵树，极其高大，那树渐长，而且坚固，高得顶天，从地极都能看见，叶子华美，果子甚多，可作终生的食物，田野的走兽，卧在荫下，天空的飞鸟，宿在枝上，凡有血气的，都从这树得食。……见有一位守望的圣者，从天而降，大声呼我说，伐倒这树，砍下枝子，摇掉叶子，抛散果子，使走兽离开树下，飞鸟躲开树枝，树木却要留在地内，用铁圈和铜圈箍住，在田野的青草中，让天露滴湿，使他与地上的兽一同吃草，使他的心改变，不如人心，给他一个兽心，使他经过七期。

古人对梦的生理机理缺乏了解，常将它看成某一种神示，用以宣示梦者的命运，因而认为需具有灵性的人来做解释。

起初，无人能解。最后便唤来但以理。但以理是四先知之一，"有圣神的灵，什么奥秘的事，都不能使你为难"。但以理以前曾为尼布甲尼撒二世解过一个尼布甲尼撒二世自己都记不起来、术士们也无人能解的"泥足巨人"的梦。现在，对于这梦，但以理是这样解释的：

> 王啊，这渐长又坚固的树就是你，你的威势渐长及天，你的权柄管到地极。王既看见一位守望的圣者从天而降，说将这树砍伐毁坏，树木却要留在地内，用铁圈和铜圈箍住，在田野的青草中，让天露滴湿，使他与地上的兽一同吃草，直到经过七期。王啊，讲解就是这样。临到我主我王的事，是出于至高者的命。你必将被赶出离开世人，与野地的兽同居，吃草如牛，被天露滴湿，且要经过七期。

《但以理书》接着明确写道："当时这话就应验在尼布甲尼撒的身上，他被赶出离开世人，吃草如牛，身被天露滴湿，头发长长，好像鹰毛，指甲长长，如同鸟爪。"

这段对"梦的应验"的奇异描述，吸引了多位艺术家。大约公元1400—1410年间，德国巴伐利亚雷根斯堡的一位匿名艺术家就画过尼布甲尼撒二世这一变形后的形象。英国的威廉·布莱克（William Black, 1757—1827）是一位浪漫主义诗人，同时又是画家，他的版画插图都是自己制作的。在布莱克的《天堂与地狱的婚姻》（1790—1793）中，有一幅题为《尼布甲尼撒》的浮雕蚀刻。著名的布莱克传记作者亚历山大·吉尔克里斯特（Alexander Gilchrist, 1828—1861）认为，这幅凸刻钢版插图描绘的是这个：

> 疯狂的国王像一只被追捕的野兽，爬向石岩间的一个洞穴；他金黄色的胡须零乱地在地面上拖动，他的指甲有如兀鹫的利爪，他野性的眼睛充溢着阴郁的恐惧。他强有力的身躯正失去人类的形体，并因长出殷红的头发而显示出兽性，他像蟾蜍似的爬动，皮肤的斑纹呈现出绿、蓝、褐的反常色泽。

不难看出，不管是这位雷根斯堡的无名画家，还是布莱克，都是依照《圣经》中的描述来进行艺术再创造的。可是《圣经》为什么描写尼布甲尼撒变成一头兽呢？

变形是远古时代人们心目中普遍存在的意象。主神宙斯变成天鹅、白牛或金鱼，猎人阿克特翁变成牡鹿，阿尔卡迪亚国王吕卡翁变成狼……希腊神话中有多少变形的故事啊，罗马诗人奥维德的《变形记》，更是一部描述变形的故事。

自然，任何变形都不是没有缘由。宙斯是为了引诱人间的女子而主动有

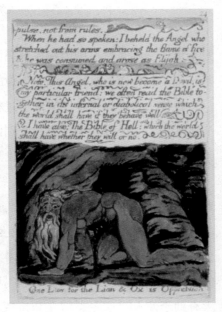

布莱克的诗《尼布甲尼撒》

17

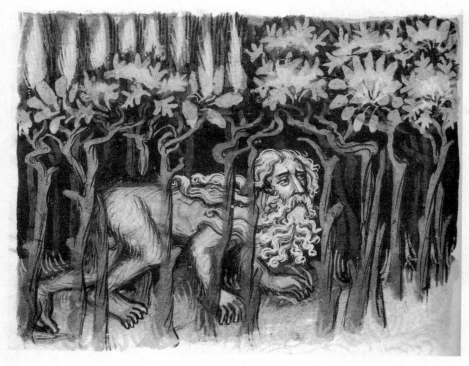

尼布甲尼撒

意变形的，阿克特翁则因窥视月亮女神阿耳忒弥斯沐浴才被罚变形，吕卡翁也因不跪拜宙斯且挖苦那些下跪的人而遭宙斯变形。

　　也许，自古以来各民族产生过很多狼人的传说，并非毫无依据。在现实生活中，一个人变得像狼或者别的兽类似的，也有可能。历史上曾有报道，在狼群中长大的孩子，会形成某些狼的习性。《不列颠百科全书》"狼人"条目中也写道，有的人存有一种"相信自己是狼"的"精神状态"，即所谓的"变狼狂"。伏尔泰指出，"变形说"产生的基础是因为相信人死之后将会转世："灵魂转世之说必然导致化身变形说。……你只要使我相信我的灵魂可以进入一匹马的躯体，那么你也可以毫不费力使我相信，我的身体可以变为马。"何况"人们无法证明其（变形）不可能"，更"大大有助于使人对这一类嬗变和奇迹深信不疑"。布里斯托大学希腊语言文学教授理查德·巴克斯顿的著作《令人惊异的形体　希腊的变形神话》

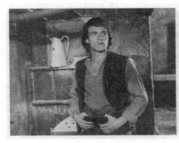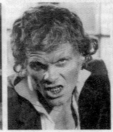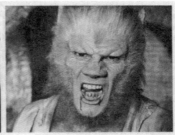

巴克斯顿书中人变成兽的照片

（Richard Buxton：*Forms of Astonishment Greek Myths of Metamorphisis*，2009），主要是通过《奥德赛》、雅典戏剧、视觉艺术、大希腊和它之后的有关叙述，以大量变形的例证来论述"变形的逻辑"。巴克斯顿在书中并从大卫·林图尔的《狼人传说》（David Rintoul：*Lengend of Werewolf*，1975）中转载了一个男人变成狼形的三幅照片。另外，伦敦盖伊医院的李·伊利斯医师还在1963年发表过一篇论文《卟啉病和狼人的病原学》（Lee Illis：*On Porphyria and the Aetiology of Werewolves*），论证了历史上记述的所谓狼人，可能是先天性卟啉病患者。

那么，尼布甲尼撒二世怎么会变成牛？确切地说，不是变成脊椎动物门、反刍亚目的牛，而是成为满身长毛、利爪爬行这种兽的形态呢？

从《圣经》来说，或者照神学家的说法，相信是由于尼布甲尼撒二世亵渎神明而受到惩罚，所以堕落成兽。《但以理书》第四章说，那天，骄傲的尼布甲尼撒游行，在巴比伦王宫声称："这大巴比伦不是我用大能大力建为京都，要显我威严的荣耀吗？"话未说完，就有声音从天而降："尼布甲尼撒啊……你的国位离开你了，你必被赶出离开世人，与野地的兽同居……"说是"当时这话就应验在尼布甲尼撒的身上"。

但是，对于尼布甲尼撒的变形，也可以做科学的解释。

英国学者、亚述学权威专家亚奇伯德·萨伊斯在《古巴比伦十讲》中指出："在古巴比伦宗教的核心深处蕴藏着一种古老的信仰，泰勒教授称之为'万物有灵论'……它对古巴比伦的民间传说和迷信行为产生了深远的影响。"爱德华·B.泰勒是著名的英国人类学家，他认为"万物有灵"

理论乃是宗教哲学的基础，不论是野蛮人的宗教哲学还是文明人的宗教哲学；它相信个体都有灵魂，灵魂在肉体死亡或解体之后仍然存在；并相信"还存在着其他精灵，它们可以成为强有力的神灵"，"影响并控制着物质世界中的事件和人的现世生活与来世生活"。

尼布甲尼撒二世生活的古巴比伦是一个由万物有灵论延续下来的神祇崇拜的社会。因之萨伊斯说，甚至在"达到权力与荣耀的巅峰之时"，尼布甲尼撒仍不忘向神明祈祷："哦，来自永恒国度的主，万事万物的主……我是服从您的国王，我是您双手的造物……是您维持了我生命。请光荣显赫的众神之主么罗达赫听到我的祈祷，接受我的请求"，"致我的主人么罗达赫，我向您祈祷，并举起我的双手"等等。这里的几句，与《但以理书》第四章最后的几节写的完全一样，仅是翻译上有个别用词的差异。萨伊斯感叹："在么罗达赫的面前，这位古巴比伦伟大的征服者显得如此谦卑，充满虔诚与热情。"特别值得注意的是《但以理书》第四章的最后一句："现在我尼布甲尼撒赞美尊崇恭敬天上的王，因为他所做的全都诚实，他所行动的也都公平。那行动骄傲的，他能降为卑。"

杰出的加利福尔尼亚大学社会学教授安德鲁·斯卡尔在他的巨著《文明中的疯狂：精神错乱文化史》中明确指出，在古代，"没有人会低估招致上帝不快的危险性。看古以色列的第一代国王扫罗，和古巴比伦的伟大国王尼布甲尼撒，两人都冒犯了耶和华。两人都因 Lèse-majesté（亵渎罪）而受到可怕的惩罚。他们都疯了"。

"因 Lèse-majesté（亵渎罪）"而受惩罚，不仅是《圣经》中的话语，也是尼布甲尼撒二世的心理活动。生活在普遍存在神祇崇拜的古巴比伦的尼布甲尼撒二世，不可能不忧虑自己在攻陷耶路撒冷时的烧杀掳掠，而会遭到惩罚。长期的忧虑和恐惧，使尼布甲尼撒二世最终导致精神疾患，甚至陷入精神分裂——疯狂。正是这疯狂，长期的疯狂，使尼布甲尼撒二世产生非人的病态，在精神错乱中，四肢爬行，吃草如牛。

"塞勒姆女巫事件"

　　1691 年和 1692 年冬，在今日马萨诸塞州的塞勒姆村，几个年轻妇女和小女孩多次聚在一起，向塞缪尔·帕里斯牧师家从西印度群岛带来的黑人奴隶提土巴（Tituba）和她丈夫学习看手相和看面相。这两个老黑人或许是会符咒和妖术，提土巴声称自己懂得如何发现女巫，能让小孩看出巫术的形迹。这些年轻女子是很有易感性的，容易受外来的影响。听提土巴这么说后，帕里斯 9 岁的女儿伊丽莎白（贝蒂）·帕里斯（Elizabeth Parris）和 11 岁的侄女阿比盖尔·威廉姆斯（Abigail Williams）就变得歇斯底里起来，她们身躯痉挛、剧烈扭曲并无法控制地大声尖叫，甚至出现惊厥。请当地医生威廉·格里格斯诊断后，没有发现她们有神经方面的症状，便宣称她们是"被魔鬼缠身"。在格里格斯这么说过之后，像是有传染性似的，社区里的另外一些女孩子也开始出现这些"症状"。

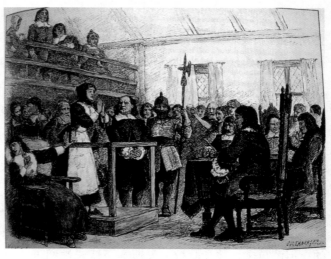

审判"女巫"

21

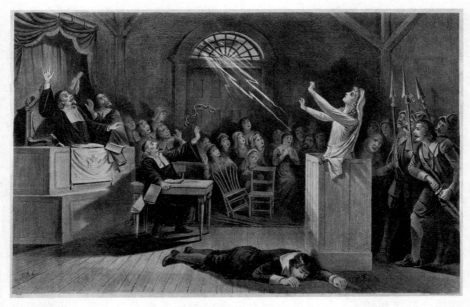

审讯中的"女巫"

马里兰大学助理教授玛丽·K. 马托西安是一位以欧洲民间传说和家族史为研究方向的学者，她在论文《麦角病和塞勒姆巫术事件》中写道："1692年，在马萨诸塞州的埃塞克斯郡，30名'被魔鬼缠身'的受害者中有24人出现惊厥，并有受压、刺痛或咬伤感。据英格兰传统民俗，这些都是所谓的'被魔鬼缠身'最常见的特有症状。因此，它们也是法庭记录中最常提到的症状，因为法庭诉讼的目的是要证明'巫术'，而不是提供一个完整的病史。"

塞勒姆的这几个"被魔鬼缠身"的女孩便被要求说出是谁在蛊惑她们。在诱导和压力之下，女孩们承认自己被魔鬼缠身，并指认萨拉·古德（Sarah Good）、萨拉·奥斯本（Sarah Osburn）和提土巴三人对她们施行了巫术。于是，这三名"女巫"便被带到地方法官乔纳森·科温（Johnthan Corwin）和约翰·哈索恩（John Hathorne）跟前去接受质疑。奇怪的是，这几个女孩，作为指控者站在法庭上，也仍然出现痉挛、扭曲、尖叫和扭动。但萨拉·古德和萨拉·奥斯本坚持说她们未曾与魔鬼订立契约，更没有蛊惑这些女孩，她们完全是无辜的。提土巴却承认她曾为魔鬼效劳，并说她的这两名同犯也是女巫。她还说，她们曾骑着扫帚，由精灵陪随周游各地，干过各种害人之事，甚至声称还有别的女巫与她一起为魔鬼效劳，来对抗清教徒。

类似的歇斯底里表现随后从这个社区蔓延到马萨诸塞州的其他地方。结果，另一些人也遭到指控，包括公认是教会和社区最正直的玛莎·科里和丽贝卡·诺斯，以及莎拉·古德的4岁的女儿。随后，在对在押者做了数周非正式的听证之后，马萨诸塞州海湾殖民地总督威廉·菲普斯爵士下令于5月27日在塞勒姆镇建立一个正式的特别法庭，来审理萨福克郡、埃塞克斯郡和米德尔塞克斯县的巫术事件。法庭在殖民地副总督威廉·斯托顿（William Stoughton）的主持之下，由约翰·哈索恩和塞缪尔·休厄尔（Samuel Sewall）等7名法官组成。

6月2日，法庭宣判第一名被告布里奇特·毕肖普有罪，6月10日，布里奇特·毕肖普在塞勒姆镇著名的绞架山（Gallows Hill）上被绞死；7

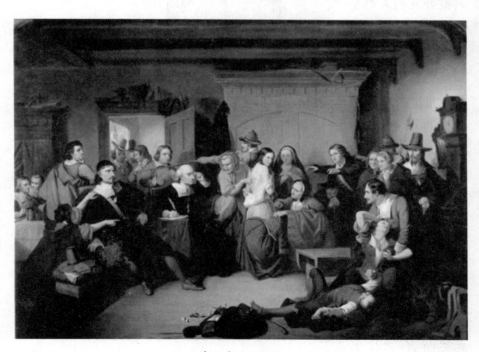

审讯中检验女巫

23

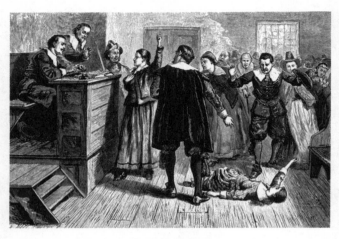

月 19 日又有 5 名已定罪的人被绞死；8 月份也有 5 个人；9 月 22 日又有 8 人被绞死，包括玛莎·科里。此外另有 7 名被控"女巫"的人死在监狱里。而玛莎·科里的丈夫，80 岁高龄的贾尔斯·科里因

塞勒姆女巫审判

为拒绝对他的提审，遭到严厉的惩罚，被重石压了两天去世。

毫无疑问，这些被处死的人都是无辜的。一段审讯记录记载，在审判布里奇特·毕肖普时，布里奇特坚决否认自己是女巫。约翰·哈索恩质问她说："你怎么知道你不是一个女巫呢？"布里奇特回答说："我不知道你在说什么……我什么都不知道。"约翰·哈索恩据此竟然断言："你怎么能够知道你不是

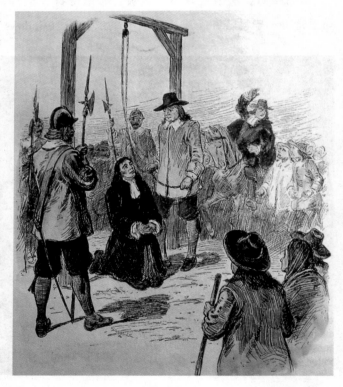

判处绞刑

女巫，而且还不知道女巫是怎么样的呢?"可见是法庭将这些无辜的女子制造成"女巫"。于是，哈索恩便以这种无法回答的盘问，将布里奇特·毕肖普等 19 个无辜的人送上了绞刑架。

塞勒姆这场历时 5 个月的审判，完全是一场荒谬的把戏，也是极端残酷的迫害，是美国历史上的一大丑闻。《红字》的作者，著名作家纳撒尼尔·霍桑作为这场审判法官约翰·哈索恩（1641—1717）的第三代孙子，深为他祖先的迫害行径感到羞耻。霍桑在自传性长篇随笔《海关——〈红字〉之引言》中这样写他的祖先:"……他还是个残忍的迫害狂……他的儿子（指约翰·哈索恩）也承袭了这种迫害精神，在牺牲女巫的行径中十分惹人注目，以致人们说女巫的血会公道地在他身上留下污迹。我不知道我的这两位先祖是否考虑过忏悔和哀告上天宽恕他们的酷行;或者他们是否在另一个世界里，在酷行的沉重后果下呻吟。不管怎样，我当前身为作家，作为他们的后人，特此代他们蒙受耻辱，并祈求从今以后洗刷掉他们招致的任何诅咒……"为表明自己有别于他的这两个祖辈，纳撒尼尔·霍桑甚至在从祖辈继承下来的姓氏 Hathorne（哈索恩）中间加进一个"w"，成为 Hawthorne（霍桑），以表示人们通常所说的，与他们"划清界限"。

到了 9 月份，群众性的歇斯底里气氛开始缓和，公众舆论开始谴责这些审判;加上因为巫术的指控扩大到包括他自己的妻子，菲普斯总督于 10 月 29 日下令终止法庭的审判程序，代之以一个全部法官均来自塞勒姆以外的高级司法法庭，并于 1693 年 1—2 月重启审讯。新法庭共审理了 20 件案例，被起诉的 56 人中，只有 3 人被定罪，但没有被判刑。随后，马萨诸塞州议会撤销了对所有"在押犯"的有罪判决，并给予被处死者的家属赔偿。

在回顾这段历史的时候，人们不免要问，怎么会出现这样的悲剧? 特别是，这些天真的女孩怎么真的会出现抽搐、痉挛、扭曲、惊厥等"被魔鬼缠身"最常见的特有症状呢? 历史学家和医学史家曾经做过很多研究，也发表了大量的研究论文，普遍的看法认为原因有多方面，如人与人之间的敌意情绪、人本身的歇斯底里气质和心理因素等。早期美国史的专家詹姆斯·邓肯·菲利普教授（James Duncan Philips）在他 1933 年的专著《十七世纪的塞勒姆》（*Salem in The Seventeenth Centrury*）中就曾指出，塞勒姆

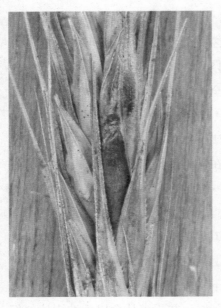
麦角中毒的黑麦

案件是群众的巫术信仰被利用，使有些人在压力之下，"承认了被指控的巫术，就只好供述说某个她曾经在想象中的魔鬼聚会上见过的人是女巫，就可以将她最不喜欢的人挑选出来，尤其是当她知道，只要说出这人的名字，她立即会被处死"。同时，歇斯底里作为一种感觉过敏状态，像是会传染似的，很容易会跟随他人出现抽搐、痉挛、惊厥等非症状的症状。但近年的研究相信当时那些女孩出现这种"被魔鬼缠身"最常见的特有症状，包括上述心理因素，最大的可能是麦角中毒。

当一种叫麦角菌的真菌侵入黑麦的子房后，黑麦便会形成坚硬的褐色至黑色的角状物——麦角；误食这种麦角，即会中毒，称"麦角中毒"（ergotism）。加利福尼亚大学心理学系的福特基金会研究员琳达·卡波雷尔在1976年发表的论文《麦角中毒：是撒旦在塞勒姆释放出来的毒吗?》中写道：

> 长期麦角中毒是由于食用被污染的黑麦面包而导致的常见病症。在一些流行病中，似乎女性比男性更容易患这种疾病。儿童和孕妇最容易受到影响。……麦角中毒有两种类型：坏疽和痉挛……这种情况常出现在中世纪的流行病中，并且有许多名称，包括"圣安东尼之火"。
>
> 惊厥性麦角中毒的特点……包括皮肤上的爬行感、手指刺痛、眩晕、耳鸣、头痛、感觉紊乱、幻觉、痛苦的肌肉收缩导致癫痫样痉挛、呕吐和腹泻……所有这些症状在塞勒姆巫术的记录中都提到过。

事实是，不但在中世纪，据德国医学史家奥古斯特·希尔施（August Hirsch，1817—1894）在他的里程碑式的巨著《历史地理病理学手册》中的记载，从公元 591 年至 1789 年，麦角中毒流行达 132 次。以后，美国独立战争期间，驻扎在纽约州的士兵由于食用了受麦角污染的面粉而致病；1828 年美国监狱里也爆发了一次麦角中毒。玛丽·K. 马托西安完全认同琳达·卡波雷尔的看法。她在《麦角病和塞勒姆巫术事件》中对"琳达·卡波雷尔提出 1692 年'被魔鬼缠身'的症状，实际上是患了一种叫作惊厥性麦角中毒的疾病"的看法，做了详细阐述后，得出的结论就是："可能就是一次称为痉挛性麦角中毒的食物中毒的爆发，导致了 1692 年的巫术指控。"

　　这是缺乏科学知识导致历史性大悲剧的一个典型事例。

诺里斯：一个被锁了十年的精神病人

伦敦的贝德兰姆圣玛丽医院（St. Mary of Bethlem）原是为患病和无家可归、饥不得食的穷人而创建的，在希伯来语里，Bethlehem（伯利恒）就是"面包房"的意思。它最初由伦敦郡长西蒙·菲兹·玛利（Simon Fitz

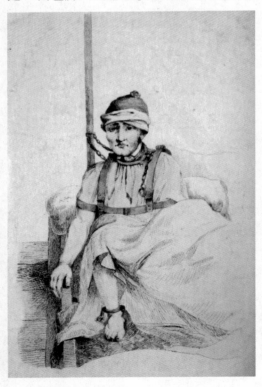

《诺里斯》，1815 年

Mary）为纪念圣母马利亚于1247 年建于主教门大街（Bishopsgate Street）时，是一座小小的隐修院。1330 年成为一所在英格兰、苏格兰和威尔士三岛收集救济金的医院；1403 年起，医院有一部分用作收容疯癫病人的收容所，在这年的入院名单上，记录有 6 名"丧失理性的"男人。后来，Bethlehem 在大众口语中被俗称为Bedlem（贝德兰姆）。1547 年 1月，国王亨利八世正式将它移交给伦敦市，成为一所精神病院。贝德兰姆对待精神病人异常残酷和野蛮，不但在英国本土，甚至在全世界都臭名昭著，

28

以致在英语中，Bedlem 竟演变成为"可怕的精神病院"的同义语，成了英语中的一个普通名词。有一份提交给英国国会下院的报告说道，贝德兰姆医院每个星期天都要"展示"精神病人，来参观的人付费 1 或 2 便士，使此项收入每年高达近 400 英镑。这就表明，每年参观者多达 90000 人次。1814 年的"展示"，甚至多达 96000 名参观者。英国大散文家约翰·伊夫林（John Evelyn，1620—1706）在他 1656 年 4 月 21 日的日记中记述，说他曾在贝德兰姆亲眼看到几个可怜的人被锁链捆绑着，甚至活动都很困难。著名画家威廉·霍加斯（William Hogarth，1697—1764）在他的系列画《浪子生涯》（*A Rake's Progress*，1735）中，有一幅《疯人院》（*The Madhouse*）就曾真实地画了贝德兰姆医院一个病室里的情形。

就这样，很长一个历史时期中，精神病人都窒息在这种"奇特的权力"，或称"第三种压迫秩序"（Third Order of Repression）之下，直到 18 世纪末 19 世纪初，在这阴暗的病院照进一道新的曙光。

爱德华·韦克菲尔德（Edward Wakefield，1774—1854）是英国的统计学家，因著有《爱尔兰，统计和政治》（1812）而闻名；另外，由于他在教育事业方面的贡献，特别是鼓吹教育家约瑟夫·兰开斯特的教育法，有助于为大批贫民儿童提供初步教育，又被视为一位慈善家。

1814 年春夏，韦克菲尔德多次参观贝德兰姆医院，医院里精神病人悲惨的生活状况，尤其是詹姆斯·威廉·诺里斯（James William Norris），给他留下十分深刻的印象。

诺里斯原是美国的海员，这年 55 岁。他 1800 年 2 月 1 日入院，从 1804 年 6 月起，便被穿上一件紧身衣，锁在床上。十年后，韦克菲尔德再次去这医院时，见诺里斯仍旧像十年前一样，禁闭在原处：

> 一个粗大的铁环铆在他的脖子上，铁环上的一条短短的铁链，通过一个可以上下滑动的环，连在一根 6 英尺多高的铁柱子上，这铁柱子就嵌在墙上。他身子被一条大约 12 英寸宽、十分牢固的铁圈铆住，铁圈两边都有一个铁环，正好圈住他的两臂，把两臂缚得紧紧的。

29

在法国大革命自由博爱精神的影响下，十多年前，法国比塞特医院的精神病医生菲利普·皮内尔（Philippe Pinel，1745—1826）已经在1792年实施改革，解下精神病人身上的锁链，在欧洲产生很大的影响。1796年，茶商威廉·图克（William Tuke，1732—1822）在约克郡建立起了一所收容院，收容疯癫病人施行文明治疗。今天，诺里斯仍旧在精神和肉体上受到如此的摧残，让韦克菲尔德心灵受到极大的震动。

　　在此之前，韦克菲尔德就曾揭露过约克郡疯人院粗暴对待精神病人的情况。这次，他就联络他的朋友作家威廉·霍恩和建筑师詹姆斯·贝文斯，决心要为改善精神病人的状况，发起一场运动，不仅为贝德兰姆医院里的精神病人，还要为全英国的精神病人。

　　威廉·霍恩（William Hone，1780—1842）是英国一位激进的新闻记

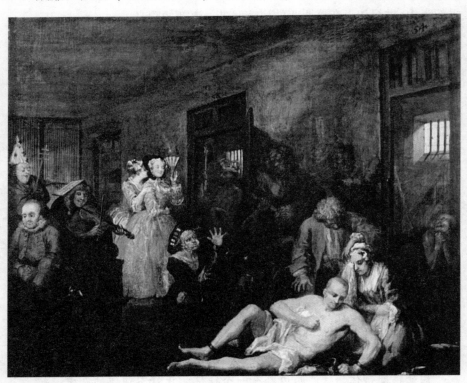

《浪子生涯·疯人院》

者和讽刺作家，同时还是一个书商和报刊发行人，曾办过《旅游者》和《改良主义者记事》两份表现他激进主义者立场的周报，以攻击政治、社会弊端而闻名，并因争取新闻自由而为人铭记。他和贝文斯又联络他们的朋友，如漫画家克鲁克香克、热心从事改革的弗朗西斯·普莱斯，甚至还有约翰·博恩和印刷商约翰·麦克里，共同积极展开活动。

乔治·克鲁克香克（George Cruikshank，1792—1878）是完全凭着自己的努力成为当时一位成功的漫画家。从20岁起，他开始为《鞭挞月刊》作了五年的政治漫画，后十年则辛辣讽刺托利党和辉格党的政治，乃至他自己的友人和合作者霍恩所代表的激进派。从1820年起，克鲁克香克从事书籍插图，为狄更斯、菲尔丁等英国作家甚至塞万提斯、格林兄弟的作品作插图，数量多达近1000幅。

克鲁克香克历来以画政治讽刺连环画为人所知。听了霍恩转达韦克菲尔德亲眼目睹精神病院的惨状，两人约定亲自前去贝德兰姆医院看望诺里斯，并希望利用自己的专业，为改变精神病人的状况出一份力。霍恩记述说，1814年3月2日——

　　我坐在弗利特街的一家小咖啡店里，跟奥尔德曼·韦特曼邻桌，这时，插图画家乔治·克鲁克香克进来了。我们就像往常那样谈了起来，谈起疯人院的问题，谈到对病人的虐待和残忍——
　　当时我提出要成立一个委员会对精神病院进行调查。
　　因此，我们自我授权去敲开一家家疯人院的大门。乔治·克鲁克香克画出了这样一幅画，我则为它写说明。

克鲁克香克以他亲眼目睹的事实，记录了威廉·诺里斯的这一悲惨处境。看得出来，他是含着眼泪在创作这幅作品的，此画曾多次在各展览会上展出，每次都深深打动观众，甚至使他们感到心惊胆寒。现在它已经被认为是一幅具有经典性的艺术品。多年后，克鲁克香克对精神病人题材的兴趣始终没有消失，表明韦克菲尔德、霍恩、克鲁克香克等的工作，取得很大的成功。

主要是爱德华·韦克菲尔德揭露的有关贝德兰姆医院虐待住院病人的情况，还有其他人士提供的事实，包括克鲁克香克如实的画作，经由报纸报道和发表，在公众中产生了广泛的影响。

帕格尼尼的演奏：
"马尔方综合征"助力技艺

美与丑能共存于同一个人的身上吗？这虽然令人难以想象，事实上却是可能的。意大利小提琴家尼可洛·帕格尼尼（Niccolò Paganini，1782—1840）就是最著名的例子。

帕格尼尼个子高高的，却又瘦瘦的；他乌黑、披散的头发，暗色、凹陷的眼睛，"像鹰啄一样"尖凸的鼻子，长长的手，长着瘦骨伶仃的手指，而且脸和皮肤又像蜡一样的苍白，好似透明的。所有描述过他的人都一致认定他是一个"死尸一样的人"。但是德国诗人海因里希·海涅（1797—1856）在《佛罗伦萨之夜》中却以生动的笔法描写他这么一个奇丑无比之人，给世界带来最美妙的音乐。

在汉堡剧院演出那天，

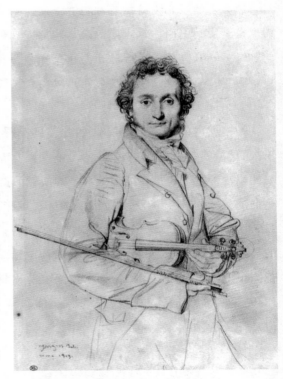

法国画家安格尔画的帕格尼尼像

包厢中那些银行家、咖啡大王、食糖大王等大亨终于等到"舞台上出现了一个黑色的人影,那模样看上去恰似刚从地狱里逃出来的。他就是穿上了黑礼服的帕格尼尼。你瞧他那可怕的黑燕尾服和黑坎肩,恐怕只有按照冥府女王宫中规定的样式才剪裁得出来。再说套在两根瘦腿上的那条黑裤子,也是要垮不垮,荡来荡去的",一如英国维多利亚时代的版画家理查德·莱恩(Richard James Lane,1800—1872)所描绘。

但是他一开始演奏,海涅写道:

啊,这旋律是多么的优美啊!只有在春天的黄昏,蔷薇的芳馨使夜莺感到了春的来临,因而陶醉于对幸福的渴望中时,它才会唱出这样的歌。啊,那又是一种何等甜蜜而令人销魂的幸福啊!只听得琴声袅袅,宛如一对情侣,时而亲吻戏谑,时而追逐逃奔,临了儿便嬉笑着拥抱在一起,融合为一个整体,消失在和谐之中。是的,琴声宛如两只蝴蝶,在做着快活的游戏,一只在对另一只进行挑逗后逃开,躲在一朵鲜花背后,但终于被同伴找到了,便双双欢快地在金色的阳光中飘飘飞去……

帕格尼尼的演奏带给听众如此美的享受,使他被公认是"小提琴之王",他演奏的有些乐曲,如《无穷动》(*Moto Perpetuo*),至今就连最优秀的小提琴家,也极少能够演奏,即使能演奏,也得花 3 分 30 秒钟;而帕格尼尼,大约只需 3 分钟就够了。这就意味着帕格尼尼每分钟必须奏出126 个节拍,每拍 8 个音符,共 1008 个音符。这是多大的难度啊!更主要的是帕格尼尼以完美的音色和圆熟的音调把曲子解释得十分明了,如著名德国小提琴家、作曲家和指挥家路德维希·斯波尔(Ludwig Spohr,1784—1859)说的:"他连拉得极快的时候都非常和谐!"当年的《巴黎评论》(*Revue de Paris*)评述说:

帕格尼尼是艺术领域中一个绝无仅有的现象,……他有着非常发达、非常灵巧的手指、手掌和腕关节。他的手像闪电一样在乐器上飞速地移动着，而他的乐器就像是飘浮在空中，能够自己找到自己应有的位置。……对帕格尼尼的弓子与提琴的最好的比喻是把它们比之于魔棍，比之于一根能使整个世界处于其控制之下的魔杖。

当然，帕格尼尼这熟练的技巧是与他的勤奋分不开的。

从5岁起，当帕格尼尼的父亲发现他的儿子具有不平常的音乐天赋后，就把他关在房间里，也有人说是关在地牢里，逼着他开始练习演奏，每天连续10个小时以上，只有6岁那次因为病得要死去才中断过几天。随后帕格尼尼即师从一管弦乐队的小提琴手安东尼奥·塞尔维托（Antonio Cervetto）和热那亚第一流的小提琴家贾科莫·科斯塔（Giacomo Costa），正式学习小提琴。后来，他又去意大利北部的帕尔马向小提琴大师亚历山德洛·罗拉（Alessandro Rolla，1757—1841）求教。此后，不管什么时候，尽管他生活放荡不羁，也从未停止过技巧的探索。在他去世的时候，人们发现他个人竟拥有22把极有价值的乐器：其中7把小提琴、2把中提琴、

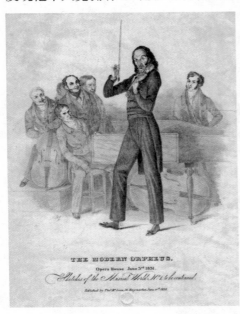

《帕格尼尼的演奏》，莱恩画

2把大提琴都是意大利工艺大师安东尼奥·斯特拉迪瓦里（Antonio Stradivari，1644—1737）制作的；另外，有2把小提琴是来自于意大利著名小提琴制造业家族阿马蒂家族（Amati family）；4把来自另一个意大利著名小提琴制造家族瓜尔内里家族（Guarneri family），特别有一把他最喜欢的，是瓜尔内里家族中最伟大的小提琴制造家瓜尔内里·德·耶稣（Guarneri del Gesù，1687—1745）在1742年制作的。从这也可以看到，帕格尼尼甚至对他所使用的小提琴也

那么的重视，他是多么希望自己的技艺，在各方面都达到完美啊！

现在已经是谁也都承认了，就是伟大的技艺并不是凭靠勤奋就能获得的，一定得具有天赋。有趣的是，帕格尼尼与众不同之处是在他那特别的手上。

一般都相信帕格尼尼天生有一双特大的手，主要是左手，能够伸展到不平常的限度。也有人怀疑他的肌腱曾做过手术。不过专家认为，像帕格尼尼这么一个富有天才的小提琴家，他不会在他前途无量的艺术生涯之初，就去做冒险性的手术。许多观察者，包括为他看病的医师，也都说他的手大小正常，甚至比普通人还小。帕格尼尼的私生子阿基里斯做证说，他父亲的手，不论"长短、强度和构造"都非常像他的。

当然，在帕格尼尼死去 180 年的今天，再也无法看到他的手了。不过有一只他右手的模型一直陈列在巴黎音乐学院（Paris Conservatory）博物馆。《小提琴》（*The Strad*）1929 年发表过这个模型的照片，同时列出数据，说从掌关节到顶端，他右手拇指的长度是 67 毫米，食指的长度是 101 毫米。如此看来，确实并不大，是一只普通人的手。

可是帕格尼尼的手又有其不同于常人的地方。

法国马赛的医生西吕斯·皮隆迪（Sirus Pirondi）曾对帕格尼尼的演奏进行过认真细致的观察和研究。他说，帕格尼尼在长期的训练和演奏实践中，"锁骨形成为这么一个样子，使他能够不用左手支撑而靠下颏，就能让小提琴牢固地保持姿势……"皮隆迪纠正说，曾有人以

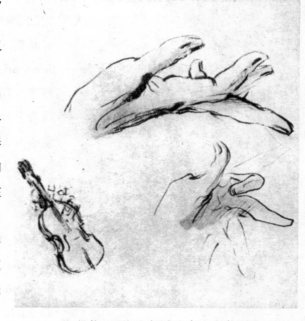

帕格尼尼拉小提琴时手的动作

为他的指头非常长，"但这是一个大错。"实际上，他的手指"在歇着不动的时候大小的确正常，只是非常的细长纤小。但在演奏的时候，他却能够伸展开来"。1946年出版的一本题为《帕格尼尼最后的秘密》（S. L. Salzedo：*Paganini's Secret at Last*）的专著声称，作为小提琴家的帕格尼尼，他的秘密就在于他的左手能够极端朝上翻。

弗朗西斯科·本纳蒂（Francesco Bennati，1798—1834）原是一名意大利男中音歌唱家，后来成为著名的医生，作为帕格尼尼的私人医生多年跟随帕格尼尼身边。他1831年在《巴黎评论》上发表了一篇《有关帕格尼尼的生理学说明》（*Notice Physioloque sur Paganini*）的论文。他在文中这样写道：

> 他（帕格尼尼）的手大小没有什么不相称，不过一伸展开来，他就使各个部位都大一倍。例如，他无须活动左手，就能使它各个指头的第一指关节奇妙地屈曲起来，使它们自然屈向侧面，而且屈得自在、精确又敏捷……

另外，帕格尼尼在维也纳的马特奇尼医生（Dr. Martecchini）也为他能"左右转动所有关节，并使拇指往后翻到可以触及小指"而深感震惊，说特别是"他的手，柔软得仿佛手上没有肌肉也没有骨骼似的"。今天病理生理学家把这种奇特病症的手称为"马尔方综合征"（Marfan's syndrome），病的特征是结缔组织发生障碍：他身材高瘦，四肢细长，手指如蜘蛛脚样，并形成双关节。但是，正是这种病症助力于帕格尼尼演奏小提琴的技艺。

本纳蒂说得有理："一定是造物主让他在实践中完成这种构造特性。"这就是说，帕格尼尼的技艺，既不能忽略他后天的磨炼，也不得不承认他的先天因素。

帕雷在战地做手术：外科学的改革

在欧洲的医学史上，昂布鲁瓦兹·帕雷（Ambroise Pare，约 1510—1590）是一个异类，也是一个奇迹。他没有正规的学历，没有正式的学位，也从未读过医学界公认为经典的古罗马医生加伦的著作，从未学过当时做一名医生不可或缺的希腊文或拉丁文。但他却为四位法国国王所看中，任他们的御医，甚至被认为是"近代外科学之父"。这是因为他勤于实践，主要是战地的实践，才成就了他的伟大。

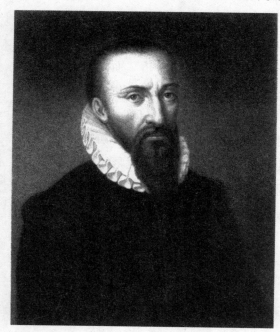

帕雷像

帕雷生于法国西北部马耶尼省拉瓦尔市的布尔格—赫森地区，父亲是 barber。Barber 即是兼做外科医生的理发匠，他既为人理发、修面、刮胡子，又给病人放血、灌肠，所以不同于称为"长袍医生"的内科医生，而被称为"短袍医生"。

帕雷最初跟一位神职人员教授读写，后来进入拉伐尔伯爵夫人家，做一名理发匠兼外科医师的学徒，几年后升为正式的理发匠兼外科医师。1529 年，欧洲最古老的医院——巴黎主宫医院向这位年轻人敞开了大门，使他有机会进这家医院学习技艺，并在随后的三年里，获取并提高了有关人体解剖的知识。只因穷到付不出报名费，他无法参加官方认可的正式理发匠兼外科医师的资格考试，只好去参加国王弗朗西斯一世的将军蒙蒂茹公爵的军队，在那里运用他的外科技艺。1537 年和 1552 年的两次革新，让帕雷被认为是历史上最伟大的军外科医生之一。

1537 年，帕雷以军医的身份随蒙蒂茹公爵去往意大利，接受了一次战火的洗礼。

为争夺意大利的霸权，神圣罗马帝国皇帝兼西班牙国王查理五世和法国之间的战争持续了 65 年。1536 年的一次战斗中，在击退了查理五世对普鲁旺斯的入侵后，法军继续追击进入意大利。这是帕雷第一次参加战争，也是他第一次亲见战场上的创伤。围攻都灵的那场战役十分激烈，这是一场大屠杀，除死亡外，需要救助的伤员人数也远远超过想象。

火药是中国人发明的，到 10 世纪已经开始用于焰火，后来经印度、阿拉伯，和火药武器一道，经西班牙传入欧洲，制造出第一批火器。据说 14 世纪早期的战争中已开始使用小型手枪，到 16 世纪的意大利战争（1494—1559）中，就有大炮开始应用，对人的杀伤力越来越大。

帕雷诅咒此类致命的武器为"地狱之器"，是"人类文明中最大的不幸"。他曾将这种武器与雷电相比，他说：世界上还有什么比雷电更令人生畏的呢？但雷电造成的伤害，和这些地狱般的杀人工具比起来，可说是微不足道。雷电的伤害不过在一击之间，且通常只袭击众人之间的一人，而大炮却能造成数百人的死伤；雷电乃是自然产物，纯粹是随机的，高耸的巨木、山巅、尖塔都可能遭到其袭击，却很少落在人身上，但这地狱之器，将人类视为唯一的目标。

医生不是政治家，无法阻止战争的发生，所能做的只是对战争产生的恶果做些小小的弥补，那就是面对这最大的不幸，履行他人道的救治。

可是在处置创伤时，以往在认识上有一个误区，就是认为受伤的创口会被火药所污染，因而有毒，必须要用煮沸的油和烙铁进行消毒。实际

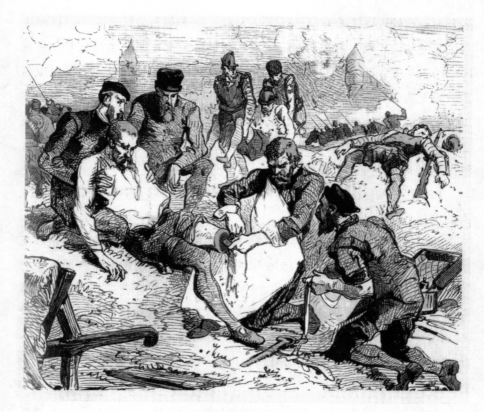

法国军医帕雷在做手术

上，这在理论上是错误的，事实上反而会造成无可救药的二度伤害，引起剧痛，还破坏了原有的人体组织。而这种不当的治疗方式，因坚信传统的说法，认为被"污染"的伤口必先消毒，结果仍然一直被继承下来应用。帕雷原来也一直这样做。但是，1537年都灵被困的这次救治中，由于伤员太多，使用来消毒受伤皮肤和身上弹孔的沸油很快就消耗殆尽。就在这处于绝望的时刻，帕雷只好实验性地想到，不妨用一种无刺激性的、温和的乳膏来取代那"越热越好"的沸油，将它涂抹在伤口上。这自然是一次冒险，因为背离传统的治疗方法而另搞一套，如果失败，他就可能失去他好不容易才获得的工作，甚至可能遭遇更惨的后果。但是为了拯救伤员的生命，帕雷也顾不得了。帕雷后来回忆说，那一次，伤员太多，一些伤员都等着上药，可是油却用完了，怎么办呢？

最后我……被逼得不得不用上蛋黄、玫瑰油和松节油（Turpentine）的浸提液。当天晚上我不得安眠，害怕未做焚烧处理的不良后果。担心那些未接受沸油的伤者会因火药毒发作而死；这使我一大早便起身去探视他们。令人大感讶异的是，我发现那些涂抹浸提液的伤者比较不痛，而且伤口发炎或肿胀的程度较轻，整晚也睡得较好；相反地，那些经过沸油处理者都发着高烧，而且其伤口边缘肿胀得很厉害，痛苦不堪。由当刻开始，我自己便决定，再也不如此残忍地让受到枪伤者再受到烧灼……这就是我学到如何去包扎枪伤的经过，完全不是由书上学得的。

医学史家评价说：帕雷的这一发明使他"从一位未开化的治疗者在一夕之间完全脱变为现代的医疗者"。

蒙蒂茹公爵于 1539 年病逝后，帕雷回到巴黎，购置了一个门面开业行医，至 1542 年加入德·罗昂公爵的军队。1542 年，在法国南部佩皮尼昂的战役中，德·布里萨元帅的左肩被敌军的毛瑟枪击中，连续三四个"军队中最好的外科医生"都找不到弹头。帕雷请元帅摆出遭击时身体所处的姿势，结果在几秒钟内便找出弹头，并将伤口清除干净。

这一战役结束后，帕雷决定将他的经验写成论文，记下"一向遵行，且自认为对一个优秀外科医生来说重要而正确的方法"。这部《火绳枪及其他火器伤口的治疗方法》（*The Method of Treating Wounds Made by Arquebuses and Other Firearms, Darts and Such; Also on Combustion Made Especially by Cannon Powder*），虽然于 1545 年得以出版，但由于它是用法文而不是拉丁文写的，受到当时医学界的嘲弄。

在 1552 年法国和查理五世的战争中，帕雷跟随德·罗昂公爵东征。洛林一战，法国轻易地从对方手中攫取了默兹、图勒和凡尔登。其间，耶鲁大学外科学和医学史教授舍温·纳兰写道：

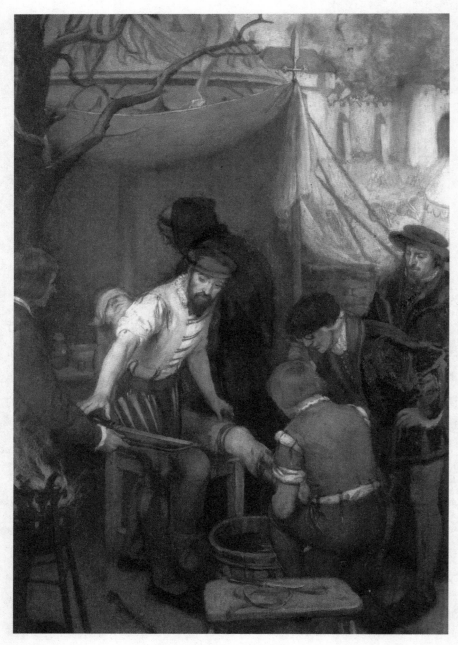

帕雷在战地做手术

在洛林战役的丹维里耶（Danvilliers）围城之战中，发生了一件在帕雷的方法学发展过程中极为重要的事情。虽然在他论战争外伤著作（《火绳枪及其他火器伤口的治疗方法》）的第二版中，他仍建议对截肢部位用烧红之烙铁烧灼以止血，但他已开始考虑如一般外伤的处置方式：采取结扎大血管作为止血的手段。丹维里耶正好提供了一个极佳的机会来对此想法进行试验。当某位军官腿部中弹而截肢后，帕雷将残肢部位的血管一一加以结扎，而不将烙铁施诸其上。这是他所达到的第二个重要跃进，此改变迅即经由其自身的著作、其学生及其鹊起之声誉而传遍整个欧洲大陆。

洛林战役不仅提供外科学一个大跃进的机会，更提供给其发现者生涯上的重要提升……他的能力为亨利二世国王所闻，虽然在资格上仍只是个理发匠外科医生，但被擢升为国王的外科医生。

厄内斯特·博德（Ernest Board，1877—1934）是在大约1912年创作《帕雷在1552年丹维里耶围城之战截肢时结扎的应用》（*Ambroise Pare Using the Ligature when Amputating on the Battlefield at the Siege of Bramvilliers*，1552）这幅油画的，它动人地展示了帕雷的这一创造性的改革。

用箭镞和枯树撑持起来的帐篷，这就是帕雷的"手术室"，让人想到战地。但并不影响手术的进行。病人的下肢刚刚锯掉，帕雷刚要将锯子交出，准备在助手的协助

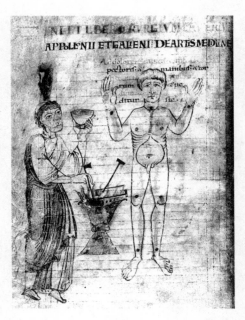

烧灼伤口

43

下给他的还在流着鲜血的静脉结扎。画面就定格在这一关键时刻。虽然手术就在这样一个简陋的环境里进行，但由于帕雷运用了新方法，所以还是取得了成功，使创伤技术提高了一大步。肯特大学近代医学史高级讲师朱莉·安德森和伦敦大学、伦敦国家肖像画廊、英国现代艺术馆的另外三位同人在他们所编的《医学的技艺：2000多年的图像和想象》中对此画做了这样的解释：

> 厄内斯特·博德表现昂布鲁瓦兹·帕雷的这幅极致绘画描写了帕雷这位外科医生的工作。不同于当时许多其他外科医生，他不用烧灼来封盖截肢的伤口，而代之以结扎来止血。

尽管取得伟大的成功，但是谦卑勤勉的帕雷总是将成功归之于神的作用。"我为他敷伤，上帝赐他健康"（I dressed his wound and God healed him）是他常说的一句口头禅，也是他真诚的信念。

皮内尔解放精神病人：精神病人的苦难

　　人类的疾病，绝大多数都是肉体上的，唯有精神病，它是精神上的，或说是心灵上的疾病。精神病人不仅要像其他病人一样经受肉体上的痛苦，还要在心灵上忍受极大的痛苦。除此之外，由于传统上认为精神病人是疯子，是受了魔鬼的侵扰，属于异类，是低人一等的贱民，于是就会像家畜或野兽那样被对待。最普遍的"医治"精神病的手段就是所谓的"驱魔"或叫"祓魔"：用捆绑或鞭笞驱逐想象中的魔鬼。更有甚者，认为大多的精神病人，尤其是女病人就是"女巫"，于是对待她们往往是严刑逼供，使她们在成日成夜生不如死的酷刑逼供下，承认自己是"女巫"，最后将她们烧死或者绞死。所以，在所有的病人中，遭遇最惨的莫过于精神病人了。

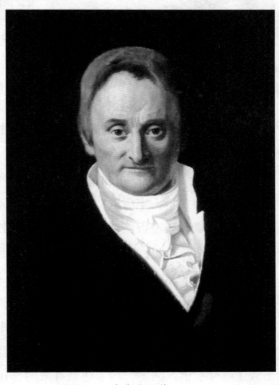

皮内尔画像

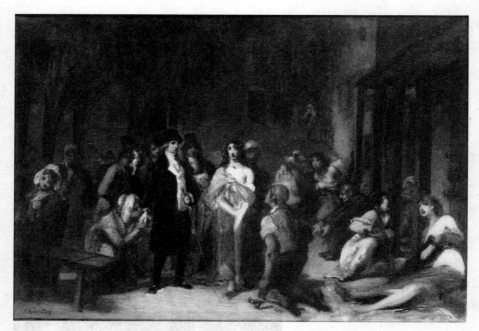

《皮内尔在萨尔佩特里埃医院》

　　不错，也让精神病人住入医院治疗。但是这所谓的"住院"，即是变相的"关押"，根本没有任何的治疗。不论是英国伦敦的伯利恒医院，即贝德兰姆（Bedlam）医院，或法国的萨尔佩特里埃医院（Pitié-Salpêtrière）和比塞特医院（Bicêtre Hospital），全都一样。

　　但是实际上，这些所谓的医院并不是一所医疗机构。进这里的精神病人，都被禁闭在单人牢房里，房门被关得紧紧的，门旁只有一个小洞口透光，也安了铁条或窗板，食物就通过洞口的铁条送进去。病人的全部家具往往就只有一条草垫，人躺下时，头、脚和身体都紧贴着墙，入睡时浸泡在墙壁上渗出的水中，还常常遭到一群群巨鼠的袭击，有的病人脸、手、脚都被老鼠咬伤。这些病人通常还被用铁链锁在墙上或床上，有的在脖子上套上链条，锁在天花板或地板上的活动铁棒上。

　　精神病人遭受的不人道待遇引起人们广泛的注意。虽然有一些有识之士著述呼吁、倡议法案，均未达到有效的作用。直到勇敢的菲利普·皮内尔站出来，才使他们的处境开始发生改变。法国画家托尼·罗贝尔-弗洛里（Tony Robert-Fleury，1837—1911）创作的两幅画作《皮内尔在萨尔佩特里埃医院》和《皮内尔解下疯癫病人的枷锁》生动地描绘了这位人道医生的工作。

菲利普·皮内尔（Philippe Pinel，1745—1826）生于法国南部的拉瓦尔。1772 年在图卢兹医学院得到博士学位之后，去著名的蒙彼利埃大学进行进一步的深造，然后于 1778 年来到巴黎，四年后成为比塞特医院的医生。

在巴黎，皮内尔曾目睹德国医生弗朗兹·梅斯梅尔（Franz Anton Mesmer，1734—1815）所做的一种类似降神会的所谓"动物磁性"的戏剧性表演，即"催眠术"，后称"梅斯梅尔术"。虽然皮内尔从来没有对梅斯梅尔的理论发生过兴趣，但梅斯梅尔实施的心理学技巧对人的精神状态产生的作用，给他留下了极其深刻的印象。

大约在这个时候，皮内尔的一位患有精神病的朋友，因一次病情发作，逃进大森林，结果被狼群吃了。这位朋友的死使皮内尔的心里受到极大的震动。他下定决心，要献身于精神病学的研究。就是在这个时候，皮内尔开始对精神病的问题产生持久的兴趣。他进了雅克·贝尔奥姆（Jacques Belhomme，1737—1824）医生私人开设的疗养院（La Maison de Sante），从 1783 年待到 1788 年，观察和学习以不同的方法诊治精神病人。

当时，爱尔维修夫人（Madame Helvétius，1722—1800）的沙龙每周一次的聚会是全巴黎的一大重要事件，吸引了孔狄亚克、伏尔泰、狄德罗等众多杰出的哲学家、作家、社会科学家、革命思想家、医生和其他著名人士。他们每个星期二都在这里聚会，交换思想和智慧。1776 年 9 月，刚获得独立的美国，派富兰克林等三人组成一个高级代表团，去法国谋求经济和军事援助。其间，富兰克林偶然一次参加了这家沙龙的聚会，认识了皮内尔，并为他的思想所感动。他邀请皮内尔去美国，与他共同讨论巴黎防止城市喧嚣的经验。皮内尔婉转地拒绝富兰克林的邀请，说巴黎比美国更需要他。富兰克林后来曾与美国精神病学之父本杰明·拉什（Benjamin Rush，1745—1813）谈到皮内尔治疗精神病人的人性化态度，极大地启发了拉什的思想。

皮内尔曾目睹 1793 年 1 月 21 日法国路易十六国王被斩首的情景。共和国成立后，实行恐怖统治，凡涉嫌叛变共和国者立即被逮捕，持温和观点的人也受嫌疑，那段时间，巴黎有 40000 人被送上断头台，其中包括爱尔维修夫人沙龙的一些成员。皮内尔也成为不受信任分子。

不过皮内尔还是在这年的 8 月被任命为比塞特医院的主任医师。当时的比塞特精神病医院，共拘押了差不多 4000 名罪犯、小偷、梅毒患者、领养老金者，以及大约 200 名精神病人。皮内尔的任务是治疗那里的男性精神病人。

在比塞特，皮内尔除了看病，私下里还经常去走访被禁闭的精神病患者，收集详细的病史和自然史，以此为基础，研究一种心理治疗方法。后来在 1801 年于巴黎出版的《有关精神错乱或狂躁症的医学哲学论文》（*Traité médico-philosophique sur l'aleniation mentale；ou la manie*）中，皮内尔描述了自己与这些精神病人接触的经历，以及治疗的设想，还表达了自己对他们的同情。在此书和另一部 1798 年出版的著作《疾病的哲学分类》（*Nosographie philosophique ou méthode de l'analyse appliquée à la medecine*）中，皮内尔确信疯癫病人是确实有病，而不是简单的怪异或邪恶，更不是由于什么魔鬼附身。例如，他遇到过一位女子，她在与一位体弱多病的男性结婚之后，幻想自己被魔鬼缠住，结果发作歇斯底里。这使皮内尔认识到："婚姻对于妇女来说是抵御两种癫狂类型的防护剂。"他在有关的医学文献上也曾读到过，说是有几位妇女，参加了一次传教活动，由于受种种可怕意象的困扰，认为自己陷入了地狱之中，没有什么能够扑灭正在吞噬着她们的烈火，结果发展成了躁狂忧郁症。通过这些实际了解，皮内尔深信，精神疾病的发生是患者遭受社会压力和心理过分压抑的结果。他在自己的著作中一方面论述了精神紊乱即是脑部的紊乱，才引起人格的紊乱，同时又在概括人道主义运动的时候，着重指出要减轻患者的痛苦。皮内尔的工作一扫以往对待精神病人的旧观念，使疾病和魔鬼学截然决裂，他的著作，特别是《有关精神错乱或狂躁症的医学哲学论文》，被认为是精神病学史上的一个里程碑。

这正是"恐怖时期"的最高潮。大革命中负责人犯和医院方面的三执政之一乔治·库东（George Couthon，1755—1794）是以严厉闻名的，他在发表演说时，要求杀绝共和国的一切敌人。皮内尔还是不顾个人安危，勇敢地去面见库东，说要对治疗精神病人做一项实验。这是一项极其勇敢的工作，"因为如果实验失败，是很容易被看成一项政治阴谋的，可能威胁到皮内尔自己的生命"。库东跟着皮内尔到了精神病人所待的牢房，看到这些不少已经被锁了三四十年的疯子之后，不无惊异地问皮内尔："公民，你寻求解放这些牲畜该不是疯了吧？"皮内尔镇静地回答说："公民，我确信这些人之所以难以驾驭，是因为他们被剥夺了呼吸新鲜空气和享受自由的权利。""那好，对于他们，你喜欢怎么办就怎么办吧，"库东答应了，但他随即警告说，"不过我担心你可能成为你自己所提出的假设的牺牲品。"

1793年，皮内尔先是在比塞特医院对部分精神病人进行心理治疗的实验，取得了戏剧性的成功。于是，大部分病人都予以释放。另一些病人在治疗中有足够的改善，也给解除了镣铐，获得了自由。还有一些病人，特别是具有攻击性的病人，虽然还得监禁控制，也尽可能给以人道的对待。在这一工作中，皮内尔为自己与精神病人的感情交流而感到极大的愉快。他深深感受到："我在其他地方都看不到有谁会比大多数有幸处于康复阶段的精神病人更值得令人爱，更加温和，更充满情感和更忠于职守。"

皮内尔在比塞特的成功，使他有信心在萨尔佩特里埃

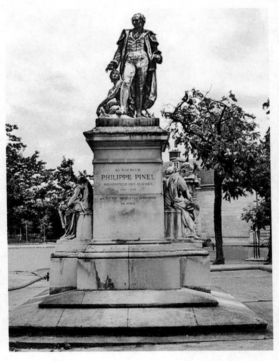

皮内尔的纪念塑像

也以同样的方式，大规模来处理那些病人。他的开拓工作，极大地激励了欧洲各国的先进人士为精神病人争取人道待遇而奋斗。

当然，皮内尔的工作仅是一个起步，救助精神病人的路还很长。此后，皮内尔的学生，还有欧洲各国的诸多人士纷纷效仿他，做了大量工作。今天，总体来说，精神病人已经不再遭受如此的苦难了，并得到了比较有效的治疗。

剖宫产：传说和史实

在胎儿足月或足月前，经孕妇腹部切口从子宫剖取胎儿的手术，是最古老的手术之一，在许多文化中都有说及或记述。这种所谓的"剖宫产"（cesarean section）一词，准确的来源，所知甚少。有说此术得名于古罗马朱力（Julii）家族的一个姓恺撒（Caesar，拉丁文为 caedere）的分支中，有人系经此法出生，有的学者甚至相信此人即是著名的恺撒大帝尤利乌斯·恺撒（Julius Caesar，前 100—前 44）。古希腊神话中的阿斯克勒庇俄斯和莎士比亚剧作中的恺撒的故事，更增加了这一说法的可信度，因为这两人据说都是经剖宫产出来的伟人。

古希腊神话说，有一天，太阳神阿波罗正好撞见在湖边沐浴的人间女子科洛尼斯（Colonis），便疯狂地爱上了她，并占有了她，使她怀上了他的孩子。虽然如此，科洛尼斯还是不爱阿波罗，而成了她父亲为她挑选的凡人伊斯库斯（Ischys）的妻子。阿波罗感到这是对他的羞辱，就派他的孪生姐妹、狩猎女神阿耳忒弥斯（Artemis），一箭射中伊斯库斯和科洛尼斯，使他们两人中箭而亡。但是就在众人将科洛尼斯的遗体抬上柴堆，熊熊的火焰快要烧到科洛尼斯身上的时候，阿波罗突然记起，他的爱人正怀着他的尚未出生的孩子。于是，他便让丰产神赫耳墨斯（Hermes）将婴儿从他爱人的子宫中切出，交给半人半马怪喀戎（Chiron）养育。在喀戎的教导下，这婴儿后来成了一位名医，即医神阿斯克勒庇俄斯（Aesculapius）。

在威廉·莎士比亚的剧作《麦克白》中，虽然第二幽灵声称"没有一个妇人所生的人可以伤害麦克白"，但是苏格兰贵族"麦克德夫是没有足

51

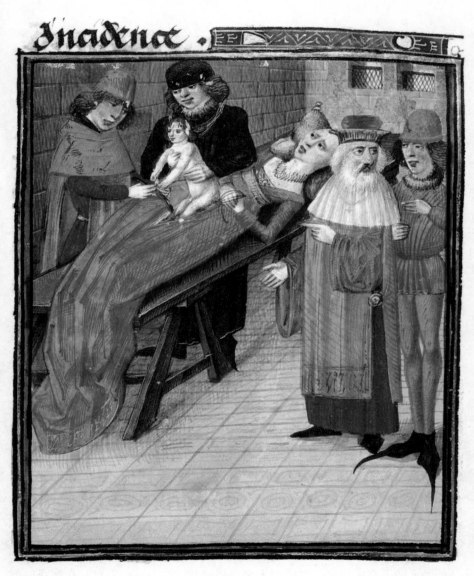

15世纪的画：恺撒的剖宫产

月就从母亲的腹中剖出来的”一个伟人，因而能够杀死麦克白这个暴君。莎士比亚在《尤里乌斯·恺撒》中，还根据古希腊史学家普鲁塔克《希腊罗马名人传》中所说，"据说恺撒有优异的禀赋，可以成为伟大的政治家和演说家"，把他描写成光明正大、人格崇高又意志坚强、行动果断的英雄——"一尊天神"，虽然最后死于被刺杀。

不过一些现代史学家对恺撒生于剖宫产的说法表示怀疑。比较可信的是古罗马第二代国王努马·庞皮利乌斯（Numa Pompilius，前715—前673）的"皇家历法"（Lex Regia）中的一条款称："禁止在胎儿被剖出子宫前埋葬孕妇。"这可以被认为是对剖宫产的首次描述，虽然是在死后进行的。南非开普敦斯泰伦博格大学健康科学学院泰格堡医院的妇产科荣誉教授彼得·凡·唐根认为："剖宫产这一术语或许源于这一历法，但肯定不是来自尤利乌斯·恺撒。恺撒是奥勒利安的长子，奥勒利安生有七个孩子，且在公元前54年去世。又因推测当时产妇剖宫产的死亡率为100%，所以尤利乌斯·恺撒是极不可能经由腹部途径出生的。"

据信历史上第一次成功的剖宫产是在1500年或1500年左右完成的。瑞士阉猪人雅可布·纽弗（Jacob Nufer）的妻子怀孕初产，几天里，疼痛异常。十几名助产士和理发师外科医师的综合技能都不能为她提供帮助。由于不再有其他解除她痛苦的希望了，她丈夫就说，倘若她信得过他，那么，求上帝恩典，由他来给她做手术，或许会成功。他妻子回答说，她可以接受任何缓解她痛苦的方法。当局起初对纽弗请求允许他做这手术置之不问，但纽弗是一个听不进"不"字的人。于是，在祈求神的帮助之后，他将妻子安放在桌子上，切开她的腹壁，然后剖开子宫，迅速取出孩子。产后，妇人伤口愈合，据说活到77岁，后来还能正常生下几个孩子，甚至有一对双胞胎，其中一个孩子成为法官。

16—17世纪中，还有一些有关剖宫产的记述。

生活在16世纪末的萨沃伊公爵的私人医生弗朗索瓦·罗塞特（Franois Roussett）1581年在巴黎出版了一部著作：《论剖宫产，即横向切开无法以其他方式分娩的孕妇腹部和子宫，不损害母婴的生命，也不影响此后的怀孕》。在这部著作中，罗塞特述及15例成功的剖宫产手术，并非全是子宫异位的病例。作者说，由于死亡率高，产科医生普遍反对这项手术；但后来渐渐地也就成为一项深受尊重的程序了，尤其是对那些不如此几乎肯定会死的孤苦凄凉孤独的病人来说。

还有记载说，1610年4月在德国的维滕贝格，孕妇乌尔苏拉·奥皮茨（Ursula Opitz）出现意外事故，致使一巨大腹疝经由子宫突了出来。这样，显然就不可能自然分娩了。21日，三位医学院的医生，与助产士和牧师商量后，由外科医生耶利米阿斯·特劳曼（Jeremias Trautmann）为她施行剖宫产。产妇因感染，于手术25天后去世，但孩子马丁活到9岁。

法国产科医生弗朗索瓦·莫里索认为剖宫产不宜施行。他在1668年于巴黎出版的《论女子妊娠之病》（*Traité des maladies des femmes grosses*）中说，17世纪前半世纪，共施行过24例剖宫产，但没有一名产妇存活。

医学史家也指出剖宫产的危险性。如一位作者1934年6月20日在温莎举行的"大都会全科医院医务人员大会"（the meeting of the Medical Staff of the Metropolitan General Hospital）上宣读的一篇论文中严肃宣称：

> 虽然16和17世纪的作者描述了（剖宫产）程序，并且常常还详细说到手术的成功，但并没有声言自己施行过这种手术。他们仅是根据通常都是远地的医生写的或说的，摘录他们的报告。18世纪曾认真考虑设计出一种为母婴的生命提供合理机会的手术。但手术的危险性仍然很大，使有些外科医生即使在无望的病例身上都不敢尝试。19世纪中期收集到的一系列病例，死亡率也达50%至85%。塔尼尔（Tarnier）表示，19世纪巴黎没有完成过成功的剖宫产手术。这种结果，首先是因为脓毒性感染，其中的弊端在医院的实际工作中特别感觉得到；其次，手术的拖延，一直拖到病人几乎死去；第三是未能使用子宫缝合线。勒巴斯（Lebas）于1769年最先在子宫创伤中使用缝合线。……由于对无菌和消毒的无知，即使这样改善对降低死亡率也没有太大的作用。出血、感染和产褥排湿物流入腹腔，仍然引起母亲的死亡。

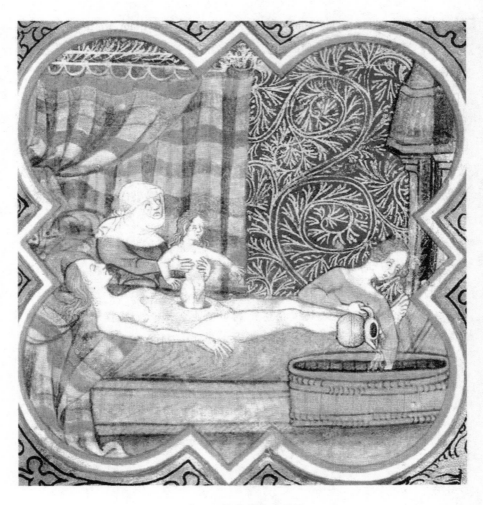

中世纪描绘剖宫产的画

剖宫产发展的转捩点是莱比锡的马克斯·桑格（Max Sänger）1882年发表在《妇科文献》上的专论《改善经典剖宫产手术，外加剖宫产时子宫缝合的历史》。他提到用银线封闭子宫切口。第一次封闭子宫切口是1852年弗兰克·波林（Frank Polin）在美国进行的，共完成17例，将产妇的死亡率降低到50%。桑格在论文中描述了这些病例，从美国早期的经历中发展了他的缝合子宫的设想。

降低手术死亡率的重要进展是成功引入美国波士顿牙科医师托马

斯·杰克逊（Thomas Jackson）和威廉·莫尔顿（William Morton）1846 年发明的乙醚麻醉术，匈牙利产科医师伊格纳兹·塞麦尔维斯（Ignace Semmelweis）1847 年提出的无菌技术，和爱丁堡外科医生约瑟夫·利斯特（Lord Lister）1867 年报告的消毒法。

此前，直至 1880 年，孕产妇的死亡率从 18%（英国）到 100%（法国）不等；围产期的死亡率从 28%（英国）到 55%（美国）。有赖于这些技术的进步，1898 年以后，孕产妇的死亡率已经下降到 10% 左右。第二次世界大战后抗生素的使用，显著改善了剖宫产术后感染的发生率。但是尽管如此，《不列颠百科全书》仍然告诫说：

> 剖宫产的风险不高，但确实存在。剖宫产是个大手术，而且同阴道产相比要给产妇带来更大危险。其他并发症（如感染、出血、血凝块及膀胱或肠道损伤）的风险也较大，如果提前做了剖宫产，新生儿可能还不成熟。还有人提出，剖宫产使胎儿得不到在正常母体分泌的激素和其他物质。

这些都表明剖宫产绝不是一项万无一失的程序，需要严加注意。人类最好的生活是自然，人体本身是最好的医生，其他的都只能起辅助的作用。

骑士团的工作："临终关怀"一千纪

自古以来，可能是自从出现家庭之后，通常情况下，一个人都是在家庭成员和其他亲人的关怀和陪伴下在家里离世的。但是到了中世纪，环境的改变，在欧洲，使许多人无法在家中度过他一生中最后的几个月或最后的几天。

公元 1095 年 11 月 18 日至 28 日，为整顿教会，在法国南部的克莱蒙召开一次著名的宗教会议——"克莱蒙会议"（Council of Clermont）。会议前九天都是讨论教规戒律的问题；11 月 27 日，主持会议的教皇乌尔班二世（1088—1099 在位）接受拜占庭皇帝亚历克斯一世的让西方帮助他们抗击突厥穆斯林的请求，在会上决定东征。他号召西欧的基督徒前往中东、夺下圣地，声言这是一场保卫"圣地"不受异教徒侵犯的"圣战"，符合基督教的教义；并说参与者可以免罪，若是死在那里，末日审判时就能待在基督的身边。

于是，一支以西欧骑士为主体的军力组织起来了。他们军服上都绣有一个"十"字，因而历史上就称其为"十字军"。第一次东征，由教皇指挥的四支骑士队伍，于 1096 年 8 月从各地出发，1097 年 4 月到达君士坦丁堡附近，总有骑兵 4000 人、步兵 25000 人。最后于 1099 年 7 月 15 日夺下耶路撒冷，杀死城中所有的穆斯林老幼和犹太人。在此过程中，自然也有数百上千的十字军战死在沙场或在途中病逝。

半个世纪前，有来自阿马尔菲的意大利商人，就曾在圣地耶路撒冷开办医院，为前来这里朝圣的患病者服务。这医院后来发展为称作"医院骑

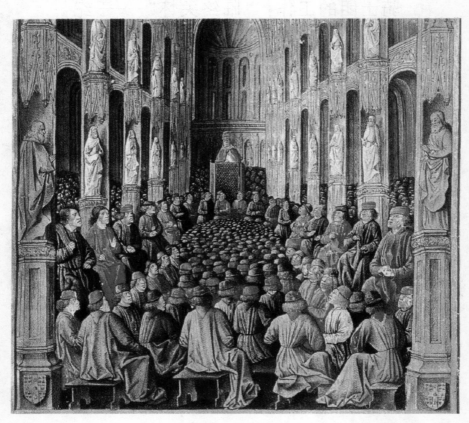

乌尔班二世主持克莱蒙会议

士团"（Hospitalers）的军事机构，其职责就是保护基督徒免受伊斯兰迫害；其人员外表上像是修士，身穿修士式样的服装，外衣下面穿有骑士的甲胄。

如今，在攻克耶路撒冷之后，医院骑士团的高级领导人杰拉德修士决定一方面加强在耶路撒冷的工作，另一方面在通往圣地途中的一些城市开设招待所，便于伤病人员能在这里找

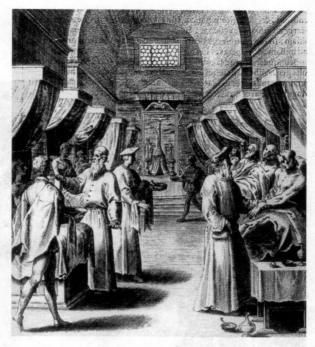

《骑士团的工作》

到庇护，特别是可以让那些病入膏肓、回不了家的十字军在这里度过最后的几天。这就是历史上最早的"临终关怀医院"（Hospice，《不列颠百科全书》译为"临终病人安养所"）。

共有八次的十字军东征（1096—1291），最后以悲剧而告终之后，"医院骑士团"的工作似乎也停滞了。直到17世纪，经由法国的德·保罗神父的努力，又使它获得了复兴。

法国的文森特·德·保罗（Vincent de Paul, 1581—1660）是罗马天主教神父，又是一位慈善家。他喜欢去各地旅游，其间他目睹民间穷人和病人的病痛，心灵受到极大的震惊。回到巴黎后，他不但自己去医院看顾病人，同时还组织妇女和其他人员去探视那些急需帮助的奴隶和贫病之人，给予食物补给、照看慰问，甚至帮助埋葬尸体。在他大量的慈善工作中，特别是1633年，他在贵族寡妇露易丝·德·马里亚克（Louis de Marillac）的协助下，创建了"慈惠姐妹团"（Sisters of Charity），专门照顾孤儿、贫民、病人，尤其是临终病人。德·保罗神父的业绩，使他在去世六年之

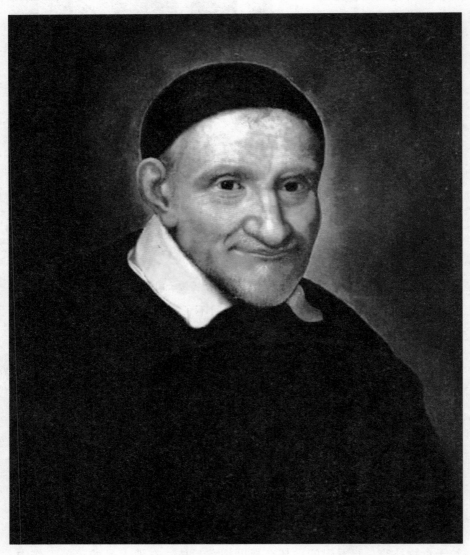

文森特·德·保罗神父

后，被教皇克莱蒙十二世追认为圣徒。

文森特·德·保罗神父的工作启发了欧洲各地的宗教组织，这些组织也像他这样去奉行慈善工作。1815年，医生出身的玛丽·艾肯黑德（Mary Frances Aikenhead，1787—1858）在都柏林创建了"爱尔兰慈惠姐妹团"。这个姐妹团积极活动，1879年在都柏林建立了"哈罗德十字临终关怀医院"，还于1902年在南伦敦建立了"圣约瑟夫临终关怀医院"。

虽然早在1889年，也有爱尔兰的"慈惠姐妹团"在澳大利亚的悉尼建立了临终关怀的护理机构，还于1938年，在墨尔本建立了这样的一个机构，但是这两个机构的影响，都不如晚于他们的西塞莉·桑德斯在伦敦所创建的"圣克里斯托弗临终关怀医院"。

英国圣公会教徒西塞莉·桑德斯女爵士（Dame Cicely Mary Saunders，1918—2005）1938年入牛津圣安妮学院学习政治、哲学和经济学。两年后，她决心要做一名护士，便从1940年开始，入南丁格尔护理学院学习。1944年，在一次背部受伤后，她回到圣安妮学院，于1945年获文科学士学位，并于1947年取得医学社会工作者资格，最后还在圣托马斯医院医学院学成为一名医生，甚至还在1957年取得医学兼外科学学士的学位。

1948年，西塞莉·桑德斯爱上从华沙犹太人区逃出来的波兰犹太难民大卫·塔斯玛（David Tasma）。塔斯玛查出患了癌症之后，西塞莉经常到医院去陪伴他。在塔斯玛最后的两个月里，西塞莉·桑德斯和他谈及他挥之不去的死亡时，渐渐领悟到，对这些生命垂危的病人，不仅需要帮助他们减轻肉体的痛楚，更需要对他们的"整体痛苦"给予全面细致的关怀和照顾。于是，在塔斯玛1948年2月

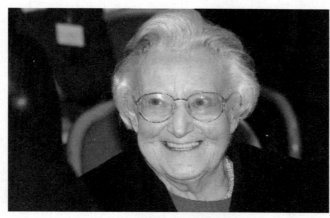

西塞莉·桑德斯

25 日去世前遗赠她一笔相当于今日 14470.24 英镑的 500 英镑时，她便想到要借助于这笔钱，致力于改善病人忍受的痛苦。怀着这样的使命感，西塞莉·桑德斯去圣约瑟夫临终关怀医院做一名义工，全力帮助垂危的病人。在这里，西塞莉·桑德斯接受一位年老的波兰病人的建议，决心自己建一家临终关怀医院。

经过十多年的努力，西塞莉·桑德斯于 1967 年在南伦敦建成了这样一所临终关怀医院，并以公元 3 世纪的圣徒圣克里斯托弗（Saint Christopher）的名字为它命名。

创建这样一所新型的医院，是因为西塞莉·桑德斯深刻感受到，原来惯用于重症病人的那些积极措施，仍旧常让临终的病人产生不适和孤独之感，且使他们无法以安详、有尊严的方式平静地度过他们最后的几天。凯思林·亨尼西和海伦·斯潘塞等在其主编的《医学：极简插图史》中这样写道西塞莉·桑德斯的设想：

> 西塞莉·桑德斯的目的是人道主义的抚爱结合现代的医学追求。这家临终关怀医院为病人提供处置病痛的药物和情感精神层面上的支持。桑德斯聚合了从会诊医师和研究人员到药物学家和护理人员等多个医学学科的技术高超的团队。临终关怀医院甚至备有尸检室，帮助更好地了解每个病人的症状和如何控制与这症状相关的疼痛。

> 在桑德斯的观念中，最重要的是，这家临终关怀医院设计得既要舒适，更要实用，使患者能在死前保持尊严感和独特性。而不是像一个典型的医院病房——通常是一个排列着大约 30 张病床的长长的空间。桑德斯设计的圣克里斯托弗临终关怀医院包括一间间单人房，让病人有更多的隐私（也有助于减少传染）。这设计还包括几面宽大的窗子，让自然光洒遍室内，和干净的现代主义的线条，有助于员工有效工作。也慎重考虑在不同的地段运用荧光和比较温暖柔和的人工光源。所有这一切，圣克里斯托弗临终关怀医院都设计成创造出热情欢迎的场合，既不是医院又不是

住家，而是一个在未来几十年里都合乎姑息治疗标准的新型场所。这种设计成为以后的许多临终关怀医院的样板。

西塞莉·桑德斯的业绩和样板产生了很大的影响，使现代临终关怀运动在世界各地展开，她本人也因此而被公认为是现代临终关怀运动的开创者。

加拿大内科医生鲍尔弗·蒙特目睹首都蒙特利尔的皇家维多利亚医院在收治重症病人方面存在有"极其糟糕的缺陷"（abysmal inadequacy），特地去圣克里斯托弗临终关怀医院，与西塞莉·桑德斯一起待了一个星期，受到深深的启发，感到圣克里斯托弗临终关怀医院适合在加拿大开展应用。回来之后，他于 1975 年 1 月在医院里开出一个关怀临终病人的专科病房。蒙特将这称为"姑息治疗"（palliative care）。

1967 年以来，临终关怀运动在英国迅速发展。到了 2003 年和 2004年，计有 200000 多人次获得由国家提供资金的临终关怀服务；2006 年，约有 20000 名患者在临终关怀中安详去世。到了 2011 年，英国的临终关怀服务已有 220 个成人住院病房 3175 张病床、42 个儿童住院病房 334 个病床，和 288 个家庭护理服务所。

美国第一个以医院为基础的姑息治疗计划始于 20 世纪 80 年代末，由全国各地的志愿者组成。俄亥俄州克利夫兰诊所癌症中心的德克兰·沃尔什医师于 1987 年开始启动第一个姑息治疗和临终关怀服务计划。这一工作取得很大的成功，截至 1998 年，美国和美属波多黎各联邦已有 3200 家临终关怀医院在运营或在开发中。到 2008 年，美国每年约有三分之一以上的美国垂危病人在临终关怀医院安详度过他们最后的时日。

此外，临终关怀护理于 20 世纪 70 年代中期进入波兰；日本于 1981 年开设了第一家临终关怀医院，并于 2006 年 7 月正式建起了 160 所收容所。其他如俄罗斯、印度、芬兰也都陆续开启临终关怀医院。

临终关怀医院是专为解除临终者身心痛苦、获取情感和心理慰藉而设立的医院或收容所，这是社会必不可少的人道措施，它将会越来越受到政府和社会人士的重视，并获得更加理想的发展。

人体结构：韦萨里的解剖学革命

　　古代的人，对人的尸体，一方面有一种庄严之感，同时又觉得是污秽的，不该去抚摸它。所以，对古人来说，尸体解剖是一个禁忌。这种观念极大地影响人对自己躯体的了解。虽然在特例下，古代对人体也曾进行过探索：如古希腊时代的埃拉西斯特拉图斯（约前304—约前250）和希罗菲卢斯（约前335—约前280），医学史家说，"在几十年的时间里取得了很大的突破"。但是在公元3世纪之后，由于基督教的思想统治，认为损害人的形象和躯体就是对上帝的亵渎，教会又极力宣扬"上帝厌恶流血"，就更使人体解剖受到严格的禁止。虽然到了14世纪鼠疫流行之时，允许尸体解剖，也是临时性的个案。直到韦萨里的出现，才使解剖产生革命性的改变。

　　安德烈·韦萨里（Andreas Vesalius，1514—1564）生于布鲁塞尔一个医学世家，他的先

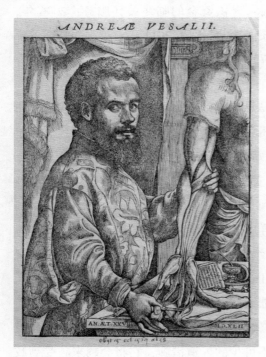

安德烈·韦萨里

辈在医学界具有很高的名望。受到家庭的教育和家中丰富藏书的熏陶，韦萨里从小就立志长大后做一个著名的医生。

17岁那年，韦萨里进了创办于1425年的比利时第一所大学卢万大学，然后去巴黎大学进修医学。巴黎虽然受到欧洲文艺复兴新思潮的冲击，旧传统的影响依然很深，学校仍以教条的方式讲授古罗马医生加伦的理论。加伦以解剖动物所获得的知识来认识人体的结构，有许多错误。老师教授解剖学时，就是光宣读加伦的论文，不许学生提问，更不许怀疑挑剔。

1537年，韦萨里回到卢万大学后，为医学生们新开了一个短时期公开解剖课。随后先去威尼斯，再去了帕多瓦大学。在这里，韦萨里经过两天的考试，以优异的成绩获得了医学博士学位，此后即受聘为"外科讲师"，负责讲授解剖学。

担任教职后，韦萨里便以新的理念赋予解剖学。按照传统的做法，解剖学的教学都先是由老师大声朗读加伦的论文，然后让毫无解剖知识的理

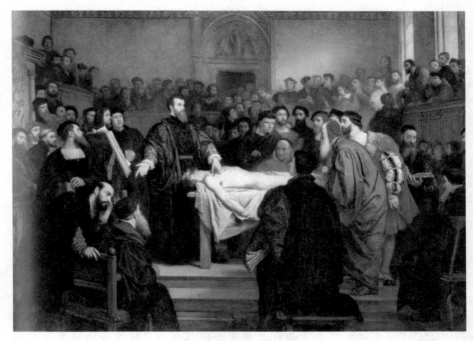

韦萨里在帕多瓦，1859年

发师外科医生动手解剖，从尸体中取出器官，向学生们展示。韦萨里深感如此荒谬的"教学"，学生所能获得的知识，"还不及卖肉的屠夫可能教给他们的"。现在，韦萨里决心改革这一旧的做法，他不搬讲加伦解剖学，并摈弃理发师外科医生做解剖助手，而自己来亲自动手，一边解剖，一边根据人体的实际讲述。旅居巴黎的比利时画家爱德华·哈曼（Edouard Hamman，1819—1888）1859 的画作《韦萨里在帕多瓦》生动地展示了他在帕多瓦大学的解剖教学。

通过这样的实践经验，韦萨里到了第二年，即 1539 年就出版了一部《人体解剖图谱六幅》。这六幅图，三幅是他自己画的，另外三幅是在他的授意下，由两年前在威尼斯认识的大画家提香的学生约翰·斯蒂芬·范·卡尔卡画的。只是这些解剖图虽然相当精美，还可以看出受到加伦的影响。后来，慢慢地，在一系列的异常艰苦的实践工作中，韦萨里对人体的结构有了精确的了解。他曾在 1536 年记述下一次他为了解人体的冒险经历：

……由于爆发了战争，我从巴黎回到卢万。在那里，我和著名的内科医师和数学家杰马·弗里西乌斯出去散步，沿着乡间小路为学生寻找能在路旁见到的被处决的犯人的尸骨。我忽然看到一具很像加伦提到过他曾看到的强盗的干尸，我怀疑鸟群把尸体的肉啄光，这具尸体就是这样，它的一部分被放在稻柴上烤烧过，再缚在一根木桩上。因此骨骼已经是光光的，只由韧带连起来，因而只保存了肌肉的起端和终端部分。……我看到尸体已经完全干瘪，没有滋润腐朽之处，就利用这意想不到的大好机会，在杰马的帮忙下爬上木桩，把股骨从髋骨拉了下来。在我拉的时候，肩胛骨连同手臂和手都脱了下来，不过一只手的手指骨、两块膝盖骨和一只脚都没有了。在几次往返中，我偷偷地把腿骨和臂骨运回，仍把头部和躯干留下，然后我在晚上让自己关在城门外，这样我才能把牢牢用链条缚住的胸骨取下。我实在太想把那些尸骨弄到手，因此我独自在深夜身处那么多尸体中费力地爬上木桩，毫不犹豫地把我那么想得到的东西拉了下来。我把这些骨

头拉下来后就把它们运到距离较远的地方藏匿起来，等到第二
天，我才能把它们一点一点地从另一个城门运回家中。

韦萨里最后将一块块的尸骨拼凑成一副完整的人体骨骼，并以一副猿
猴的骨骼来做比较，认为这样有助于他的解剖教学，同时他还决心据此编
出一部不同于加伦传统的全新的解剖学教材。

韦萨里的这部题为《人体结构》的著作于1541年完成。

一部用作教科书来讲述人体结构的著作，解剖图具有特别的重要性。
因为如果仅仅用文字来说明人体的器官及其部位，没有视觉形象，就往往
说不明白，有时甚至越说越模糊。所以韦萨里决心要在自己的这部著作
中，以最精确的解剖图来显示他亲眼所见并确认的人体器官。他物色了最
好的美术家创作插图，然后请最有才能的雕刻工进行复制，完成了300多
幅解剖图。考虑到莱茵河畔的巴塞尔是瑞士和欧洲人文主义和宗教改革的
中心之一，印刷条件优越，对印刷质量的要求也高。于是他不辞辛劳，把
沉重的手稿和制好的铜版或木版，经由陡峭泥泞的山路，用驴子驮过阿尔
卑斯山高峰，自己也亲自去了那里，具体安排和指导此书的印刷出版。两
年后，1543年8月，《人体结构》（*De humani corporis fabrica*）由出版家、
他亲密的朋友约翰内斯·奥坡瑞努斯在瑞士巴塞尔印行，共663页，配有
版画插图200幅。其中有一幅用在扉页上的图生动地表现了韦萨里1540年
在帕多瓦解剖教室所做的一次公开解剖，最典型地反映了他平日里的教学
情景：解剖教室是一间希腊式的椭圆形建筑，挤满了学生和其他被吸引来
的人，甚至还有神父。在画面的正中位置，解剖桌上躺着一具女尸。虽然
在获得的尸体中，极少有女尸，这是唯一用来解剖示教的一具。卷发短须
的韦萨里正站在桌旁，态度自然地进行腹部解剖，并一一讲述腹内的器官
状况。女尸上方悬着一具直立的骨架，是用来跟活体做比较的。女尸的下
方是两位理发师外科医师，以往都是由他们做解剖的，如今是韦萨里讲授
解剖知识并亲自动手解剖了，他们只好在那里替教授磨刀。画面的左下角
和右下角有一只猴子和一只狗，是预备着可能需要用于解剖的。画面上方
正中五根圆柱排列成行的地方，挂着一块横幅，上面用拉丁文写着：

帕多瓦医学院教授布鲁塞尔安德烈·韦萨里著人体结构七卷。

1943 年，在庆祝《人体结构》出版 400 周年的文章中，美国芝加哥大学哲学系的马克斯·菲什教授称赞这幅插画堪称是韦萨里"教育改革的宣言"。

《人体结构》按骨骼、肌肉、血液和脑等 9 个系统进行详细的解剖描述，很多地方修正了加伦由于"解剖猴子所导致"的错误。对此，谦逊的韦萨里在书的"序言"中做了这样的说明：

　　我这里并不是在故意挑剔加伦的错误。我肯定加伦是一位大解剖家，解剖过很多动物。但他没有解剖过人体，因而产生了不少错误，在一门简单的解剖学课程中，我能指出他不下 200 处的错。不过我仍是尊重他的。

《人体结构》让韦萨里获得了巨大的声誉。但是因为此书对人体真实可见的描述，使宗教所宣扬的灵魂—肉体的关系失去了依托，也就必然会遭到攻击。教会和保守的医学界竭力抨击作者违背《圣经》和加伦的教导，是科学的叛徒和人体的罪人。最后，韦萨里不但不能继续进行人体解剖，连教授的讲座也没能保住。绝望之余，他烧毁了历年来的著作、手稿和札记，于 1544 年去了西班牙，先是做国王查理五世的御医，随后担任西班牙宫廷御医和国王军队的外科医生。但是宗教势力仍然不放过他。一次，有人告发说亲眼看到韦萨里解剖一位贵妇人的尸体时，被解剖者的心脏还在跳动，指责韦萨里解剖活人、杀人致死。韦萨里遭起诉，被宗教裁判所判处死刑。经新国王腓力二世干预，总算免于一死。但为平息宗教方面的情绪，经韦萨里本人同意，要他去耶路撒冷朝圣，忏悔自己的罪孽。可惜在 1564 年从耶路撒冷回来的路上，他突发高烧，在绝境中下了船，来到希腊伊奥尼亚群岛中的扎金索斯岛，于 1564 年 10 月 16 日死于岛上。

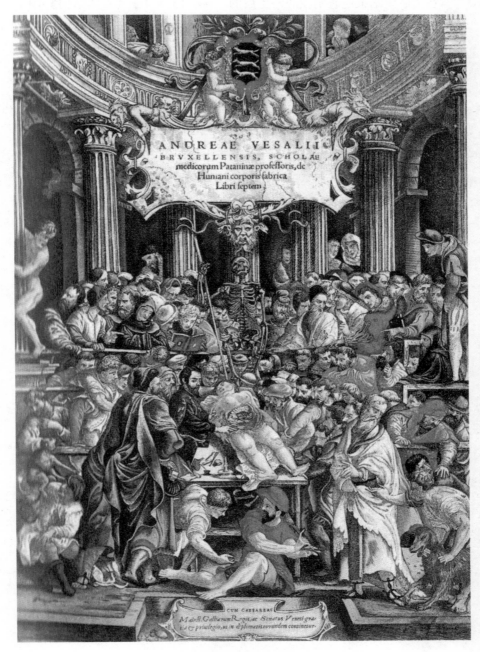

《人体结构》

在韦萨里结束他悲剧性的一生后的一年，1565年，《人体结构》印了第二版；不到半个世纪，此书已经被人们普遍接受，成为欧洲医科学校的通用教材。韦萨里的解剖工作具有划时代的意义，医学史把解剖学分为韦萨里前—韦萨里时—韦萨里后三个时期。在韦萨里之前，解剖仅是为了解决疾病或者刑事案件的某一具体疑难而进行；韦萨里时解剖成为了解人体正常生理机制的科学；在韦萨里的宏观解剖以后，由于显微镜的发明，开创了微观解剖的新时期。只是今天，甚至是医科大学生，怕都很少了解解剖史上的这个艰难历程了。

日本桥：莫奈的白内障

  吉维尼（Giverny）是塞纳河右岸的一个小村，在巴黎之西稍偏北面80公里。1883年4月，莫奈乘一辆往返于韦农和加斯尼（Vernon-Gasny）之间的小火车路过时，从车窗看出去，见到这一带幽美的景致，便喜欢上了，决心在这里租一栋房子和一块地皮住下来。同年，莫奈搬到这里定居。到了1890年，他已经有足够的钱，于是就买下这房子和地皮，并请来几位园艺师，把这里改造成一个花园，园中开掘一口池塘，种上莲花，随后还建起一间玻璃暖房和结构考究并有天窗的画室。莫奈就在这里一直生活到他1926年去世。吉维尼也没有辜负这位法国画家对它的垂爱，它赋予他灵感，让他得以创作出大量优秀作品，如他以20年的时间创作出的代表作《睡莲》系列。

  奥斯卡-克洛德·莫奈（Oscar-Claude Monet，1840—1926）是巴黎一个杂货商的儿子。他19岁就下决心，将来要成为一名画家，但他拒绝进传统的美术学院（école des Beaux-Arts），而选择了大艺术家雅克·大卫的模特儿夏尔·绥西创办的私人艺术学院"绥西学院"（Académie Suisse）。保罗·塞尚、爱德华·马奈、卡米尔·皮塞罗等都曾是这里的学生。

  莫奈的艺术生涯是从1858年认识法国最早直接对景写生的画家之一欧仁·布丹（Eugène Boudin，1824—1898）开始的。布丹鼓励他研究水的形态，再将它记录在画布上；布丹还教他室外作画的技术。受布丹的启示，莫奈永远在观察水，以及润湿的雾露、漂浮的蒸汽、柔软的云彩和坚硬的冰层等水的其他各种形式，并开始在室外作画。他去圣阿达勒斯

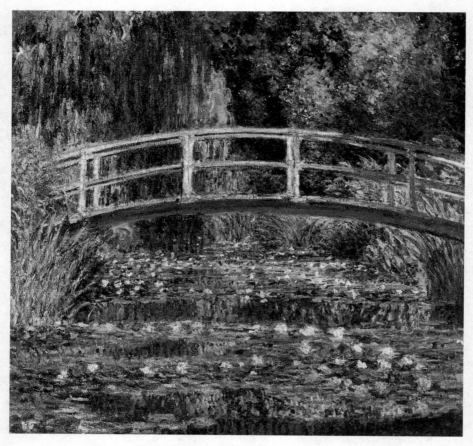

莫奈 1899 年的《睡莲和日本桥》

（Sainte-Adresse）海岸作画，去枫丹白露森林作画，坐小舟漂流在塞纳河上描绘河畔两岸的景色，他的船被称作"莫奈的工作室"。马奈于 1874 年画过一幅《在船上写生的莫奈》，画中的莫奈坐在有遮棚的小船上，对着架在前面的画布作画，背景是波光粼粼的塞纳河。普法战争期间他从伦敦回法国时，途中也画出许多海滨和村野的画作，来研究光和色的效果。他的朋友们都说起他如何细致观察海洋、大河、溪流中的水，如何感受水和雾在不同场景中的和谐，如何耐心等待太阳和乌云下光和影的变幻。作为印象主义绘画运动的发起人和代表画家，莫奈注重的是怎样表现对象在视觉中变化的光和色的效果，把瞬间的感觉印象描绘下来，而不把对象当作平面的色彩图案来画，不注意其质量和体积。他的名作《野餐》《日出·印象》等都是他根据长期观察得来的印象，以强烈的碎笔触画下来的，以致批评家费里克斯·费内隆（Felix Fenelon）评论说："印象主义这个词是为他创造的，这个术语对他来说比对任何人都更合适。""印象主义"这个名词的诞生，正是因为他的《日出·印象》在 1874 年的展出。

莫奈画作的中心是画家对光、色和细节的异乎常人的敏感。这让塞尚在评论他的时候，特别强调说他"只是因为有一只眼睛，可那是一只什么样的眼睛啊！"但是研读莫奈的绘画，不难看出，他的绘画在前期和后期，风格上产生了重大的改变。他的成名作《日出·印象》描绘橙黄色的天空下，一轮红日在晨雾笼罩下的港口冉冉升起，在海面上映出一缕橙黄色的波光，大片淡紫和灰蓝的色调延伸出的橘红色，使画面显得鲜艳、明亮。他 1886 年所作的《室外人物习作》（Essai de figure en plein air），不论那女子服装的色彩，还是她脚下的草地和背景上的云彩，都是何等的亮丽。而他晚年的作品，色彩差不多全都是阴暗的。是什么原因使莫奈的创作发生这样的变化呢？这一直让艺术史家们感到迷惑。

此前曾有人怀疑，是莫奈的视力影响到他的作品有这样的变化，但这只是一种猜测，也有人从别的方面来解释这一变化，因而一直没有定论。近年，学者通过对莫奈生平的研究，并同时运用科学实验的方法，从两个方面无可辩驳地证实了：是白内障模糊了莫奈的视力，从而影响他的画作产生这样的变化。

莫奈的眼疾起始于 1905 年。这年年初，他觉得，他看外界的事物，色彩跟以往看到的不一样了，后来就越来越有这种感觉。1912 年，巴黎的眼科医生诊断说，他患了白内障。

白内障是眼内晶状体浑浊的疾病，老年人罹患此病最为常见。因为随着年龄的增长，这晶状体变厚了，阻碍了视力，患者看到的事物就不很清晰了。此病的主要症状包括视物模糊，或看到的物体比实际的较暗或者呈黄色，可有畏光症状，严重的会出现视物双影或物体变形。10 年后，莫奈的情况更严重了：视力下降，一切都像是在大雾中看到的那样，这使画家非常苦恼。莫奈在 1922 年 8 月 11 日，给他的兄弟加斯东·若斯·伯恩海姆-琼（Gaston Josse Bernheim-Jeune）的信中诉说道："我可怜的视力使我看任何东西都全然模糊不清。我喜欢原来非常美的依然能是这样的美。总之，我是非常的不幸。"

莫奈找过多位眼科医生，希望得到帮助。法国的夏尔·库泰拉医学博士（Charles Coutela）给他的右眼滴上药水，让他眼睛的瞳孔放大。最初效果很好，莫奈很高兴。但是，药水造成的功效不能持久。于是，医生建议莫奈做手术治疗。手术？这让莫奈马上想到美国印象主义女画家玛丽·卡塞特（Mary Stevenson Cassatt，1844—1926）的遭遇。玛丽·卡塞特1911年也被诊断患有白内障，到了1914年不得不进行手术，但几次手术都不成功，结果两眼全瞎。莫奈不愿接受跟玛丽·卡塞特一样的手术，而医生说，除此没有别的办法。没奈何，莫奈只好让库泰拉医生在1923年1月为他的右眼做了一次手术，这年莫奈83岁。

可是，手术的结果使莫奈异常失望。除了一切都不如术前方便外，莫奈还觉得妨碍他的创作，心情十分沮丧。苦恼之余，术后不久，他就不想让眼睛休息，试图扯掉保护眼睛的绷带。在这年6月22日给库泰拉医生的信中，他这样表达他的受挫感：

> 我也许可以完成那些应在4月里提交的装饰品，现在我是不能像我所希望的那样完成它了。这（手术）是我所能承受的最大的打击，我很后悔此前决心做这致命的手术。原谅我这么坦率，请允许我说，我认为它是让我陷入如此困境的罪魁祸首。

莫奈坚决拒绝医生再为他的另一只眼睛做手术的建议。于是，他的左眼便因重重黄色的内障，视物模糊不清，看不出紫色和蓝色；而右眼对这些颜色倒还稍稍看得清楚一些。由于左眼和右眼的色感和敏感度不同，使莫奈不能同时有效地运用两只眼睛。库泰拉只好特地为他专配一副护目镜，使他能够阅读和通信。配镜前，库泰拉对莫奈的视力所做的检验，可以说达到近乎精确的程度，但无疑因莫奈眼睛本身的问题，库泰拉无论如何总是很难把镜片调整得让莫奈看清事物的实际。在莫奈的视野中，那些

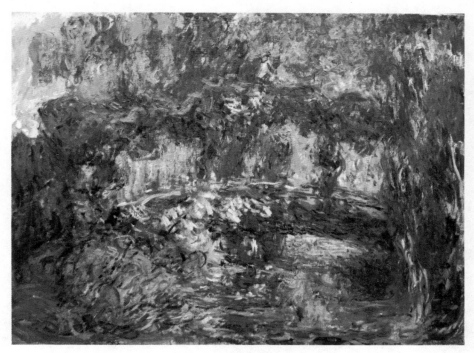

莫奈 1922 年的《日本桥》

被歪曲和夸大了的对象，其形状和色彩使他觉得"异常的恐怖"。到 1924 年改用一副新的眼镜，效果稍有改变，莫奈才稍稍高兴起来。

画作上色彩的运用是基于画家对色彩的认同。莫奈用色从亮丽到阴暗的变化是由于他眼中看到的颜色已经起了变化。这种变化，在莫奈 1918 年至 1922 年进入 80 岁阶段创作的《睡莲》等画作上，可以得到切实的证明：不仅色调和光度混浊而阴暗，此外，因为对比感的衰弱，如他自己所承认的，"我对色彩的感受力已经不像从前那样强烈。在我眼中，红色变得混浊，粉色也显得十分平淡，一些暗沉的颜色我已经完全感受不到"，使画作所描写的形体也显得模糊不清。朋友们回忆说，当时的莫奈，只能看到白色和绿色，所看到的蓝色已经变暗或变成为紫色。更有典型特征的如莫奈这时的创作，都是用大刷子涂抹，色彩微弱，极少有明亮的橙黄色和蓝色，特别是早期作品中所表现出来的著名的光感和氛围感，也都看不见了。莫奈甚至常常不得不对调色板上的颜料作有层次的排列，并不得不仔细看特意贴在软管上的颜色标签，来辨别不同的颜色。因为视物困难，他还常常不得不紧瞪起眼睛来看事物；又因害怕阳光，他要戴一袭宽边的巴拿马草帽，到了阳光强烈的中午就只好停止绘画。这一切都表明，视力影响莫奈创作色彩的运用从而改变他的艺术"风格"的解释是说得通的。

只是研究者不满足于这一"说得通"的推论，他们希望"证明"。

美国斯坦福大学医学院的眼科学教授迈克尔·马默（Machael Marmor）决心要来解决这个一直迷惑着艺术史家们的问题。

马默的研究组利用图像处理软件（Adobe Photoshop software），再现莫奈的画作，证明了是白内障严重限制了莫奈对色彩的识别，造成如此的后果。

山中老人的城堡：
麻醉信徒的"饮料"

　　"山中老人"为哈桑·本·萨巴赫（又译哈散撒巴，约 1034—1124）的外号。他原是波斯什叶派中伊斯玛仪派的一个普通成员。1090 年，他将伊朗北部厄尔布尔士山脉西部和东部地段的阿剌木忒（Alamut）作为总部，另建尼查尔派，成为该派的首领。他就在这里度过一生，直至去世。

　　传说多年前，一位叫瓦哈苏丹·伊本·穆罕默德的国王，在厄尔布尔士山放鹰时，见雄鹰翱翔天际，下落屹立在巍峨的山顶之上，领悟到该地的重要战略地位。于是他便在这里修建要塞，称之为 Aluh Amut（意为鹰巢）。这便是阿剌木忒堡。哈桑便以这里的险要地

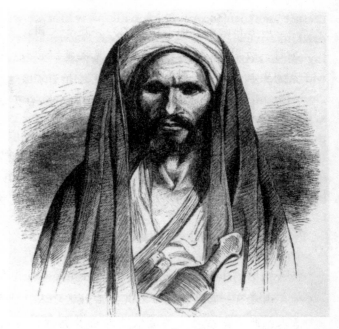

哈桑·萨巴赫

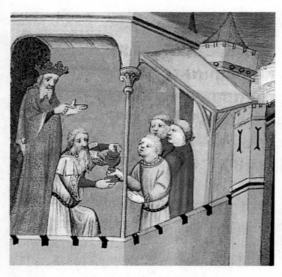

马可·波罗游记的一幅插图

势据守，建立武装组织，四面出击去暗杀他的政敌。第一个受害者，突厥塞尔柱苏丹的首席大臣尼札姆·穆尔克 1092 年 10 月 14 日从伊斯法罕去巴格达的路上被他们刺杀；其他还有伊斯法罕的卡迪（Qadi，执行官）、卡拉米亚（Karramiyya）的伊斯玛仪派首领等，均在 1101—1103 年间遭他们暗杀。威尼斯商人、著名旅行家马可·波罗（1254—1324）在他的"旅行记"中曾这样描述"山老"哈桑·本·萨巴赫训练他的追随者为他尽忠，做他的杀手：

山老在两山之间，山谷之内，建一大园，美丽无比。中有世界之一切果物，又有世人从来未见之壮丽宫殿……世界最美妇女充满其中，善知乐、舞、歌唱，见之者莫不眩迷。山老使其党视此为天堂……凡服从山老者得享其乐。所以诸人皆信其为天堂。

……山老宫内蓄有本地十二岁之幼童，皆自愿为武士，山老授以摩诃末所言上述天堂之说。诸童信之，一如回教徒之信彼。已而使此辈十人，或六人，或四人同入此园。其入园之法如下：先以一种饮料饮之，饮后醉卧，使人舁置园中，及其醒时，则已在园中矣。

彼等在园中醒时，见此美景，真以为处在天堂中。妇女日日供其娱乐，此辈青年适意之极，愿终于是不复出矣。

山老有一宫廷，彼常给其左右朴质之人，使之信其为一大预言人，此辈竟信之。若彼欲遣其哈昔新（Hasisins）赴某地，则以上述之饮料，饮现居园中之若干人，乘其醉卧，命人舁来宫中。此辈醒后，见已身不在天堂，而在宫中，惊诧失意。山老命之来前，此辈乃跪伏于其所信为真正预言人之前。山老询其何自来。答曰，来自天堂。天堂之状，诚如摩诃末教法所言。由是未见天堂之人闻其语者，急欲一往见之。

若欲刺杀某大贵人，则语此辈曰："往杀某人，归后，将命我之天神导汝辈至天堂。脱死于彼，则将命我之天神领汝辈重还天堂中。"

其诳之法如是。此辈望归天堂之切，虽冒万死，必奉行其命。山老用此法命此辈杀其所欲杀之人。诸国君主畏甚，乃纳币以求和好。（冯承钧译）

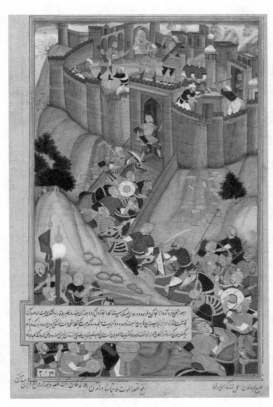

《山中老人的城堡》

马可·波罗出访东方时，虽然哈桑·本·萨巴赫及其门徒已死去一个世纪，但他记述下来的听闻，不少还具有史料价值。美国伊斯梅尔研究院、学术研究所主任，伊朗出生的法哈德·达塔里，在他的《杀手传奇：伊斯梅尔的神话》（Farhad Daftary：*The Assassin Legends*：*Myths of the Ismailis*，1994）中就引用了马可·波罗的这段叙述作为史实来应用。

上述"哈昔新"（Hasisins）意即杀手，突厥语原为 Haschichin，或 Haschachin；十字军东征时暗杀基督教徒的穆斯林秘密团体成员就叫

assassin 或 assissin，此词沿用至今，意为杀手、刺客。医学家普遍相信，哈桑·本·萨巴赫"先以一种饮料饮之，饮后醉卧，使人异置园中……"中的"饮料"，是以大麻为主要原料浸泡的。

大麻属一年生植物，原产于印度，后引种至各国，因而有"印度大麻"之称。

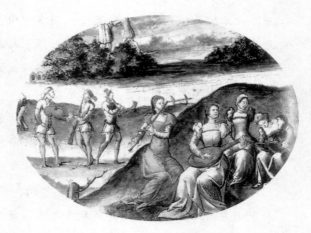

服大麻饮料后的幻景

大麻可吸食、饮用、吞服，甚至加工后注射；小剂量会使机体有松弛感，致人嗜睡，出现幻觉、妄想。医学史上有多人通过自体实验，体验它对人体所产生的这种作用。

德国医生恩斯特·封·比勃拉男爵是植物学家、化学家，又是作家和艺术收藏家，且被认为是民族心理药物学的先驱。他著述甚丰，他的 16 部科学论著和 10 多部小说中有 6 部在近年得以再版。不过他最著名的书是他研究麻醉剂的著作，1855 年在纽伦堡出版的《麻醉兴奋剂和人类》。在这部著作中，比勃拉描述了咖啡、茶、巧克力、古柯、烟草、大麻等 10 多种植物加上砷的麻醉性能，其中有些是他通过自体实验获得的感受，并对半个世纪以来的有关研究进行了系统的评述。1855 年，他对大麻做了一次自体实验，在书中，他这样描写自己吸入大麻之后的感觉：

　　我手中是一块白手帕，当我凝视着它的时候，在手帕折痕处看到的全是一些极为优美的身姿；而我觉得折痕的轮廓稍有变化时，便又会不意地出现新的形象。只要我期望的，在这里我都能看到：有胡子的男人，女性的脸庞，应有尽有的动物。手帕折痕的轮廓在微微地变化，呈现在我面前的是我所憧憬的景象。我就用这样的方法，轻而易举地创造出美妙的画面。

差不多和比勃拉同时，施罗夫也做了一次实验。

卡尔·达米安·施罗夫（1802—1887）是维也纳大学药理学教授，他长期致力于药理学和毒理学的科学研究，是维也纳大学药理学研究的创始人。他一生发表了大量有关这方面的研究著作，其中出版于1856年的《药理学教科书》不但介绍了大麻在世界上的生长情况和一般的性能，能给人以"一种非常愉悦的感觉，特别是与提升性欲望有关的生理状态"；最有意义的是，他还描述了自己得到他的医生儿子的支持，对大麻所进行的自体实验。此书后来在1873年增订到四版，在当时被认为是一部药物学的先驱著作。

在这部《药理学教科书》中，施罗夫说到他从埃及的一位同行西格蒙德教授那里要来一份大麻的制剂，然后做的一次实验。

那是一个晚上，10时左右，施罗夫躺到床上，像平时一样，一边抽着雪茄，一边读消闲小说。一个钟头后，他开始按计划服下70毫克的大麻制剂，然后等着，看会有什么奇迹出现。起初，他丝毫并不觉得对自己的身体有什么影响，且脉搏也没有发生变化。因此，他就准备入睡了。可是，就"在这时"，他写道：

> 我感到不仅我的耳朵，还有我的头，都有十分激烈的噪音，极像水烧开时的声响。同时我觉得周围的一切都被一种愉悦的亮光所照耀，仿佛是透过我的整个躯体才使这一切变得晶莹透明。有这种不平常的舒适感，在我的整体意识中，自信心和自我感觉都增强了，眼前飞快闪过童话般的幻象和画面。遗憾的是我手头没有书写材料，好把这一切壮观的经历报道出来。

虽然幻觉中没有出现色情的画面，仅是这一些，也是够诱人的。所以施罗夫接着又说："实际上我也不希望有笔和纸，免得破坏这极乐的情景，而一心企望在这意识明朗、感觉敏锐的时候，能将这看到的佳境和画面在记忆中全部保留到第二天清晨。"可惜，虽然第二天一早，他第一个想法就是竭力希望恢复昨晚记忆中的幻象，但是除了上述这一些，其他什么都再也回忆不起来了。

　　法国诗人夏尔·波德莱尔对大麻也情有独钟。他曾以自己的亲身感受，描写服用大麻后的"奇妙体验"，是一种"感觉上和精神上的神秘灵感"，一种"没有先兆"的"异常愉悦的状态"。遗憾的是恰如该文的题目所示，这类"神秘的灵感"和"愉悦的状态"都不是真正的天堂，而只是幻觉中的《人造的天堂》(Les Paradis Artificiels)。山中老人的杀手们也一样，他们在服用了老人用大麻浸泡的饮料后，梦幻中看到的"天堂"、美女等所憧憬的情景，也完全是虚幻的"人造的天堂"。他们便是怀着这虚幻的梦境去赴死。今日极端组织恐怖分子的命运也是这样。

睡神和死神：诱人和害人的罂粟

丹麦的贝尔特·托瓦尔森（Bertel Thorvaldsen，1770—1844）是欧洲新古典主义最著名的代表人物之一。欧洲许多国家都有他的具有纪念意义的作品，如哥本哈根的耶稣及十二使徒的大型雕塑，还有华沙的哥白尼，美因茨的古腾堡，剑桥的拜伦勋爵，以及卢塞恩的狮子纪念碑和罗马的教皇庇护七世墓碑等等。

1815 年，托瓦尔森创作了两件圆形浮雕《夜，与她的孩子睡眠和死亡》（*Night with her Children，sleep and death*）和《日，曙光女神奥罗拉》（*Day，Aurora with the Genius of Light*）。

这是一对将睡眠或死亡和再生组合在一起的寓言。土耳其埃尔西耶大学医学史学院的哈里尔·特基纳和姆贝拉·科萨尔解释说："在第一幅浮

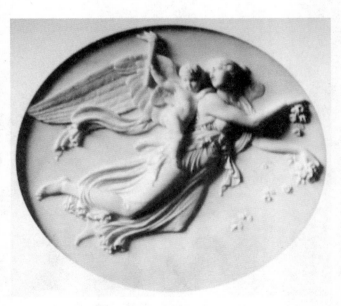

浮雕《日》

83

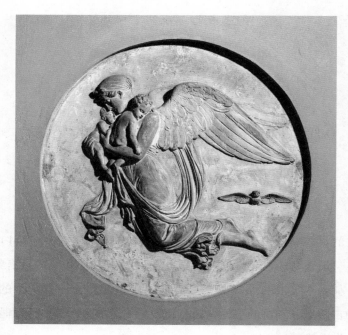

浮雕《夜》，1815 年

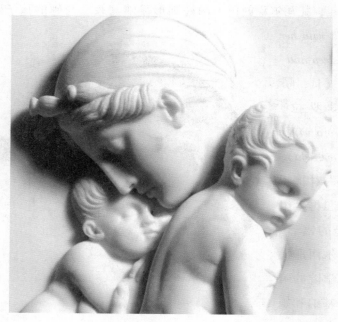

浮雕《夜》细部

雕《夜》中，一位颈项前倾、两眼紧闭的天使，抱着两个婴儿（象征睡眠和死亡），似乎沉浸悲痛之中，一只猫头鹰（象征智慧和黑暗）正在她的身后盘旋。在第二幅浮雕《日》中，这位黎明形态的天使是女神奥罗拉，据罗马神话，她每天早晨都再生一次，跃过天际，宣告太阳的到来……"作者强调：

> 细看托瓦尔森的这浮雕，还可以看出，《夜》中天使的头发上缠有几棵罂粟，而《日》里的天使只有发带。这个细节表明，托瓦尔森非常慎重地选择这种植物，是因为鸦片的酊剂（也叫鸦片酊）不仅在专利药物中被大胆地用来诱导睡眠，还因为罂粟在古代是睡眠和死亡的象征。
>
> 事实上，神话中就提到罂粟的诱导睡眠的特性：希腊神话中，尼克斯（Nyx）的儿子许普诺斯（Hypnos）和他的孪生兄弟死神塔纳托斯（Thanatos），都经常被描绘成一个小男孩手里拿着一束罂粟花，或者带着一管鸦片，为的是滴它几滴使人入睡。在帝国的后期，罂粟的蒴果也出现在罗马的钱币上，特别是进入到小亚细亚（现代的土耳其）的钱币。值得注意的是，有一枚2世纪的钱币，描绘了雅典娜的头上有几颗罂粟的蒴果。

据此，特基纳和科萨尔得出结论："托瓦尔森的浮雕《夜》是一件回味无穷的艺术作品，不仅表现了神话中罂粟和睡眠之间的联系，也呈现出数百年里罂粟用于诱导睡眠的强劲内涵。"

艺术史家公认，托瓦尔森创作的灵感主要来自古希腊和罗马的古典艺术和古典文化。不难想象，他在《夜》中表现罂粟和睡眠，无疑也是受到古典文化中对罂粟和睡眠的描述的启发。

在古代的欧洲，罂粟被看成一种可以镇痛、宽慰、忘忧的神药。希腊神话说道，谷神得墨忒尔（Demeter）在寻找她和宙斯的女儿珀尔塞福涅（Persephone）时，来到了一度被称为梅孔（Mecone，罂粟之城）的西克甫（Sicyon），在田野上捡到一束罂粟花。她剖开罂粟的浆果，吮吸渗出来的

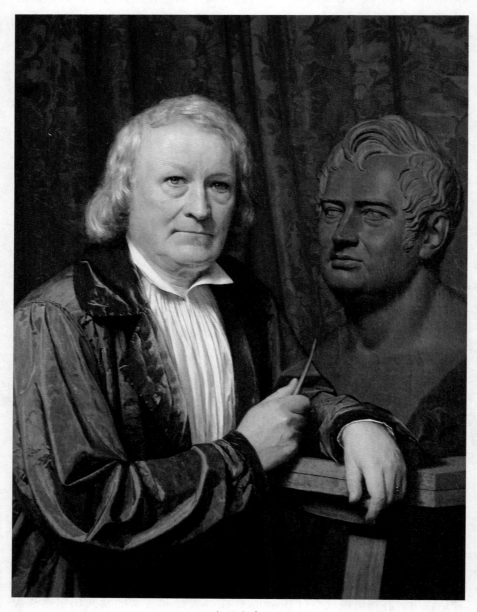

托瓦尔森

浆液，便忘记了痛苦和悲伤。得墨忒尔的雕像和画像也经常是握着一个罂粟蒴果。罂粟花还装饰在这女神的祭坛上。更能进一步说明的是：在厄琉西斯（Eleusis）祭坛女神的仪式上，罂粟被用作帮助忘却一年中死难的悲伤，药物诱发的短短的睡眠象征着大地回春前冬天的流逝。医学史家还说："罗马人把罂粟作为睡眠和死亡的象征。睡眠之神索莫诺斯（Somnus）经常被画成一个小男孩或者小精灵，带着一束罂粟和一只农民们用来采集罂粟果汁时用的角制容器。而另一个流行的形象是一个人俯身在一个妇女身上，把罂粟果汁倒在她紧闭的双眼上。罂粟也是耕作女神刻瑞斯（Ceres）秘密的一部分，女神求助于药物来减轻痛苦：一个著名的雕塑里，女神拿着火炬和罂粟果。确实，罂粟作为众所周知的象征，以至于在帝国的后期，它还被刻在罗马的铸币上。"

其实，有关罂粟诱导催眠的性能，在古希腊罗马以前就已经为人所知。古埃及的医学文献，大约公元前 1550 年的埃伯斯纸草文稿中就写道，罂粟籽汤能有效诱导不断哭闹的孩子入睡。公元前 14 世纪达到文明顶峰的古代安纳托利亚赫梯人（Hittite）也为了食用和药用而种植罂粟。从赫梯人的首都哈图萨斯（今土耳其的博阿兹柯伊）发掘出来的楔形文字揭示，赫梯人将罂粟命名为 haššikka，这词在赫梯语中与睡眠或宁静有关。另一个早期的事例是，在古希腊的前希波克拉底时代，埃皮达鲁斯（Epidaurus）的医神阿斯克勒庇俄斯（Aesculapius）神庙中，祭司们都声称罂粟有神奇的性能，让前来这里的病人服用罂粟汁后安然入睡，在深睡中做一个治愈病患的好梦。公元前 5 世纪的希腊神医希波克拉底也发现罂粟可以作为催眠药、麻醉剂和止血药。

追随希波克拉底的足迹，古代许多作者在著作中也都提到罂粟的催眠性能。公元前 3 世纪古希腊逍遥学派哲学家泰奥弗拉斯托斯（Theophrastus）在他的《植物史》中称罂粟的液汁为 meconion（鸦片），并描述如何将它捣碎来提取液汁，他还注意到罂粟诱导睡眠的作用。公元前 2 世纪的罗马军医和诗人、科洛丰的尼坎德（Nicander of Colophon）在他的《解毒剂》（*Alexipharmaca*）中称，那些喝了罂粟浆液的人，都沉入深深的睡眠。公元 1 世纪罗马最伟大的医学作家塞尔苏斯（Cornelius Celsus）在他医学

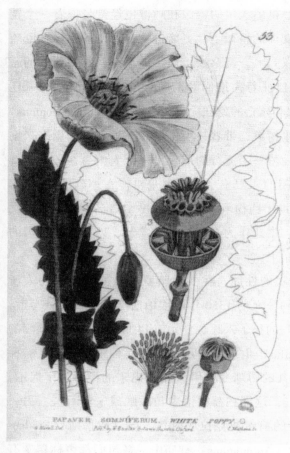

牛津植物园园长威廉·巴克斯特画的罂粟

经典著作《医学》中写道："如果病人不能入睡，就设法借助罂粟汁来诱导其睡眠。"公元 1 世纪的希腊药理学家阿纳扎布斯的迪奥斯科里斯（Diosco-rides of Anazarbus），写过一部著作《药物论》，详细描述了大麻、毒芹等 600 种植物，书中指出，将罂粟的叶子和蒴果煎煮之后，可引发睡眠，也能用于治疗失眠症。公元 2 世纪的加伦（Galen of Pergamon）在《论解毒药》中指出，罂粟是麻痹感官和诱导深度睡眠最强烈的药物。他还报道说，一种有罂粟成分的糖浆（the-riac）曾治好马可·奥勒留皇帝（Marcus Aurelius，121—180）的失眠症。不过，希腊罗马的医生们也提到重复使用罂粟形成习惯后，需要更大的剂量才能获得伴有诱人的梦境和视觉的愉悦效果。

正是因为罂粟和它的提取物鸦片或鸦片酊能使人沉入睡眠，尤其能获得伴有诱人的梦境和视觉的愉悦效果，它们极大地吸引人们去食用。特别是近现代的浪漫主义文学艺术家，他们经常希望通过口服鸦片酊来招致创作的灵感。英国诗人塞缪尔·泰勒·柯尔律治（1772—1834）就常常习惯于坐到桌子跟前，一边吸鸦片一边写作。"鸦片加上他超常的想象力、非凡的智慧和无所不读的阅读爱好，由此便产生了英语文学上一些最杰出的诗作。"小说家威尔基·柯林斯（1824—1889）"最著名的小说《月亮宝石》是在他几乎完全受鸦片的影响下完成的"。

但是，为了追求这愉悦的效果和创作的灵感，不可抑制地滥用使人上瘾，结果也给人带来极大的危害。英国散文家托马斯·德·昆西（Thomas de Quincey，1785—1859）在《一个英国鸦片服用者的自白》中深深哀叹鸦片带给他的痛苦，除了体力上，更严重的是还导致他"智力上的麻痹状态"，使他好几年里都简直像是"完全处在鸦片的女巫的控制之下"。

德·昆西的感受并非个例，鸦片带给瘾者的毒害是普遍性的。美国医生赛拉斯·韦尔·米切尔（Silas Weir Mitchell，1829—1914）根据自己的临床实践，在1889年出版的《医生与病人》（*Doctor and Patient*）中警告鸦片对人心灵的侵害。他说，一个人鸦片上瘾后，不但会"变得冷漠无情，他的感情麻木不仁"，"为了去搞一份贵重的鸦片剂，他什么事都会做得出来"。

一位医学史家说得好："有些药物，例如鸦片，和它的衍生物吗啡、忘忧药（nepenthe）、海洛因曾经都被认为有益于人类，人们把它们保留下来，比今日用阿司匹林或安定都常用。有意思的是，它们如今都变成危险和邪恶的东西了。"

事情正是这样。罂粟虽然美丽：碧绿的叶片，艳丽的花朵，亭亭玉立，挺着一颗颗硕果。但作为鸦片、吗啡和海洛因的原料，它有很强的毒性，人们也就认为它是"恶之花"。长期或大剂量服用罂粟，尤其是由它提炼成的吗啡、海洛因，对人的身体和心理都有极大的危害，它不但影响呼吸系统，导致人因呼吸停止而死亡；特别是它侵犯中枢神经系统，造成人的注意力、思维和记忆力衰退，甚至精神失常，出现死亡和幻觉。因此，这些药物都是我国和世界多数国家明令禁止的毒品。

萨尔佩特里埃医院的临床课：
为歇斯底里症正名

创立于 18 世纪中的萨尔佩特里埃医院是一家大医院，主要收治巴黎穷苦的疯癫女病人。这些可怜的病人，一直被普遍看作是"魔鬼附体"，长期遭受肉体和精神的折磨，被谴责、训斥、鞭笞，甚至被拴上锁链。19 世纪末，在大革命自由、博爱思想的启示下，菲利普·皮内尔医师（Philippe Pinel，1745—1826）冒着生命的危险，首次进行大胆改革，解下他们身上的锁链，对他们施行人道主义的治疗。皮内尔强调，根据他的临床经验，他深信疯癫是一种疾病，是患者心理过分压抑的结果，深刻影响了欧洲其他精神病院，改变了传统上对精神病的认识。

半个世纪后，1862 年，让-马丹·夏尔科（Jean-Martin Charcot，1825—1893）来到萨尔佩特里埃医院。像皮内尔一样，他在这里的数十年努力，改变了人们对另一种疾病——癔病的认识。

夏尔科生于巴黎，1853 年在巴黎大学获得医学博士学位，从 1862 年开始，与萨尔佩特里埃医院建立起终生的合作关系。夏尔科先是成立了一个神经科。虽然他的主要兴趣是在病理解剖学方面，1872 年还被提升为病理解剖学教授。但是医院里大量难以治愈的癔病病人，深深地吸引了他的注意。

癔病也称歇斯底里（hysteria），即人们通常所说"神经质"。病症的奇异表现，会让患者的视觉、听觉、味觉、嗅觉等器官产生特殊的感觉，甚至会使躯体的某一部位出现瘫痪、颤抖、抽动和痉挛。

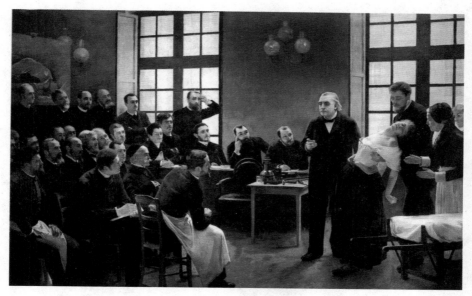

《萨尔佩特里埃医院的临床课》

　　这是一种古已有之的病症。医学史家考证，从欧洲古代文献上的记载看，癔病大多发作在女性身上，以致一直被误认为是女性专有的病，hysteria 一词就来源于希腊文中的 "hyster"，意思是 "子宫"。早期的欧洲医学著作坚信，一个女人的子宫如果出现位移，会因其功能障碍引起感情突变，发作歇斯底里，治疗的方法则是让子宫复位。男性没有子宫，自然也就不会得癔病了。这一看法影响深远。"心理分析" 的创始人西格蒙德·弗洛伊德开始学医的时候，本着自己不同于传统的认识，想尝试是否可以在男性病人中找到癔病患者。一位老医生知道后，竟感到惊奇不已。他大声叫道："天哪，我亲爱的先生，你怎么能说出这样荒唐的话？歇斯底里是子宫的意思，男人怎么会得这种病呢？"

　　对癔病的兴趣促使夏尔科把很大的心力放在关注此病的研究和治疗上。此前，夏尔科对癔病多少也持有一点这种传统的看法。一次，他讲演之后，一位听众问起这个问题时，他就曾激动地回答说："这经常同性感区有关——经常如此，经常如此，经常如此！"后来，从经验中，夏尔科注意到，患者的瘫痪、感觉缺失和记忆缺失，比较符合患者本人对于身体

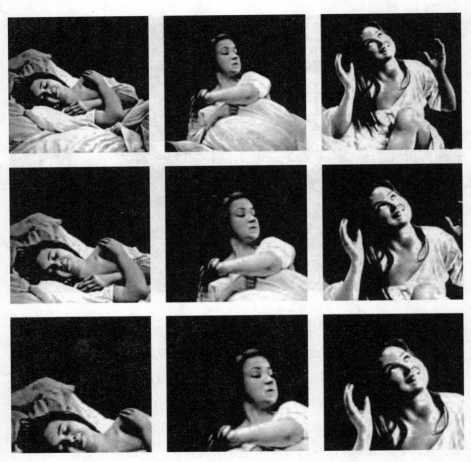

夏尔科治疗的歇斯底里和其他心理病症

某一部分或器官的主观想法，而不符合全身的天然安排；他还注意到，癔病的痉挛性发作仿佛是一种独立的实体。于是，在 1870 年 1 月，一次在院内做的有关癔病和痉挛的讲演中，他表述了自己的这一研究成果。在这次讲演中，夏尔科指出，癔病不只表现在躯体方面，它还具有精神方面的特点，是一种"神经症"。随后的研究又使他相信，此病不仅出现在女性身上，也出现在男性身上，患者早期的精神创伤是发作癔病的诱因。

1882 年，夏尔科在萨尔佩特里埃医院专门开设了一个"神经科门诊"。每星期二上午，他都要在一大群医师的围观下，演示"这一迄今仍不了解的怪病"。弗洛伊德在 1885 年 10 月 21 日给他未婚妻玛莎的信中，曾这样描写他的风采：

> 10点钟的时候，夏尔科教授来了。他身材高大，大约58岁，头上戴着礼帽，很慈祥，眼珠是黑色的，稀疏的长发掠向脑后。脸上刮得光光的，两片嘴唇丰满而突出——一句话，他像一个精明的传教士，乐于过舒适的生活。他坐了下来开始给病人诊治。

在长期治疗和研究中，夏尔科发现癔病的症状和催眠造成的症状几乎完全相同，往往都经历从嗜眠到僵直再至梦游的三个阶段：最先，病人陷入催眠状态，随后丧失对肌肉的控制能力，最后就无意识地做出各种动作了。

为支持夏尔科的研究工作，萨尔佩特里埃医院的神经科医师德西雷-马格卢瓦尔·布尔内维尔和夏尔科的助手、生理学家保罗·里歇为夏尔科提供了三位典型的癔病症女病人：露易丝·格莱兹、阿尔方西娜·巴尔和白朗希·维特曼。夏尔科在这三位病人身上的研究，对他认识癔病的性质起了很大的作用。他的开创性研究，不但在本国，还吸引了欧洲许多国家和美国的临床医生与著名医学家纷纷前来他这里。弗洛伊德就是在1885年底来的，他在夏尔科的指导下，继续他的神经病理学的研究。1885—1886年的19个月，被认为是弗洛伊德事业的转折点，使他认识到心理障碍的根源可能存在于心灵中，而不是存在于脑中。

每星期二上午的演示，来听夏尔科讲演的人很多，其他职业的听众，包括作家、戏剧家、地方法官和哲学家，往往比医学界人士来得还多。

1885年，夏尔科对白朗希·维特曼和另一个癔病病人做了一次催眠演示。

白朗希·维特曼（Blanche Wittmann，1859—1913）是一个著名的癔病病人，有"癔病王后"之称。白朗希17岁时，遭雇主奸污，陷入严重的困顿，夜做噩梦，被丢入病人拥挤不堪的慈善病房。随后，她和另外两个癔病病人都被一位所谓的"专家"作为科学研究的对象公开展示，还被当作摄影、绘画、雕塑和新闻故事的题材。夏尔科对她进行了彻底的检查之后，认为她的癔病症状是神经系统的问题，便接收她进了萨尔佩特里埃医院。夏尔科发现，白朗希会出现深度的痉挛，还有强烈的感情流露、戏剧性的幻觉和麻痹。据此，夏尔科相信自己判断的正确。为了证明他的这一看法，夏尔科在 1885 年对她和另一个癔病女病人进行了催眠演示。德里克·福雷斯特在他的《催眠术的演变》中这样写道：

> ……夏尔科的演示总是有其层出不穷的戏剧性，如今开辟出了新境界。1885 年他对两个癔病女子的催眠演示，与麻醉和麻痹极为相似，这两人是遭遇上述波兹和佩因两个男人之后发病的。借助于对催眠对象的语言暗示，夏尔科能以逐渐形成的方式，人为地使其从肩膀到胳膊肘、从胳膊肘到手腕、从手腕到手指，最后使整条臂膊都全部麻木。随后他又能使它松弛下来。演示的最后是，他以催眠后的暗示，在对象醒过来之后，拍一下其背部，就重新使其手臂麻痹和麻木。

福雷斯特说，夏尔科的这一演示效果，"与男性癔病病人在自然环境下产生的休克极为相似"。夏尔科相信，癔病是一种转换性反应，即病人潜在的焦虑转化成躯体的症状而表现出来。

但是，他的演示引起激烈的争论。批评的声音说，夏尔科不是在研究像白朗希这样的病人，而将她们转为公开表演，白朗希已经不是一个病人，而成为以"癔病王后"而闻名的表演明星，如"有一次催眠中，白朗希就轻而易举被操纵成为一个女机器人"等等。但是，夏尔科不为所动，他坚持自己的认识，继续自己的研究。他深信，他在白朗希等人身上诱发的癔病是真实的，虽然他也承认夸大是癔病患者的特征之一，尤其是在被人注视的时候，她们会有某些夸大的表演。他对癔病的认识是，癔病发作时的种种症状，实际上都不过是一种感觉、运动或精神障碍，而不是某种实质性的疾病，因为这些症状都是可以通过催眠产生的。夏尔科一次次的演示最后获得了成功。

此前，夏尔科在 1882 年曾三次向科学院提出报告，科学院三次都拒绝了。但这次的医学成就终于赢得完全的接受。埃德温·波林在《实验心理学史》中这样说到夏尔科的这一具有决定性意义的成功："他替催眠的整个实质涂上了医学的色彩，赢得了赞同，从而为整个一代开业的年轻神经病理学家创造了机会，得以踏上大致正确的征途……"这可以被看作历史性的定评。

法国画家皮埃尔-安德烈·布鲁伊莱（Pierre-André Brouillet，1857—1914）的油画《萨尔佩特里埃医院的临床课》生动地再现了夏尔科的这一历史性事件。

布鲁伊莱是著名的法国学院派艺术家让-莱昂·热罗姆的学生，他本人也有描绘名妓莱芙妮受审的《贵族会议前的莱芙妮》等著名画作。

《萨尔佩特里埃医院的临床课》是布鲁伊莱1887年创作的，表现夏尔科的一堂临床演示课。画中，夏尔科站在演示大厅右边的正前方，正在通过催眠，诱发年轻的白朗希·维特曼出现癔病症状。白朗希躯体无主地向

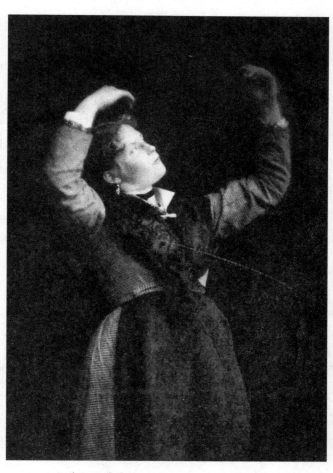

白朗希·维特曼1880年一次强直性昏厥的样子

95

后弯曲，头也挨向左边，左手和左臂僵硬屈曲，表明她对肌肉已经失去了控制的能力，需要神经科医师约瑟夫·巴宾斯基撑住她，以免倒下来。巴宾斯基身旁是护士长玛格丽特·波塔尔，伸手保护着她，身旁的一位护士埃卡丽小姐也准备着。沿着窗边站立的六个人，从右到左，分别是：解剖病理学家、神经精神病医生阿利克斯·若弗罗伊；夏尔科的儿子，当时是医科大学生的让-巴蒂斯特·夏尔科；解剖学和组织学教授马蒂亚斯·迪瓦尔；后来任医学院长的莫里斯·德波夫；艺术收藏家和批评家菲利普·比尔蒂，以及病理学家和政治家维克多·科米尔。此外，画中另外的13个人，有心理学家、神经精神病医生、夏尔科的学生，还有医院主管和一位小说家。

《萨尔佩特里埃医院的临床课》是一幅高 290 公分、长 430 公分的巨幅画作。它虽然是根据真实的事件创作的，但并不是说画中的这些人确实在某一天曾经聚集在一起，但画中的这些人确实都曾关注过夏尔科通过催眠转换癔病的演示。因此，从艺术上说，它仍旧可以被看成是一幅历史性的群像。这是医学史上最著名的画作之一，现在悬挂在巴黎笛卡尔大学的一处过道上。

伤寒玛丽：无辜的错

伤寒是一种全球性的急性传染病，是通过被伤寒沙门氏菌污染的食物或水而传播的，疾病的症状包括高烧、腹泻、便秘和身体极度虚弱，少数病人会有更多的伤寒特有的症状，如脾或肝肿大，或特征性"玫瑰疹"，严重的甚至会导致死亡。就是在今天，伤寒在大城市 10% 的贫困人口中，仍然是一种致命的疾病。

据说，伤寒在人类史前便已出现，古希腊医生希波克拉底曾描述一个似乎是伤寒的病例。虽然有关古代和中世纪的伤寒情况缺乏有价值的报告，但是早期欧洲的商人和殖民者明显受到伤寒的袭击。17 世纪早期，弗吉尼亚州詹姆斯敦的 7500 名殖民者中，有 6500 人很可能就是死于伤寒。此后，伤寒的病例也陆续有所报告。1898 年，美西战争期间，美国军队中五分之一的人患了伤寒，死亡率比因战伤而死的高 6 倍。1906 年夏的一场与玛丽·马伦有关的伤寒感染，具有更大的特异性。

玛丽·马伦是一个美丽的女子：

她身高 5 英尺 6 英寸，一袭金色的头发，一对透彻的蓝眼睛，还有那健康的肤色，略带坚毅的嘴和下巴。玛丽的身材很好，如果不太重的话，可以被称为修长健美的女子。她为自己的体力和耐力而骄傲，在那时和之后的很多年里，她都没有放弃过锻炼。没有人的步伐像她那样的独特。长期熟悉她的人称，玛丽走路更像一个男人，而不像女人，她的头脑也具有明显的男性化特征。

大概很难把这样一个女子和可怕的伤寒传播者联系起来吧。但造化就是喜欢跟人开玩笑。

玛丽·马伦（Mary Mallon，1869—1938）生于北爱尔兰帝龙郡的库克斯敦，1883 年或 1884 年移居美国，和她姑姑、姑父一起生活。后来，她找到了工作。1900 年至 1907 年，她先后在纽约市地区为 7 个家庭做厨师。1900 年在马马罗内克（Mamaroneck）时，两周内，雇用她的人都患了伤寒。1901 年她搬到曼哈顿，她受雇的家庭成员都发热病和腹泻，洗烫衣服的女工竟然病逝。马伦后来又去了一位律师家，他家里 8 个人中又有 7 个人生病。5 年后，1906 年，玛丽再次换了主人，另外三个家庭也发生了类

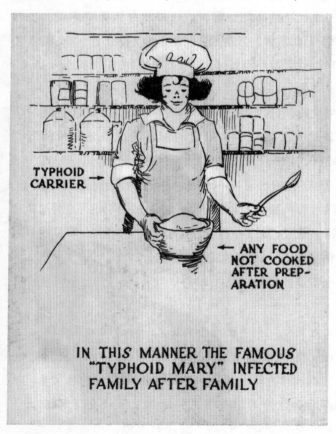

著名的"伤寒玛丽"

似的情况。玛丽在富有的银行家查尔斯·亨利·沃伦在长岛奥伊斯特贝（Oyster Bay）的避暑别墅做厨师时，从 8 月 27 日至 9 月 3 日，住宅里 11 个人中有 6 人因伤寒而病倒。算起来，玛丽·马伦总共传染了 51 人得伤寒，其中 3 人死亡。而玛丽·马伦本人，似乎并没有患病的症状。

于是，当时任纽约卫生署卫生工程师的乔治·索珀

（George A. Soper，1870—1938）奉命（也有说是受这家业主之托）来对这一事故进行调查。后来索珀在1907年6月15日出版的《美国医学协会杂志》（JAMA）上公布了他的调查结果。

起初，索珀猜测，这些感染可能与淡水鱼有关，便只是对病人和玛丽·马伦做一般性的盘问。尽管索珀曾担心淡水鱼是传染疾病的罪魁，但事实证明这是不正确的，因为并非所有患病的人都曾吃过淡水鱼；而玛丽·马伦却仍然还是病菌的宿主，并继续影响着她周围的一切，对周围环境构成真正的威胁。

《剑桥世界人类疾病史》指出：还在四年前，德国的微生物学家罗伯特·科赫就已提出，"有一种人会长期地排出伤寒杆菌，并传染给其他人，而他自己却依然健康，不受疾病的影响。"他的携带者学说因缺乏足够的支持证据而遭到许多人的怀疑。但是索珀却想到，如果厨师是一位携带者，或许能解释奥伊斯特贝的使人困惑不解的伤寒爆发谜团。

索珀深知伤寒的传播通道。于是，他开始追踪玛丽·马伦的工作经历。索珀发现，在玛丽·马伦做过厨师的8个家庭中，7个都曾遭到伤寒的袭击，于是就怀疑玛丽·马伦可能正是伤寒沙门氏菌的携带者。因此，他要求玛丽·马伦提供粪便、尿液和血液样本给他做检查。但是遭到她的拒绝。玛丽·马伦一直坚持，说自己身体健康，没患过什么伤寒。后来，索珀得到纽约市卫生局比格斯医生的支持，说服约瑟芬·贝克医生，与警方一道送玛丽·马伦去测试。但玛丽·马伦不肯合作，躲避了他们五个小时。最后，玛丽·马伦被迫在警察的护送下，去往位于纽约城第16街东的一家传染病医院威拉德·帕克医院（Willard Parker Hospital）接受测试。结果从玛丽·马伦的粪便中找到高浓度的伤寒杆菌，证实她是伤寒沙门氏菌的携带者。于是，她被转移到纽约北布拉泽岛（North Brother Island）河边医院（Riverside Hospital）的一间隔离小屋中检疫。

1909年，玛丽·马伦起诉控告卫生局，要求释放她，但没有获得批准。在这两年的禁闭期间，她的粪便样本（第120号和163号）都呈阳性。从来没有人试图向玛丽解释"携带者"的问题所在，却要她摘除胆囊，被她拒绝。其间，她曾接受过六甲基烯胺、泻药、促尿激素和啤酒酵母等来治疗，但都没有疗效。1910 年，新任的卫生局长以今后不再做厨师为条件同意释放她，并协助她找合适的家务活。于是玛丽·马伦被释放了。但在逃脱监禁之后，她从未打算遵守这条协议，并继续以"玛丽·布朗"（Mary Brown）的假名为毫无戒心的雇主做厨师，再次威胁到公众健康。如 1915 年，玛丽·马伦在"斯隆纪念妇产医院"做厨师时，三个月内至少传染了医生、护士和工作人员 25 人，其中一人死亡。从这时起，她就被冠以一个羞辱性的名号"伤寒玛丽"（Typhoid Mary），"伤寒玛丽"这个词语不但成为笑话、讽刺的代名词，最后还作为"疾病的携带者"（a disease carrier）的意思上了医学词典。

玛丽·马伦又被送回到北布拉泽岛的河边医院。1932 年圣诞节早晨，一个给她送东西的男人见玛丽·马伦瘫痪在平房的地板上。她是中风发作，之后再也没有起来行走过。她就在这里待了 6 年，直到 1938 年 11 月 11 日 70 岁时去世。

玛丽·马伦去世后，《美国公共健康杂志》（*American Journal of Public Health*）在 1939 年 1 月出版的一期上发表编辑部写的一篇大约 5500 字符的随笔。文章写道：

> 以"伤寒玛丽"而闻名世界的玛丽·马伦于 11 月 11 日星期五在纽约北布拉泽岛河边医院去世，终年 70 岁。她的故事带来很多教训。31 年里，她一直受着医界当局的监视，虽然她本身并没有过错。从 1907 年 3 月 19 日第一次被投入一家监禁医院，她晚年的很多时间都是在那里度过的。在所有这些年里，她对她的同胞都是一个威胁，尽管她所造成的一切的错都完全是无辜的，她像一个老年的麻风病人被丑化为"不洁净"。她愤怒和反抗，并从法律上寻求逃脱拘留监禁和躲避卫生当局，这不奇怪，但这些常常都很成功，应该受到谴责。

文章回顾了包括罗伯特·科赫的研究在内的一系列伤寒研究及其对伤寒患者和病菌携带者的处理历史，肯定了乔治·索珀在调查玛丽·马伦这

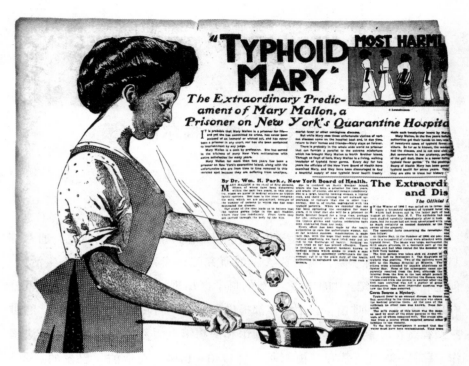

当时报纸上刊登的有关伤寒玛丽的报道

一流行病学上的出色工作，指出：玛丽·马伦"是美国第一个已知的伤寒病携带者，……至 1907 年被发现时，她是 7 年中共有 26 例伤寒病人的伤寒爆发的病因。在她的职业生涯中，其他有 3 例死亡的总共 57 个病例中，30 例被认为与她直接有关，1 例与她间接有关"。有鉴于此，考虑到伤寒病人或病菌携带者可能对社区和公众造成的传播和影响，"重视她的案例是有一定的理由"。《医书》也说："1907 年对伤寒玛丽的长期监禁是医学史上的一个重要的里程碑，这不仅是因为玛丽是第一个似乎很健康却在美国引发一场流行病的名人，还因为她的病例提出一些深层的问题，即社会在强制施行终身监禁疾病携带者的作用。"

施行催眠术：梅斯梅尔的兴衰

　　18 世纪是欧洲的科学大普及时代。回顾 17 世纪的科学研究，通常都只出现在皇家科学院，宫廷或大学的研究院，或者科学家的私人生活区。但是到了 18 世纪，咖啡馆之类新的科学区出现了。1739 年，仅是伦敦就有超过 500 家咖啡馆，其中很多都提供科学——当时叫"自然哲学"的讲座课程。在巴黎，哲学沙龙、咖啡馆和博物馆点缀着各个大街小巷。法国作家路易-塞巴斯蒂安·梅尔西安（1740—1814）在他的《巴黎的景象》（*Tableau de Paris*）中写道："（在巴黎，）每一处都有科学在大声呼唤你说：'看！'"

　　只不过在巴黎街头呼唤的这类科学并不是学院派的科学，而往往是"类科学"甚至是"伪科学"。身为牧师的物理学家让-安托万·诺莱（Abbé Jean-Antoine Nollet，1700—1770）在实验演示中，对一个所谓的"电子小孩"通电，让他充当磁铁，却真的能使物体被吸引到他身边，靠得最近的一个人甚至会发出火花。后来，蒙戈尔费埃兄弟（Montgolfier brothers）在凡尔赛让一只气球载上羊、公鸡和鸭子各一只，在空中飘浮了大约八分钟，两个月后，甚至载上两个人，飘过巴黎上空。更有梅斯梅尔的催眠术，即医学史上所说的"梅斯梅尔术"，据说能够治病，关乎人的健康，吸引了巴黎、法国乃至一些欧洲其他国家人士的视线。

　　弗朗兹·安东·梅斯梅尔（Franz Anton Mesmer，1734—1815）是奥地利维也纳的一位医生。他接受星占术的原理，相信星体会对人类产生影响，认为这也许就是电力或磁力在起作用。于是他进行实验，用磁石按摩人的身体，发现果然能引起现代所称的催眠状态。1774年，经人介绍，他借助磁力给 28 岁的弗朗西斯卡·厄斯特林小姐治病。厄斯特林小姐患的似乎是今日人们所说的急性"歇斯底里症"。于是，梅斯梅尔就决定借助磁铁在人体内制造人工潮汐，来医治她这病。梅斯梅尔后来在 1779 年出版的回忆录《回忆动物磁力的发现》(*Memoire Sur La Decouverte Du Magnetisme Animal*) 中这样描绘他的这次治疗：

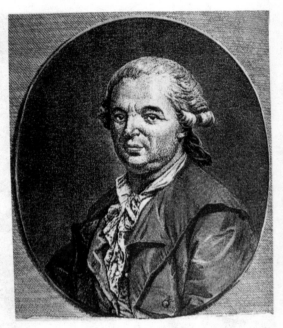

弗朗兹·梅斯梅尔

当我的病人在上月（1774 年 7 月）里再次发作的时候，我就将两块磁铁系在她的脚上，另一块心形的挂到她的脖子上。突然，她感到从她的两脚，沿着两腿，升起一阵炙热的刺痛，最后，髂骨上方的边缘出现较为激烈的痉挛。这疼痛与乳房两侧涌起的同样令人烦恼的疼痛绞合在一起，依次上升到头部，与颞部头发边的疼痛混合一起。在这些疼痛中，病人有一种烧灼感，觉得像是有煤炭在烧。

在她躯体的某些部位，磁流似乎被阻断了，甚至变得更有疗效。……在此前的最后一次发作中，躯体的一侧完全麻痹了，现在却自如地流出汗来，而且这部分的疼痛也渐渐消除了。不久就治好了她这病的发作，她对磁铁也不再敏感了。

治疗的成功使梅斯梅尔更坚信宇宙中确有一种磁流，能通过大气传到

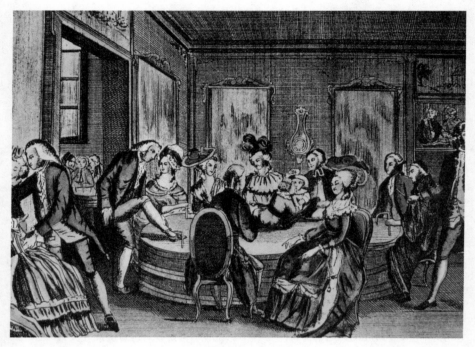

匿名作者画的施行"梅斯梅尔术"

人的体内，它具有天然的治疗因子，会促使病患从危险的临界状态转至于康复。于是，梅斯梅尔又将此法用到其他病人身上，有的挂在脖子上，有的挂在胸部，所用磁铁的形状也各式各样：有马蹄铁形的，有心脏形的，等等。

医学史家认为，梅斯梅尔的这一治疗效果，实际上是建立在病人所接受的"暗示"上，而不是什么磁力真的起了作用。梅斯梅尔不久后也发现，他纵使不用磁铁，而改用纸张、面包、皮革、眼镜、石头、毛丝织品甚至水、狗和人等并不具有磁性的材料，只要经他的手触摸过，都能获得同样的效果。但梅斯梅尔解释说，这是因为"经我触摸过后，每一物件都有了磁力，使它们像磁石本身那样对疾病产生巨大影响"。所以这些物件已经具有人的气息的特殊之力，他把这种类似磁石一样影响人体的流体之力称为"动物磁力"。

一块磁石或磁铁，只要经梅斯梅尔之手，便有这样的治疗效能，这不是千百年来多少炼金术士和医生们所梦寐以求的"哲人之石"吗？谁不希望亲自来尝试一下这样的奇迹呢？于是，梅斯梅尔便天天都会被病人和仰慕者层层包围，使他根本无法应付。但是给帕拉迪斯小姐的治疗，被看成是一大丑闻。

玛丽亚·特雷西亚·帕拉迪斯（Maria Theresia Paradis）是一名神童，还是玛丽亚·特雷西亚女王的被保护人，她的名字可能也来自女王之名。从 3 岁起，她就双目失明，但是机体的补偿机

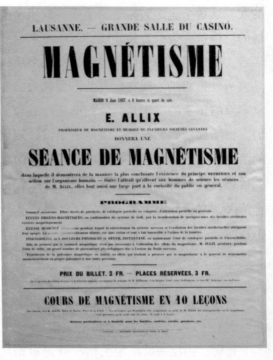

梅斯梅尔术的广告

制，使她成为一个具有直觉的钢琴家。帕拉迪斯小姐多次在欧洲各地举办音乐会，已有盛名的莫扎特不但亲临参与，还特地为她写过一支协奏曲。可是她这眼病，虽然父母十年来努力遍觅名医，连宫廷御医封·斯托克也曾为她诊治，但仍然毫无效果。于是女孩在 14 岁这年来找梅斯梅尔帮助。梅斯梅尔发现玛丽亚·帕拉迪斯的视神经没有器质性的病变，推断她这眼疾不过是心理因素引起的神经结构震动造成的。于是，他将女孩带到家里，从 1777 年 1 月 12 日起，免费为她做磁力治疗。疗效似乎很是明显，到了 2 月 9 日，女孩便能辨别物体的轮廓；几个星期后，她的视力竟然恢复了。可是，随着视力的恢复，补偿也不再有了。玛丽亚突然发现她失却了音乐的天赋。她父亲说："现在她睁开眼睛后，觉得演奏一支曲子很困难。她看着自己的手指如何在钢琴上翻飞，却错过了大部分节拍。"

本来，维也纳的医生们都因梅斯梅尔的受欢迎影响到他们的业务而深感不快，如今他们觉得找到了机会，便联合起来，劝说女孩的父母把可爱

的女儿从这个庸医和骗子的手中解救出来。他们特别提出，一旦女王知道她的被保护人失去音乐才能，后果不堪设想。帕拉迪斯先生和夫人听了这话后，十分惊慌：不错，他们的女儿之所以成为一个天才音乐家，不就正是因为她失明吗？现在她真的恢复视力、看得见事物了，立刻就会失去皇家丰厚的年金的。于是，他们迅速冲进梅斯梅尔家，要求把女儿交还给他们。梅斯梅尔感到吃惊，但他还是诚恳地请求他们让孩子留下，以完成他的治疗，帕拉迪斯小姐本人也违反父母的意愿，希望继续留在梅斯梅尔医生这里。这激怒了两位家长，帕拉迪斯先生甚至把剑都拔了出来。看到这种情况，女孩一下子被惊吓住了，她两手抱住梅斯梅尔，又哭又叫，坚决不肯回去。父亲气得也像是发作歇斯底里，举手打了她一个巴掌……但是一切命令、威胁甚至殴打都动摇不了帕拉迪斯小姐的心，她就是待着不走，要继续留下接受磁力治疗。

表面看起来是梅斯梅尔医生胜利了，可那是一次多大代价的"胜利"啊！

其实，帕拉迪斯小姐的情况就是歇斯底里（hysteria），又译"癔病"。这病的转换性特点，即所谓歇斯底里转换（conversion hysteria），使它属于精神障碍的一种类型，表现为各种各样的感觉、运动或心理障碍，而无任何器质性的病变。疾病的起因被认为是由于病人潜在的焦虑转化成躯体的症状。现在，受到如此沉重的折磨，玛丽亚·特雷西亚精神一下子又失去了平衡，疾病又重新发作了。她躺倒地板上，打滚、痉挛、抽搐、口吐白沫甚至呕吐不止。当极度的激动平息下去之后，女孩又再次失明了。必须从头开始重新进行治疗。但是敌人绝不肯给梅斯梅尔这样一个机会了。所以，实际上是梅斯梅尔的失败，随后还有更大的悲剧。

一个官方的调查委员会成立起来了。调查的结果是，1777年5月2日，一位宫廷医生交给梅斯梅尔一份调查委员会主席封·斯托克医生的通知，宣布他必须"终止这场骗人的医术"。梅斯梅尔同时还被开除出了维也纳的医务团体，并被命令立即离开这座城市。1778年，梅斯梅尔移居巴黎。

在巴黎，梅斯梅尔发明了一个小机械，他把它称之为 baquet。这是法语中的一个词，意思是桶或盆，像是一个大约 5 英尺高的圆形柜子，大到四周可以围坐 30 人。柜子里置有铁锉屑或磁化过的玻璃碎片，顶部铺设一块板，通过这板，从里面向不同方向伸出一支支像是老式电动车驾驶杆那样的金属棒。治疗时，患者围柜而坐，手握金属棒，好让里面的磁力经由金属棒过渡到他们身上；患者之间有时以手相握，有时以绳相连，以便磁力的传递。这柜设置在幽暗的房间里，房间四面挂有一面面大镜子。催眠开始时，病人手握金属棒坐好，接着就从隔室传来管弦乐队轻柔镇静的音乐，乐音时起时断，时断时起。随之，梅斯梅尔有时一身华丽盛装，有时作魔术师打扮，从外而入。他四周走动，时而以手触摸一人，时而给另一人"通磁"，时而又向某一人注视良久，说一句"睡吧……"据说这样即可使他们获得治疗。一幅匿名作者的绘画，生动地描绘了这一情景。

据说，对梅斯梅尔施行的催眠效果，曾有不少描述，说是多数病人在梅斯梅尔的手滑过他们身体某个部位时，会突然出现阵阵的痉挛，甚至发作惊厥，或者大声叫了起来。于是，很多人原来的痛风、抽搐、耳鸣、麻痹、失眠、肝区疼痛、胃部痉挛、月经失调等各种各样的病便都被治好了。也有报道甚至说，有的患者陷入深深的睡眠中，会与死者的亡灵或远方的神灵交流。

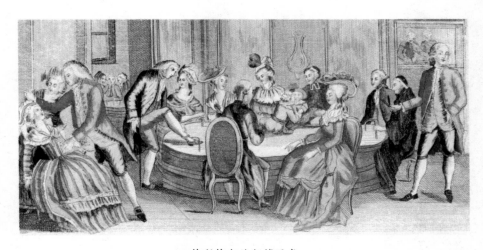

梅斯梅尔施行催眠术

尽管巴黎很多受过教育的人都感到入迷，但也有一些人相信这所谓的"梅斯梅尔术"实际上是一种魔术。于是，法国科学院委员会奉命调查这种现象。埃德温·波林在《实验心理学史》中这样写梅斯梅尔的最后结局：

　　　　审查员发现这种力量和磁石完全没有关系，因此反对"动物磁力"一词，认为它绝非磁力。但是那种现象则又不是由梅斯梅尔和受术者捣鬼所致，可见其背后必有某力的存在，你若说它不是磁力，那么它究竟是什么呢？……法国政府以20000法郎购此秘密，但梅斯梅尔拒此不受。老实说，他也没有可以宣布的秘密……然而他从头便为医生及科学家所反对，现在既不愿宣示其秘密，便逐渐丧失其名誉，终至被斥为骗子，只得由巴黎迁居瑞士，至1815年郁郁而死。

圣塞巴斯蒂安的遇难:

最著名的 "主保圣人"

　　当人类遭受自然灾害的袭击，感到束手无策的时候，往往会想到去求助冥冥中的神或魔，求魔是认为自己得罪了它，请求它宽恕；求神则是请他发慈悲，帮他摆脱魔的骚扰。这就是为什么在欧洲，不仅相信有各种魔鬼，还普遍存在"主保圣人"的崇拜。

　　"主保圣人"（patron saint）是保护某一个人、社会、教会或地方并为之代祷的圣徒，他的选定往往根据他与守护对象的真实或假想的联系，相信真诚祈祷这些圣人，便能求得平安康健。在欧洲，主保人和家畜各种病害的圣人，数不胜数，各有祭祀和朝拜的宗教节日，如圣阿加西乌斯是主保免于头痛的圣人，圣埃拉斯谟是主保不患肠道疾病的圣人，圣潘塔伦是主保免患肺癌的圣人，还有圣尤斯塔斯主保家庭和谐安乐，圣乔治主保家畜平安等等。在所有这些主保圣人中，影响最大的是黑死病的主保圣人圣塞巴斯蒂安。

　　关于圣塞巴斯蒂安的生平，有大量传奇材料，但有些材料缺乏有力的历史事实证据。

　　一般相信，圣塞巴斯蒂安（Saint Sebastian，约256—288）生于古罗马人在高卢建立的第一个殖民地博讷（Narbonese），他先是在公元283年左右参加卡里努斯皇帝（Carinus，283—285在位）的军队，后又参加以戴克里先皇帝（Diocletian，284—305在位）为主、和马克西米安皇帝（Maximian，286—305在位）共治的卫队，深受戴克里先的恩宠。但他却秘密加

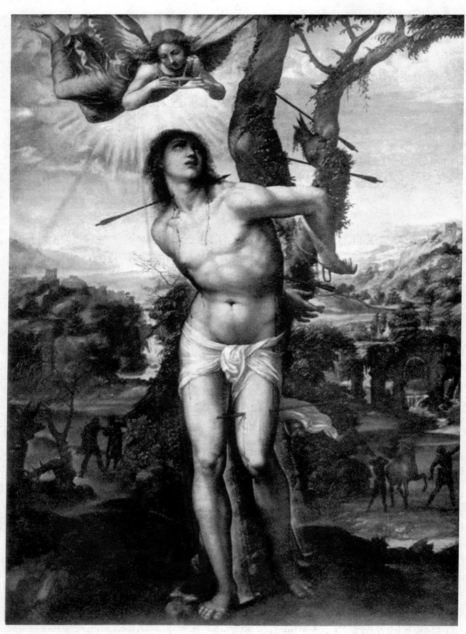

索多玛画的《圣塞巴斯蒂安的遇难》，约 1525 年

入了基督教，过着双重的生活。他还劝说他人也加入基督教。有一对出身名门的双胞胎兄弟马库斯和马塞林（Marcus and Marcellian）成为基督教会的执事后，因拒绝向罗马的神祇献祭而被捕。父母去狱中探望时，试图说服他俩放弃基督教。塞巴斯蒂安则偷偷地去鼓励他们坚持自己的基督教信仰，还成功地劝说他们的父母也改信了基督教。在塞巴斯蒂安的劝说下，还有一位任地方长官的提布提乌斯（Tiburtius）和他父亲克罗马提乌斯（Chromatius），以及另一名官员尼科斯特拉图斯（Nicostratus）和他的妻子佐伊（Zoe）也都改信了基督教。

戴克里先是以大力迫害基督教而闻名的君主。起初，他不知道塞巴斯蒂安也是基督教徒，后来在审查卫队中的基督徒时，发现他的基督徒身份，又看他拒绝改信罗马的神，还劝导其他士兵信仰基督教，于是便下令将他乱箭射杀。

塞巴斯蒂安被处决后，戴克里先的内侍卡斯特卢斯（Castrus）的信奉基督教的妻子、罗马的伊琳娜（Irene of Rome）去找他的遗体，准备掩埋

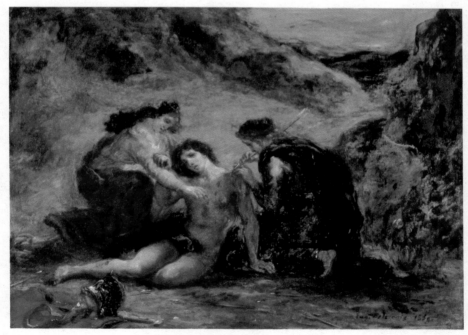

德拉克罗瓦画的《背回遗体》

111

时发现他还活着，就将他背回家，并精心治好他的伤。塞巴斯蒂安康复之后，设法潜入戴克里先宫廷，在这皇帝经过的一处楼梯旁拦住了他，痛斥他残酷迫害基督教徒的罪行。戴克里先先是感到惊讶，随后清醒过来，命令卫队将他用棍棒击打致死，尸体扔进下水道，时间是 288 年。一位虔诚的基督教的女士露西娜（Lucina）将他的遗体秘密运走，埋入阿庇亚大道（Appian Way）掩埋历代教皇尸体的加里斯都公墓（the cemetery of Calixtus）入口处的地下墓穴中。

大约 400 年后，公元 670—680 年间，黑死病（鼠疫）流行。据说这时，一位罗马市民向教皇圣阿加托（Saint Agatho，678—681 在位）禀报，说他做了一个梦，梦境显示，需将塞巴斯蒂安的遗体迁进城内，黑死病方能得以绝迹。于是，对圣塞巴斯蒂安的迷信便被演变成一段神话，甚至把他看成好像不是来自现实，而是神话中的人物，对他的称呼也冠以“圣”字。礼拜圣塞巴斯蒂安的神庙，不但在埋葬他的加里斯都公墓旁，许多地方都陆续建造起来，掀起一阵阵礼拜圣塞巴斯蒂安的热潮。蕾切尔·沃尔写道：

> 在意大利，尤其在罗马，一直流行圣塞巴斯蒂安（崇拜），因为这是他受难的地方。据保罗执事 8 世纪的《伦巴第史》（Historia Longobardorum），公元 7 世纪后期，罗马和帕维亚都遭到致命的流行病的袭击。建起一座献有圣塞巴斯蒂安圣物的祭坛之后，才挽救了这罗马城。1348 年，在黑死病开始杀死大批巴黎人的时候，巴黎的主教富克斯·德·夏纳克（Foulques de Chanac）也这样做了。圣塞巴斯蒂安的遗物被放置在圣维克多大教堂（Abbey of St. Victor）。后来，有关圣塞巴斯蒂安与鼠疫有联系的说法传遍了全欧洲。还有一种说法：圣塞巴斯蒂安与鼠疫的联系存在有一种更加深层的隐喻。论点是，圣塞巴斯蒂安在戴克里先的士兵第一次试图杀死他时经受到的痛苦，与那些遭受这场鼠疫的人所经受到的痛苦之间存在有相关性。另外，《圣经》中有一个先例：箭代表来自神（发出）的疾病或惩罚。例如《旧约·诗

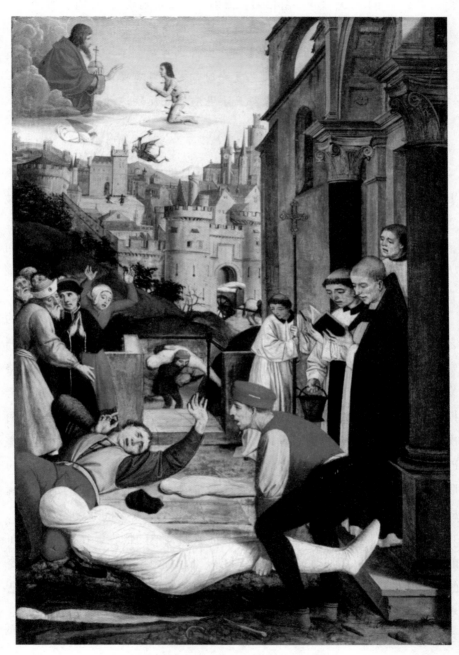

画作描绘塞巴斯蒂安干预鼠疫的爆发

篇》第 64 篇说"神要射他们，他们忽然被箭射伤"。还有，当约伯遭受来自上帝的苦难时，他说：是"因全能者的箭射入我身"。不管圣塞巴斯蒂安的新宗教信仰产生什么作用，不可否认，圣塞巴斯蒂安的意象已经成为文艺复兴时期与鼠疫有关的主要敬拜的偶像之一，他的标准像的象征画法也演变成反映这种（指被箭射中的）情形。

当时，不仅在意大利，教会把 1 月 20 日选定为圣塞巴斯蒂安的纪念日，每年都举行纪念活动。在其他地区，也有这种纪念活动，如在今日波兰的卢布林（Lubrin），每年 1 月 20 日也都会举行活动纪念圣塞巴斯蒂安。活动中，参加者高抬圣塞巴斯蒂安的雕像领前游行，富人们会从阳台上向人群扔面包卷，面包卷的中间有一个洞，有些人便用绳子把它穿起来缠绕在身上，认为借此可以不被染上疾病。

对圣塞巴斯蒂安的崇拜是如此的盛行，在艺术上也可以看到。著名的艺术家中，特别是文艺复兴时期，大多都画过他的被乱箭穿身的像；欧洲每一个基督教教堂和基督教徒的家庭，几乎都绘制和悬挂有他这画像。路易丝·马歇尔引近代道德神学和基督教社会伦理学创始人之一圣安东尼努斯大主教（Saint Antonius，1389—1459）的话——圣塞巴斯蒂安"经历两次死亡，拥有两顶殉道的冠冕"，解释圣塞巴斯蒂安画像的意义说："圣塞巴斯蒂安是在痛苦、死亡和复活这种类似激情剧的处境中，履行他救世的职责，与基督的救赎的死相似，圣塞巴斯蒂安因鼠疫的箭造成的殉道，就成了一种奉献上帝的牺牲替身。像基督一样，他将人类的罪归咎于自己，并以自己的苦难来弥补这些罪。他的复活表明，他的牺牲，在神的审判面前是可以容许的。因此，文艺复兴时期艺术中这种（描绘圣塞巴斯蒂安的）单独场景，具有重要的意义。在这类的图像中，圣塞巴斯蒂安把自己当作他的崇拜者和惩罚人的神之间的自愿牺牲者，接受这神发出的鼠疫之箭。"

伯罗奔尼撒大学的艺术史家克桑西·普洛斯塔蒂也说：

在表现殉难后的圣塞巴斯蒂安时，也可以看到符合西方意象的同样画法：这个年轻的圣徒身子赤裸，只剩下一条小小的缠腰布，站立并被绑在一棵树干上，两手背在背后，箭矢射中他全身。……我们以柏林国家博物馆桑德罗·波提切利1474年的画作为例。这种象征手法的表现模式也可以在"鞭笞基督"或"基督受难"的场景中找到，在这些场景中，我们的主都被绑在柱子上，就像圣塞巴斯蒂安。

不论在教会的纪念活动中，或是艺术家描绘的标准像，都将圣塞巴斯蒂安的受难和耶稣基督的受难联系了起来，圣塞巴斯蒂安才被看成是像耶稣基督一样的一个能为众人解除包括鼠疫在内的一切苦难的拯救者，因而才被认为是一个最著名的"主保圣人"。

神圣家庭：文艺复兴时期的痛风

多少个世纪以来，希腊神话和《圣经》故事都是造型艺术家创作的灵感来源。只要稍稍回忆一下，以艺术最繁荣的意大利文艺复兴时期来说，如达·芬奇的《最后的晚餐》和多幅圣母画，米开朗基罗的《末日审判》《哀悼基督》，拉斐尔的《西斯廷圣母》《草地上的圣母》，提香的《戴荆棘冠的基督》《圣母升天》，波提切利的《维纳斯的诞生》和《圣母领报》等等，有多少名画，描绘的无不都是这些故事。

虽然神话述说的是神或超人，和完全不同于现实人们所经历的非凡事件和非凡环境；虽然考古发掘表明《圣经》所反映的很多都是历史事实，书中的不少神迹仍然是非现实的；艺术家在描绘这些人物的事件的时候，主要依然是依据现实中的人。当代美国著名的文艺评论家锡德尼·芬克斯坦在他的《艺术中的现实主义》中指出，现实主义从一开始就一直是艺术发展的动力，中世纪那些根据《圣经》或圣徒传上的题材而工作的伟大的新成就，在于带给这些艺术以某种对当时现实生活的描绘，包括根据他们本身的性格与人生观来观察的对普通人民的描绘。到了以人为中心的文艺复兴时期，艺术上的现实主义获得更大的发展。芬克斯坦分析诸多造型艺术中的人物形象说，如提香画作中的男女神祇，即是"现实的社会人物，被当作男人性欲工具看待的外室和妓女"，"圣彼得正在医治的病人的形象，可能就是佛罗伦萨街头的乞丐。但这不是对《圣经》场面的轻率处理，好像这些场面是从佛罗伦萨的上层中产阶级的生活中取来的，如后来所出现的那样"。道理很简单，因为绘画无法凭空描绘人，伟大的绘画作

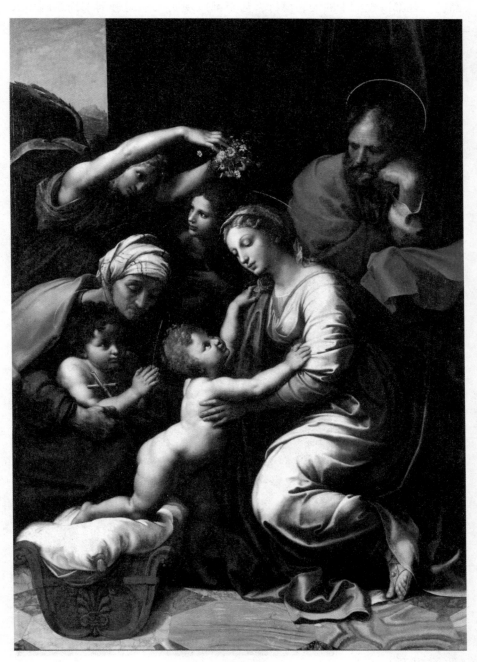

拉斐尔的《神圣家庭》

品，大凡都以现实中的人为模特，甚至都以现实人物的解剖来描绘画中人的骨骼和肌肉。

"神圣家庭"是艺术中反映圣婴耶稣和他至亲的一个题材，作品中的人物或是圣母、圣婴耶稣和耶稣世俗的养父约瑟三人，或是再加上圣母马利亚的母亲圣安娜四人，多以彩色绘画表现，特别是文艺复兴时期，常用以装饰教堂的圣坛。朱里奥·罗马诺就创作过一幅《神圣家庭》。

《神圣家庭》原题《神圣家庭圣婴与施洗者约翰和一个带了篮子里有两只鸟儿的年轻女子》（*La Sainte Famille avec le petit saint Jean Baptiste，dite La Madone Spinola*）。在这幅画作中，朱里奥·罗马诺把基督和施洗者约翰的第一次见面安排在施洗者约翰诞生后40天的传统上犹太人洁净仪式的那天。在洁净仪式中，施洗者约翰得知了基督的天命。这幅画描绘的是在洁净仪式后，马利亚、约瑟和耶稣去看望耶稣的姑姑以利沙伯和以利沙伯的儿子施洗者约翰。耶稣打开一册书本，显示他的诞生表明了一个新时代的到来。这是先知约翰的一个长卷，上面写的是Ecce Agnus Dei（看哪，上帝的羔羊），先知的意思是，耶稣是上帝的羔羊，他的天命将是如《约翰福音》上写的：看哪，神的羔

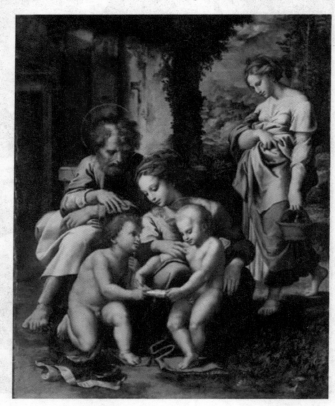

朱里奥·罗马诺的《神圣家庭》

羊，除去世人的孽罪。画的右首是一位妇人，提了一只篮子，篮子里是两只要送给穷人的斑鸠。

且撇开此画是否有什么特别的神秘含义，只请注意画中的一处细部，就是圣约瑟露在外面的那只有些畸形的左脚。这脚又大又宽，小脚趾明显肿胀，特别是小脚趾的跖趾，表明他是一个典型的痛风病人。

在一件艺术品中，某个人物呈现有别于正常解剖的畸形或损伤时，史学家须得思考，这是因为艺术家的独特风格，还是由于他不经意间的疏忽，或者未能注意到人物隐秘的生理缺陷？

研究正常的人体解剖不仅是文艺复兴时期哲学家的关注点之一，也是艺术家和医生的兴趣所在。医生，尤其是外科医生就不必说了。艺术家也知道，若是对人体的骨骼、肌肉没有切入的了解，便不可能用画笔和花岗石再现真实的人体。因此，如历史记载的，文艺复兴时期的艺术家常在夜间偷着去盗尸，用来研究正常的人体，达·芬奇甚至不无骄傲地声称，说自己曾经解剖过"十具以上人体"。

朱里奥·罗马诺（Giulio Romano，1499—1546）原名朱里奥·皮皮（Giulio Pippi），是意大利晚期文艺复兴画家和建筑家，他自幼师从拉斐尔学画，为拉斐尔的主要继承人，他的一些装饰画，《不列颠百科全书》说："被认为是巴洛克时代追求视觉逼真效果的天顶装置画的先例。"可以想象，这幅画中圣约瑟的那只畸形的左脚并不是这位"追求视觉逼真效果"的艺术家上述原因所造成，最大的可能就是他所依据的模特的脚便是这个模样。有意思的是，另外几位艺术家，如意大利锡耶纳画派的艺术家格奥尔格·马蒂尼（Francesco ci Giorgio

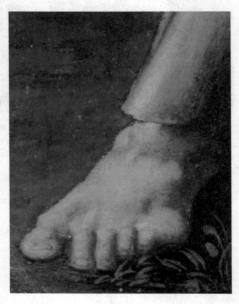

朱里奥·罗马诺《神圣家庭》（细部）

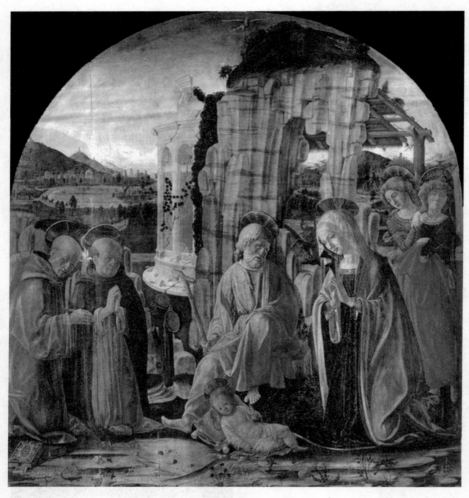

《耶稣降生》

Martini，1439—1501）《耶稣降生》中的圣约瑟的左脚，和拉斐尔（Raf-
faello Sanzio，1483—1520）《圣母的婚礼》中的圣约瑟的左脚，都显示和
朱里奥·罗马诺《神圣家庭》中的圣约瑟的左脚类似的痛风病状，也都又
大又宽，小脚趾，特别是小脚趾的跖趾明显肿胀。

　　审视这三幅名画中的圣约瑟，虽然脸容有些相似，尤其是拉斐尔《圣
母的婚礼》中的圣约瑟和朱里奥·罗马诺《神圣家庭》中的圣约瑟，真是
太像了，简直像是同一个人。但是《神圣家庭》作于 1520—1523 年之间，
《耶稣降生》作于 1475 年，《圣母的婚礼》作于 1504 年，年代差距的悬

殊，排除了三位画家以同一个人为模特的设想。那么这意味着什么呢？

拉斐尔与列奥纳多·达·芬奇和米开朗基罗合称为"文艺复兴艺术三杰"，他的画作以"秀美"著称，画中的人物清秀，场景祥和。朱里奥·罗马诺画作的特色是"追求视觉逼真效果"。格奥尔格·马蒂尼也以多幅表现《圣经》人物的名作而为后人所称道。这三人都不大可能让人物残疾的足破坏画面的和谐，更不大可能不经意间在草图或画幅中将人物的正常形体画成这种又大又宽、小脚趾跙跙明显肿胀的病脚，这种脚也不会是老年人正常的或是常有的特征。可供替代的解释就是，三位艺术家画中的圣约瑟的脚，展示了画家据之而塑造的每一位模特的实际的生理状况。

痛风历来都被认为是放纵无节制的生活方式，特别是喜欢狂饮闹宴造成的。长期食用美味佳肴、过量饮酒，摄入大量酒精或红肉，就很容易引起痛风。原因是海鲜鱼肉等食物含有高量的嘌呤，痛风发作的主要原因就是由于嘌呤的代谢紊乱，导致血尿酸增加，引起组织损伤，四肢单个或多个反复严重发作急性炎症。所以痛风大多好发在富人，尤其是皇家贵族的身上，以致有"贵族病"（Patrician Malady）或"君主病"（Monarch's disease）之称。古希腊神话说酒神狄奥尼索斯诱惑爱神阿芙洛狄忒，生下了女神波达格拉（Podagra）。这 Podagra，意思就是痛风。所以，著名的古罗马医生加伦就曾说过："痛风是巴克科斯和维纳斯的女儿。"因为古罗马人的酒神巴克科斯即是古希腊人的狄奥尼索斯，古罗马人的爱神维纳斯也就古希腊人的阿芙洛狄忒。欧洲最早提到痛风的是古希腊名医希波克拉底（前460—前370），他认为痛风与放纵饮食，如丰富的食物和葡萄酒有关，富人和穷人都会得此病，但是阉人不患痛风，妇女无闭经，也不患痛风。

文艺复兴时期的人，追求个性自由，主张自己喜欢怎样就怎样。无论在服装、饮食、爱情等方面，都喜欢自行其是，享乐风气盛行。以饮食来说，有一份材料说，文艺复兴的中心意大利，人们每天消耗肉食的量，甚至大大超过现代美国人的食肉量。如在 1532 年曼图亚的一次"家庭晚宴"上，用餐者为 8 位绅士，除却沙拉、面包、水果和甜点，上桌的菜式包括 18 盘野鸡肉沙拉、5 只阉鸡、90 根香肠、肉丸子、美味肝脏料理、5 只鸭、3 条舌、5 份意大利熏火腿（prosciutto）和摩泰台拉熏香肚（mortadella）

馅饼、15 只鹌鹑、15 根米兰香肠和一只雄鹿。当然还有酒，而这些，据说还只是第一道菜。

在普遍追求享受的文艺复兴时期，患痛风的人相当普遍，著名的如神圣罗马帝国皇帝查理五世（1500—1558）是一个严重的痛风病人。

查理五世 28 岁那年开始突发痛风，到了 1550 年，他的身体已经几乎完全失却活动能力，甚至写不了字。但查理五世仍旧不能控制他这吃出来的暴食症，不理会宫廷医生的劝告，而且他的胃口也极大，特别爱吃肉，还喜欢喝大量的啤酒和葡萄酒，他甚至下令为他特制一只四个普通酒杯容量的杯子来盛酒。最后，查理五世"出行总得坐特制的椅子"让人抬着。还有意大利的美第奇家族几代人都患有严重的痛风，尤其是外号"痛风患者"的皮耶罗·迪·科西莫·德·美第奇（Piero di Cosimo de' Medici，1416—1469）小时起就患痛风，几次急性发作，直至去世都没有痊愈，病情严重到行走不便、久卧病榻，难以处理政务，以至在父亲去世时，有人密谋推翻他的统治的紧要关头，也只好躺在担架上，亲临现场。最后，皮耶罗的痛风仍然治疗不愈，使他成为一个瘫子，除了舌头，全身都不能活动。

可以想象，许多普通百姓也都患有痛风，只不过没有被写进史书罢了。这三幅画作中的模特不会是王公贵族，因为除了让画家画他们的肖像，他们的身份不允许他们去做模特。这三个都患有慢性痛风的模特表明在文艺复兴时期，突发患者的频率多么的大啊。

尸体复活的实验：
给《弗兰肯斯坦》的启示

　　著名长诗《仙后麦布》的作者、诗人波西·比希·雪莱（Percy Bysshe Shelley，1792—1822）要求他的终身伴侣是"一个能用感觉欣赏诗和用头脑理解哲学的人"。在与玛丽·沃尔斯通克拉夫特和威廉·戈德温的交往中，雪莱被他们这位 16 岁女儿的不可抗拒的热情所吸引，一下子就

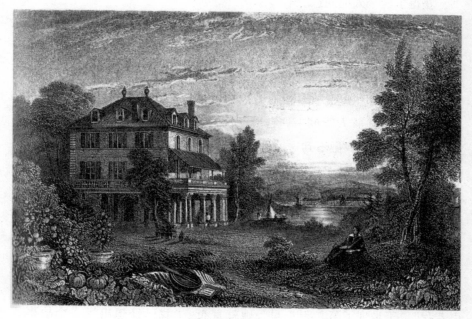

迪奥达里山庄

爱上了她，而深受父母影响的玛丽，也不负雪莱的感情，不但同样地爱上了他，并不顾戈德温的激烈反对，于 1814 年 7 月 24 日带着她同父异母的妹妹简·克莱尔，跟从雪莱私奔法国、瑞士、德国等地。其间有一天，他们从瑞士莱蒙湖泛舟归来时，正巧与乔治·拜伦邂逅。这两位诗人尽管是第一次相见，但马上互相吸引，感到亲切。几天后，拜伦便在离雪莱租住的科伦山脚蒙特莱尔一座两层楼只有几码远的地方，租下大诗人约翰·弥尔顿曾于 1639 年住过的迪奥达里山庄待下，以便可以经常一起白天散步、爬山和划船，夜晚相聚交谈。

这年天气十分异常：由于印度尼西亚的坦布拉火山从 1815 年 4 月 10 日起，持续喷发了 3 个月，影响到第二年，欧洲仍出现异常的暴风雨。玛丽他们住进这座山庄时，季节虽已是 1816 年的初夏，连日里还是细雨连绵，关了百叶窗，夜里也感到阴冷。于是，他们便围坐在炉火旁闲聊。拜伦习惯于要到凌晨 3 时才上床，他建议不妨读读德国鬼怪小说的法文译本来自娱，读后就相互讲恐怖的鬼怪故事，并将所讲的故事写下来合出一本书，获得了四个人的同意。

拜伦是第一个先讲，雪莱则根据他早年的生活说了一个故事，克莱尔讲的是"一个骷髅头夫人因为透过钥匙孔窥视而受到惩罚的恐怖故事"。

玛丽"急于构思出一个故事"。她希望创作出的故事，可以和激起我们创作欲望的那些鬼怪故事相媲美；这个故事将打动我们天性中那种神秘的恐怖情绪，并骇人听闻——它会使读者不敢朝身后看，只觉毛骨悚然，心跳加速。"如果我做不到这一点，我的小说就不配称作为鬼怪故事。"可是连续三天，雪莱每天一早问她"你想出了故事没有？"她都只能做出令人失望的回答。

6 月 18 日夜，他们又聚在一起讲鬼故事。拜伦讲的是诗人塞缪尔·柯尔律治刚于这年写的一首哥特谣曲《克里斯特贝尔》。玛丽曾详细记述两位诗人关于"生命的真谛""尸体的复活"的交谈对她的触动，说是听过他们的交谈之后，"当我将头置于枕上时，……不召自来的想象纠缠和牵引着我"。于是到了第二天一早，她就宣布："我已经想出了一个故事。"并开始动笔写起来。两个月后，小说完成了，以《弗兰肯斯坦，或现代的普罗米修斯》（*Frankenstein，or The Modern Prometheus*）之名于1818年1月出版。

《弗兰肯斯坦》的主人公之一、生物学家维克托·弗兰肯斯坦热衷于研究生命的起源，终于成功地从住处附近的藏尸间收集来一些死尸的肢体，合成一具人体。但当他发现他的这个创造物形容丑陋、如同怪物时，便遗弃了它，使它陷入极为艰难的境地。这个人体，它虽然怀有真诚、善良的心，却不能获得社会的承认。绝望中，创造物以杀死他所爱的人，来报复赋予它生命的创造者。最后，创造者为了消灭他的创造物，结果反而被对方所害，而它自己也随之消失。

传记材料表明玛丽并不是凭空胡乱地产生出这样的想法，而是确确实实受到某些见闻和事实的启发。

1814年9月2日是雪莱一行私奔期间少有的一天。他们把小船搁在莱茵河右岸离曼海姆（Mannheim）河口以北数英里的地方，撇开克莱尔三个小时，据说是要去听当地的民间故事和民间传说。美国马萨诸塞州波士顿学院东欧历史学教授拉杜·弗洛里斯库（Radu Florescu）曾耐心细致地顺着玛丽·雪莱一行的路程，去考察他们的这一段行踪，并于1975年出版了一本书：《寻求弗兰肯斯坦》。在书中，弗洛里斯库说，玛丽·雪莱基本上并不如某些人所想象的。她曾涉足莱茵河一带，而且她异母同父的妹妹也提到，她曾在一个叫格尔斯海姆的小村子逗留。从这里，可以很清楚地看到弗兰肯斯坦城堡。"追溯她的足迹，我发现还证实这样一个事实，即雪莱曾去了这个城堡并且得知有一位生活在17世纪的炼金术士，他的自传读来很像雪莱（小说《弗兰肯斯坦》中）的维克托。"

弗洛里斯库说的这个炼金术士名叫约翰·康拉德·迪佩尔。

约翰·康拉德·迪佩尔（Johann Konrad Dippel，1673—1734）是一位牧师的儿子，于1673年生于当时正用作陆军医院的弗兰肯斯坦城堡，这城堡位于今日德国西南部、莱茵河岸黑森林的达姆施塔特，它的废墟现在仍然还能看到。长大后，迪佩尔进了斯特拉斯堡大学，在那里，他用的名字是迪佩尔·弗兰肯斯坦，或"弗兰肯斯坦城堡的迪佩尔"。这个年轻人的目标是要成为一名广有成就的医生，以便能够买下一个弗兰肯斯坦爵士的

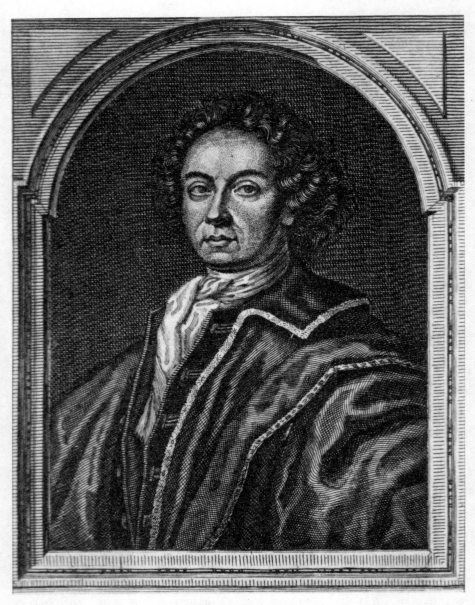

约翰·康拉德·迪佩尔

126

名号，并在城堡里建起一个规模宏大的实验室。

除了医学科学之外，迪佩尔还对炼金术有很好的研究。他梦想做一位医生兼炼金术士，来创造人工生命，并制造出"长生不老药"卖给有钱的贵族。为找到他所向往的长生的秘密，迪佩尔常外出挖掘坟墓、偷盗尸体，屠杀大量的动物，剖切他们的躯体，将血液、骨骼、毛发倒进缸里煮沸，酿成一种他希望是长生不老药的臭气冲天的液汁。斯特拉斯堡当局得知他的这一活动之后，就将他赶了出来。但是迪佩尔并没有被吓住，他仍继续研究，最后不但成为一名成绩卓著的医生，为当时许多名人治好病，其中包括俄国女沙皇叶卡捷琳娜一世，还不忘要实现自己那最迷人的梦想。

许多年过去了，虽然迪佩尔曾一度确信自己已经能够通过给尸体注入他所精心酿成的液汁，使尸体复活，甚至在死的前一年还宣称自己已经找到能够让人活到 135 岁的妙方。但这毕竟不是事实。应该说，他从来没有实践过自己的这一梦想，也未能成为弗兰肯斯坦爵士，而且最后就死于他自己所做的实验。

1734 年，迪佩尔医生仍在继续实验他的"长生不老药"，用的是弗兰肯斯坦家族地窖中的尸体和其他配料。他又蒸馏出一种液浆，并在自己身上进行试验。由于一时的疏忽，制出并喝下了极毒的氢氰酸，约翰·康拉德·迪佩尔最后死于极度的痛苦之中。一天后，当人们发现他时，他仍然处在死亡的剧痛中，因为这种毒物的作用，他全身透出了美丽的蓝色阴影。

迪佩尔的实验没有成功，但长生不老始终是人们共同的梦想。

在戈德温的家，经常有关于科学和医学职业方面的交谈，特别需要提到的是他的一位朋友、坚信医学实验的化学家和外科医生安东尼·卡莱尔说到过的有关奥尔蒂尼进行尸体实验的事。

约翰·乔万尼·奥尔蒂尼（Giovanni Aldini）1762 年生于意大利的波洛尼亚，是政治家安东尼奥·奥尔蒂尼伯爵的弟弟和著名的意大利医生和物理学家卢奇·伽伐尼的表弟。伽伐尼曾在 1786 年的实验中，用在电冲击下的剪刀碰触青蛙的神经，使青蛙的肌肉出现收缩；他还在一部电机启动之时，用解剖刀接触剥皮青蛙的腰部神经，竟然引发青蛙的腿出现踢动。

奥尔蒂尼在1798年成为波洛尼亚大学的物理学教授之后，接替他的老师塞巴斯蒂安诺·坎特扎尼的工作。他的科研工作主要是

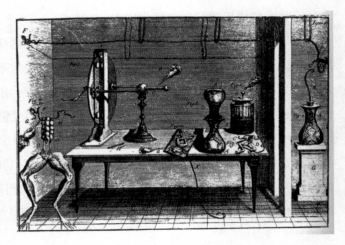

伽伐尼的青蛙实验

有关电流学及其在医学上的应用。此外，他还研究灯塔的建造及其照明问题，试验保存人体的生命和被火烧过的物质。他用法文、英文以及本国意大利文写过不少论文。奥尔蒂尼最为人知的活动是他作为伽伐尼学说的最重要的支持者，曾在波洛尼亚创建一个学会，促进电流学的发展。后来，在伽伐尼于1798年去世之后，他便继承伽伐尼的信念和事业，热衷致力于研究通过电流来激活青蛙、兔子、狗等动物，尤其是人。

奥尔蒂尼游历全欧洲，公开用电流激发人和动物的躯体，以极具戏剧性的场面进行他的实验。实验项目主要是当着观众的面试图使尸体复活。一位目击者曾这样描述他1802年在伦敦进行的一次公开实验：

> 由奥尔蒂尼教授所做的一系列宏大的实验表明电流比自然界的其他刺激物具有更大、更突出的力能。去年1—2月，他在波洛尼亚曾胆敢用在广场上被处死的各个罪犯的尸体，通过电池以最令人惊讶的方式来刺激其残存的活力。这一刺激使死者的头和脸部扭动，产生极其可怕的弯曲和怪形；一具死后一个半小时的尸体，它的手臂竟从支撑它的桌面上举高8英寸。

那个时期，伦敦是在纽盖特处置杀人犯的，罪犯被绞死之后，尸体便

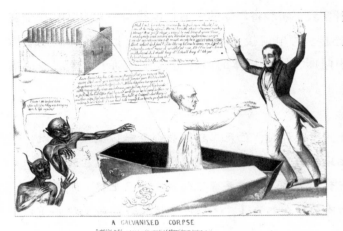

A GALVANISED CORPSE

一幅描绘电击尸体的漫画

交由医生作解剖之用。奥尔蒂尼在临近刑场的一个地方建起一个实验室，死刑执行后，他便设法将尸体运到实验室里做实验。他用盐水润湿自己的耳朵，以两条弓形金属线连接由 100 片银板和锌板制成的电池，再与尸体相连。奥尔蒂尼于 1803 年在伦敦出版的《有关晚近流电学进展的报道，当着地方长官的面先是在法国国家研究院进行、后又在伦敦解剖示教室重做的一系列奇异而有趣的实验》中详细描述了他自己的实验情况，曾说到有一次，当对尸体通电后，"我观察到（尸体）脸部的肌肉强烈地挛缩，肌肉扭曲得那么的不规则，以致脸部显出最可怕的表情。眼睑的作用是最显著的，虽然在人的头上不如在牛的头上来得明显"。

奥尔蒂尼的实验，最著名、最有影响的是 1803 年 2 月在伦敦"皇家外科医师学院"做的那一次。实验的尸体是这年在伦敦被处绞刑的罪犯乔治·福斯特。《年鉴》曾报道过他这次当着"职业绅士

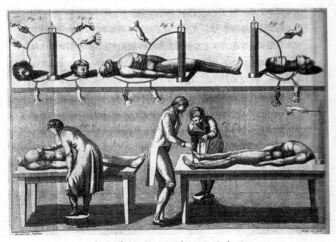

奥尔蒂尼对福斯特尸体的实验

们"的面所做的公开实验。实验将尸体的头通过电线与一架由 240 片金属板组成的大机器相连接。当电流接通时，尸体脑袋的上下颚突然发生撞击，甚至能听到一声吼叫，同时尸体的两腿也猛地踢动了一下。报道描述说：

> 在程序最先用于脸部时，已死罪犯的颚部开始微微颤动，毗连的肌肉都可怕地扭曲了，竟然有一只眼睛睁了开来。在随后的实验过程中，罪犯的右手上举，并弯了起来，而且上腿、下腿都在微微颤动，所有的观众都觉得，这个可怜的人好像马上就要复活了。

在这种情况下，实验匆匆被中断。在后来一次重做这项实验时，尸体甚至猛地举起一只手臂，击中了一位观众的眼睛。

后来由于法律禁止对罪犯的尸体做医学实验，限制了这类研究的继续，但是无论是对迪佩尔等关心医学进展的医生，还是对戈德温等关心人类生活的社会哲学家，延续生命、尸体复活的问题都会感到极大的兴趣。奥尔蒂尼坚信他自己的结论——流电学"发挥了比神经和肌肉系统大得多的力量"，也深刻地影响着许多人，不但奥地利皇帝充分肯定奥尔蒂尼的业绩，授予他"铁皇冠"（Iron Crown）和米兰邦议员的称号；他自己生前购置大量仪器建造实验室教育学生和 1834 年死后遗嘱以自己的大笔金额在波洛尼亚为手工业工人创建一所自然科学学校，也都得到不少人的拥戴。

所有这些见闻，特别是不少研

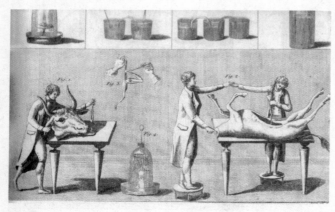

奥尔蒂尼牛的实验

130

究者都坚信玛丽·雪莱肯定了解奥尔蒂尼的实验，并给了她相当的影响。就是在这些见闻的启示下，作为父母的著作和思想的热忱读者和继承者，玛丽·雪莱为《弗兰肯斯坦》的故事建构起了一个运用死去的人体重新造出人来的小说框架。不过《弗兰肯斯坦》既不是一个仅仅为了追求情节曲折的哥特式故事，也不是一个纯粹属于自然科学的幻想故事，书中隐含了丰富的社会内容。细读这部小说，人们不难发现，它还受到其他许多方面的影响，除了在总体上接受了包括生于英国的美国政论家、《人的权利》的作者托马斯·佩恩和玛丽父母等时代社会先进人物的自由、平等、博爱思想，使小说具有十分深刻的社会内涵，在细节上还能看到威廉·莎士比亚的《暴风雨》、约翰·弥尔顿的《失乐园》、柯尔律治的《老水手》等名著的影子。

《弗兰肯斯坦》出版后，立即以其创新的形式和厚实的内容获得广泛的称道，且100多年来经久不衰。至今，它已经被翻译成百余种语言，改编成近百种戏剧和影视，进入经典作品的行列，成为一部不朽的名著。

死者书：古代埃及人的陪葬书

古埃及人对于死，与今人的观念完全不同。古埃及人认为，死不是坏事，人死之后会像俄赛里斯一样获得新生；他们将去往永生的彼岸，到那里向42位神灵诚实地陈述自己生前的情况，如说一下自己生前没有伤害过任何人，没有把邻居的灌溉渠道改成自己的等等，以作为他应该受到接纳的理由。因此，死是美好的，只不过在去往那里之前需要举行一个仪式。

为死者举行的主要宗教仪式称为"开口礼"，为的是让他张开嘴，以便呼吸和念诵《死者书》中的符咒。史料曾记载为一位法老举行的这项仪式有12名祭司参加，主持仪式的祭司长手捧记述仪式程序的纸莎草纸，一小队官员扮演荷鲁斯的侍卫，他们将帮助死者像俄赛里斯一样在来世获得新生。仪式进行时，要宰杀代表埃及南北两方的两头公牛，以及瞪羚、鸭子等动物。南方公牛宰杀后，祭司长用它的一条被砍下的腿，来触一触法老木乃伊的嘴，然后，另一位祭司用一件形如扁斧的祭祀礼器来碰触木乃伊的嘴。这时，祭司长便念出一大段祭文，祭文的主要内容是："……荷鲁斯已经让死者张开嘴，……死者将起身行走并开口说话，……他将从荷鲁斯——人类的主人那里接过永恒的王冠。"仪式接近尾声时，祭司再用礼器碰触死者的唇，同时念诵符咒："你将再度获得生命，你将再度获得生命，你将再度获得生命，你将再度获得生命，直到永远。"最后，死者的家属都要佩戴用纸莎草制成、色彩艳丽、缀有珠花的领环，在埋葬死者的陵墓的入口处举行一场庆祝死者战胜死亡的餐会。

《死者书》就是在死者被制成木乃伊举行宗教仪式下葬时用的陪葬品。

尼罗河贯穿中间的埃及是世界上延续至今最古老的文明之一，约在公元前3350年，当时最早的几任法老就在上埃及南部的努比亚（Nubia）创制出埃及的象形文字；埃及的宗教出现得更早，早到新石器时代晚期；在公元前第一个三千纪的王朝时期，埃及还有了雕刻、绘画和装饰工艺品。

在尼罗河的三角洲，长期栽培有一种叫纸莎草的植物。这是一种禾草样的水生植物，株高4—5米，茎为木质，钝三角形，宽可达六米。人们将这种植物采摘来后，将它茎秆中心的髓切成细长的狭条，用两层狭条压成纸，制成卷轴样的书籍，或通信和文件。这就是纸莎草纸（papyrus），是古代埃及人的主要书写材料。由于埃及气候干燥，书写在这种纸莎草纸上的文字或绘制的图画，虽历经几千年，仍能保持原有的鲜亮色泽，使人甚至在今天都有幸目睹它当时的模样。至今所知，有史以来最早的书籍插图，就是古老的埃及人画在《死者书》（*Book of Dead*）中的图画，又称《将于白昼中到来的篇章》（*Book of Coming Forth by Day*, *or Book of Emerging Forth into the Light*），是古代埃及从第十八王朝（约前1580）至罗马时代置于死者墓中的一种书册，是古埃及人给死者的陪葬文集。

古埃及流传有丰富的神话传说。其中说到女天神努特（Nut）在新年前的五个特别日子里先后生出塞特（Seth）、俄赛里斯（Osiris）、伊希斯（Isis）和奈芙蒂丝（Nephthys）等神。神话里的俄赛里斯是丰产之神，又是下埃及的地方神，而且还是死而复生的国王的化身；伊希斯是他的妻子；而塞特既是苍天之神，又是上埃及的守护神；奈芙蒂丝则是他的妻

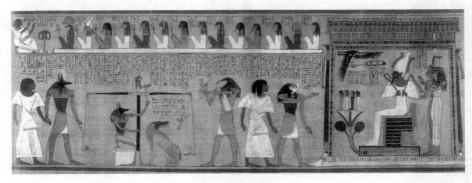

《死者书》一页

子。传说描述诡计多端的塞特总爱挑起纠纷，不久，他另有所欢，背弃了奈芙蒂丝，并诱骗俄赛里斯进入一只箱子里，然后将箱子密封，投入大海，使俄赛里斯溺水而亡。可是俄赛里斯死后，他的妹妹兼妻子伊希斯却神秘地怀了孕，生下儿子荷鲁斯（Horus）。荷鲁斯的形象如一头隼，他的左右眼就是月亮和太阳，他既是俄赛里斯的妻子伊希斯的儿子，自然是他父亲王位的合法继承者。但塞特只望自己来做国王，不许荷鲁斯继承父位。于是，两神便为继位权而发生斗争。最后，荷鲁斯击败了塞特，为父亲报了仇，且取得了王位，可惜在搏斗中他的左眼受了伤。与此同时，塞特也在这场战斗中受了伤。幸亏有鸟首人身的透特（Thoth），他是一位能使死者复活的医神，治好了他们的伤。

古代埃及人的生活极大地受到这个神话的影响。

最早的《死者书》大约在公元前 16 世纪埃及第十八王朝就已经编修而成，今日见到的都是一般以所谓的"金字塔文"刻在第五、第六、第八王朝统治者陵墓内室墙面上的那种，内容是神话、符咒、祷文和赞美诗等，较晚近的还包括献给太阳神的颂诗，大多都附有大量彩色插图。翻印

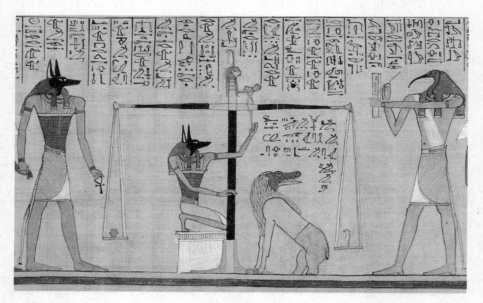

休涅弗纸莎草

134

在这里的这幅，据考证，是公元前 1370 年左右的一册《死者书》里的插图，考古学家将它命名为"休涅弗纸莎草"（Hunefer Papyrus）。在这幅插图上可以看到，除了两个人和一只动物之外，最重要的是古埃及人信奉的四位神：左边的是阿努比斯，他是引魂之神，将死者带来；狗旁边的是苍天之神塞特；中间偏右的一个是月神托特；右边的那个是太阳神瑞。当然，《死者书》并不只有这么一小块，它展开来往往有数百公尺之长，这里的只是其中的一个细部。这幅插图现在珍藏于伦敦大英博物馆，被认为是有史以来最有价值的历史文献之一。由此可以看出，《死者书》是表达了当时流行的宗教观念，或者说是开导人们，不妨快乐地去死。

可见，《死者书》既是在死者被制成木乃伊举行宗教仪式下葬时用的陪葬品，同时，在研究书籍的学者看来，它也是"最早的书籍插图之一"。

苏格拉底之死：他喝了什么？

古希腊哲学家苏格拉底（Socrates，约前 470—前 399）为了探索道德和人道的含义，劝导人们"要认识自己"，以挽救当时社会上道德的沦丧，但是遭到了指控，被判处死刑。

尽管按当时的习俗，苏格拉底对判决可以不予服从，且朋友们也已设法让他逃往国外。但在苏格拉底看来，信念重于生命，为了这信念，即使是死，也要勇往直前，因而拒绝了朋友的安排。此前苏格拉底曾在《斐德若篇》中说，哲学家应当去死，让肉体从尘世的生活中超脱出来。他认为，雅典的法庭既是合法的法庭，它的判决，纵然违反事理，他也必须服从。临刑那天，苏格拉底怀着他一生的信念，沐浴净身，穿上干净的长袍，回到囚室，等到傍晚，他觉得时刻到了，便要求把古希腊城邦用来处死罪犯的毒药拿来，"镇静、轻松地一饮而尽"。

了解苏格拉底的生平，最为史学家重视的是他的弟子色诺芬和柏拉图的回忆。但是色诺芬只说到他"坚定不移地面向着死亡迎上前去"，就没有再写下去了。柏拉图则据当时在场的苏格拉底的弟子斐多向崇拜苏格拉底的厄刻克拉底所述的情况，在《斐多篇》中详尽地记下了先师的这一最后时刻：

> ……看到他喝毒药的时候，我们再也控制不住自己……禁不住号啕大哭起来……只有苏格拉底除外。他说："……你们这些人真奇怪！……要避免这种不体面的事，有人跟我说过，人应当

安安静静地去死。所以，保持安静，控制你们自己。"

　　他的话让我们感到羞耻，我停止了哭泣。他在屋里踱步，当他说双腿发沉的时候，他就按照那个人（指监刑官）事先的交代躺了下来，给他毒药的那个人摸了一下他的身体，稍后又试他的脚和腿，他先是用力按他的脚，问他是否还有感觉，苏格拉底说没有。然后，他又按他的腿肚子，并逐步向上移，向我们表明苏格拉底的身子正在变冷和变硬。他又摸了一下，说等到冷抵达他的心脏时，他就走了。当苏格拉底的肚子变冷的时候，苏格拉底揭开原先蒙上的盖头，说了他最后的话。他说："克里托，我们欠阿斯克勒庇俄斯一只公鸡，要用公鸡向他献祭，千万别忘了。"克里托说："我们会做的，如果还有其他事情，请告诉我们。"但是苏格拉底没有回答。过了一会儿，他微微地动了一下，那个人揭开他的盖头来看时，他的眼睛已经不动了。看到此状，克里托替他合上了嘴和双眼。

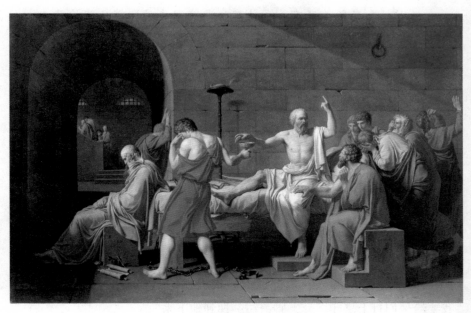

雅克·大卫的《苏格拉底之死》

137

这里只说是"毒药",可它是哪一种毒药呢？引起了研究者的猜测。美国怀俄明州布法罗纽约大学的伊妮德·布洛克从阿里斯托芬喜剧《蛙》中的一段对话获得启发。

古希腊最著名的喜剧作家阿里斯托芬（约前450—前388）的《蛙》（罗念生译文）是一部描写文学批评的喜剧。在这部戏里，戏剧之神狄奥尼索斯关心当前雅典的悲剧创作质量不高，"好的诗人全死了，活着的全是不怎么样"，声称"真正的诗人再也找不到了"。于是，他想到阴间地府去，把他心爱的诗人、新近去世的悲剧作家欧里庇得斯带回阳间来。

> 赫拉克勒斯　可怜的人，你真的敢去那儿吗？
>
> 狄奥尼索斯　唉，别多啰唆啦，快告诉我，哪条是通向（冥王）哈德斯的最快的路，还别太冷，也别太热。
>
> 赫拉克勒斯　那么，我先说哪个呢？哪个？有一条路，得用绳子和凳子将你吊起来。
>
> 狄奥尼索斯　行了，这是上吊。
>
> 赫拉克勒斯　还有一条快路，是可以走的，得从药捣子中通过。
>
> 狄奥尼索斯　你是说毒芹吗？
>
> 赫拉克勒斯　一点也不错。
>
> 狄奥尼索斯　那可是条又冰又冷的路，我的腿立刻就会被冻僵的。

狄奥尼索斯打扮成赫拉克勒斯的样子，来到冥府后，通过安排欧里庇得斯和埃斯库罗斯之间的比赛，结果，埃斯库罗斯赢得了狄奥尼索斯的欢心。于是，在喜剧的最后，冥王普路同祝埃斯库罗斯一路平安去往阳间，并"给埃斯库罗斯两个活套……一碗毒芹汤"，要他转交给两名税务员和一个叫阿刻诺摩斯的人，告诉他们赶快去阴间冥府，不得有误，否则，"我要给他们打上烙印，套上脚镣……押到地下来"。

伊妮德·布洛克在2001年发表的长篇论文《毒芹中毒和苏格拉底的

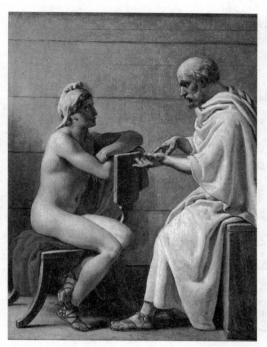

丹麦画家艾科斯伯格的作品《苏格拉底和阿尔西比亚德斯》

死：柏拉图说了实情吗?》中说：阿里斯托芬的《蛙》，首次上演的日期是公元前405年，是苏格拉底死的前六年。她写道："阿里斯托芬和柏拉图都使用他们那个年代所常用的语言，依照他们同辈雅典人所经受的体验，建构诙谐情节和谈话，绝不是想要诓骗他们的观众或读者。阿里斯托芬显然预料到，他的关注不但能识别毒芹中毒的症状，还能理解这种毒药是如何将植物毒芹在药捣子里捣碎配制而成的。"相信苏格拉底喝的便是由毒芹泡制的毒药。

毒芹是一种有毒植物，同一属的有10种，它全棵都有毒，根的毒性最大，人食后会感到恶心、呕吐、手脚发冷、四肢麻痹，因能麻痹运动神经，抑制延髓中枢，可致人死亡。人中毒量仅为30—60毫克，致死量也仅需120—150毫克，属一种毒性很大的植物。当代英国历史学家贝特尼·休斯在其通俗历史著作《这杯毒芹：苏格拉底、雅典人和寻求至善人生》（Bettany Hughes：*The Hemlock Cup*：*Socrates*，*Athens*，*and the Search for the Good Life*，2011）中也指认毒芹汁即是古希腊时代用来处死罪犯的毒药。

只是毒芹往往也不单独使用，而要和别的药物合在一起。欧洲很多古代学者早就认识到它的毒性及其用法。

被称为"植物之父"的希腊医生泰奥弗拉斯托斯（约前371—前287）在《植物调查》中说道，有一个来自曼提尼亚叫思雷西阿斯的人，发现"一种毒物，会导致安逸而无痛苦的死亡，他将毒芹汁、罂粟和其他这类植物，配成剂量合适的药剂"。他同时指出，毒芹通常都需要与其他药物合用。后来，希腊药理学家迪奥斯科里斯（约40—约90）在《药物论》中，还有他的同时代人老普林尼（23—79）在《博物志》中，对这一植物及其性能也有类似详细的记述。

活动在公元2世纪说希腊语的罗马军医和诗人尼坎德（Nicander）在他的一首题为《解毒剂》（*Alexipharmaca*）的诗中这样写毒芹的毒性："注意毒芹的有毒饮料，因为喝了一定会使脑子遭殃，陷入黑暗之夜：翻白眼，走在街上步态蹒跚，靠两手爬行；喉咙底部和气管窄道因严重窒息而阻塞；四肢越来越冷，腿臂上的动脉痉挛抽缩；受害者呼吸急促得像是昏厥；他的灵魂已经去见冥王哈德斯了。"

近现代也有不少医学家研究过毒芹。如瑞士病理学家和药学家约翰尼斯·韦普弗（Johnnes Wepfer，1620—1695）在他的经典著作《毒芹、水和犯罪史》（*Cicutae aquaticae historia et noxae*）中报道说，有八个儿童误食了水毒芹的根，有的吃得多些，有的吃得少些，结果其中两个急性发作，弯

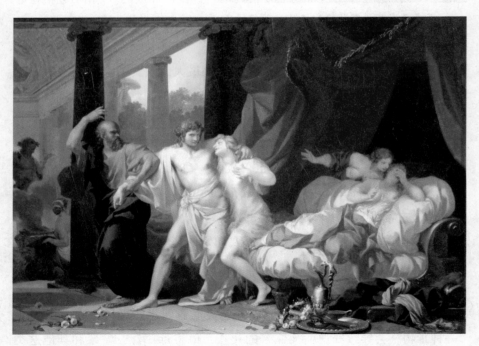

法国画家勒尼奥的作品：《苏格拉底把阿尔西比亚德斯从性爱欢悦的拥抱中拖走》

腰驼背、紧咬嘴巴、口吐白沫而死。约翰·哈雷（John Harley）则在他的《古老植物神经刺激剂：毒芹、鸦片、颠茄和天仙子》（*The Old Vegetable Neurotics*：*Hemlock*，*Opium*，*Belladonna and Henbane*，1869）中谈到他自己的一次实验：服后"最先是明显感到两腿虚弱。……1小时15分钟之后，感到两腿好像马上就虚弱得无法支持了"。德国医学史家雨果·格莱塞在《戏剧性医学：医生的自体实验》中曾写到几位学者对毒芹的实验。其中安东·封·斯托克男爵（Baron Anton von Storck，1731—1803）是维也纳的一名内科医生和药学家。他一直潜心于研究植物的性能，他重视各种植物的药性。他坚信，"我们都知道，上帝创造事物，无不都是有益和有用的。"为了证明毒芹的有益和有用，他以自体实验来进行研究。在实验前，斯托克查阅了大量有关历史文献，但没有注意到苏格拉底的事。

实验中，斯托克连续8天，早晚各服用1格令（1格林合0.00648克）毒芹的提取物，用一汤匙的开水送服。但不觉得有什么不平常的效果，相反使他"胃口好，睡眠也香"。第二周，斯托克以双倍的剂量来实验，就不同了，感到舌头很是粗糙，并开始肿大、僵硬，而且疼痛。另外，三位维也纳大学生喝下仅0.003克到0.08克微量毒芹根部的液汁，很快就感到意识模糊，头脑沉重、眩晕，精神萎靡不振。到了第二天，仍旧觉得浑身软弱无力，连头都支撑不稳。到了第三天回家时，连在上楼梯脱鞋子时，四肢和其他部位的肌肉仍然痉挛。

上述这些与苏格拉底服后的感觉相似，让人相信，苏格拉底确是被施以毒芹汁。柏拉图据厄刻克拉底所述的情况，如伊妮德·布洛克所说："苏格拉底文静而平和地死去，正如柏拉图所说的那样。柏拉图不仅说出了实情，他还说得具有如此令人震惊的医学的精确性。"

塔拉台拉舞：一种疯狂的怪病

美国学者内森·贝洛夫斯基在他的《奇异医学》一书中，转录了一位叫斯特芬诺·斯托雷斯的旅行家在意大利那不勒斯的一段见闻：

> 一个可怜的男子在街上病倒了……人们见到就哭了，就跳起塔拉台拉舞来……刚跳了两圈，据说那男人便开始动弹了，并像闪电似的迅速站立了起来……不过因为我没有学会全段舞曲，我也就不跳了……但是我一停了下来，那人又瘫倒在地上，大声哭叫……（他）两手刮擦地面……显得极度的痛苦。我感到惊慌至极。

著名意大利人文主义者、诗人乔万尼·蓬塔诺（Giovanni Pontano，1426—1503）也曾目睹这种场景。他看到后，这样写道，不知是感叹，还是调侃："阿普利亚的人是极其快乐的，在他人都不理解他们的这种蠢行时，阿普利亚人却时刻准备跳塔拉台拉舞，他们在这舞蹈中寄托了他们疯狂的性欲望。"

"塔拉台拉舞"（tarantella）是意大利民间的一种男女对舞，其特点是舞步轻快，舞伴间相互挑逗调情，女舞蹈者常手持用作击打的铃鼓。伴奏的音乐也是活泼轻快的6/8拍。也有两对男女跳的。

一直来认为，这是被"塔兰托毒蛛"（tarantula）叮咬发作之后狂跳起来的舞蹈，意大利南端的阿普利亚是滋生这种症状的集中地段。

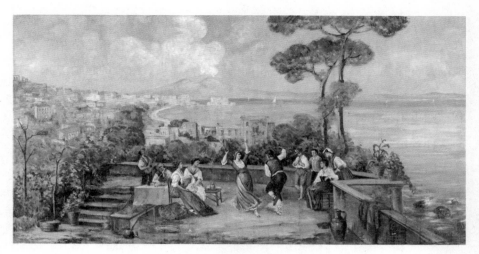

意大利人在跳塔拉台拉舞

阿普利亚终日暴露在强烈的光柱之下，夏天又极少有阵雨，居民呼吸的空气就像从燃烧的炉灶中散发出来的蒸汽，使许多人"因忍受不了几乎到了癫狂状态"。往往在七八月高热的夏季，特别是三伏天，人们睡着或醒着时，突然会惊跳起来，感到像是被蜂蜇了似的一阵剧痛。这时，有的人会看到这蜘蛛，有的虽然没有看到，也相信一定是遭到塔兰托毒蛛的叮咬。于是，他们便从室内冲了出来，直奔街道或者集市的某处，以极度的激奋跳起舞来，随后便会有另一些刚被蜇过或者以前曾被蜇过的人加入进来跳。据称这种病是永远不可能完全治愈的，它的毒性一直会残留在人的体内，使人在每年夏热季节被重新激活起来。就这样，一群人聚集到一起，狂热地跳舞。他们穿富人的服装、奇特的长袍并戴上项链和相应的装饰品。他们最喜爱颜色鲜明的服饰，大部分是红色、绿色或黄色的，见有穿黑色的，就要赶他走；另一些人则会把自己的衣服撕破，不顾羞耻地露出裸体。几乎所有的人手里都要拿上几块红布片，欣喜不已地挥动着布片。也有一些人在跳舞的时候，高兴带一支绿色的葡萄蔓或者芦苇秆，在空中摇晃或者浸入水中，或者贴到脸上或颈上。另有一些人会要来一把剑或一根鞭子，像击剑手似的冲来冲去，互相击打。妇女们则欢喜要一面镜子，一边照镜子，一边号叫，做出猥亵的动作。有些人就沉浸在古怪的幻想中，像是被抛到半空，或在地上挖洞，使自己像猪似的滚进泥潭。他们都大量饮酒，并像醉汉那样说呀唱呀。他们始终都就着音乐的节拍而发疯地跳，不管是这舞蹈，还是与之相配的音乐，都具有浓重的色情意味。据说，舞蹈和音乐是治疗被塔兰托毒蛛叮咬出现这种疯狂病的唯一有效药物，却也不是任何的音乐和舞蹈，而只有传统上在阿普利亚演奏了数百年的这种音乐曲调才有效，要是没有这舞蹈和音乐，他们会在几个小时或者几天内死去。就这样，他们常常太阳一升起就开始跳，继续不断地跳到午前11时。但也有些人会在中途停下，并非因为跳得过于疲惫不堪，才不得不休息，而是因为发现舞蹈的节拍跟不上曲调。如此这般地大约跳到正午，他们才停息下来，躺到床上去尽情出汗，然后擦干身上的汗，喝点儿肉汤补充营养。大约下午1点，最迟2点，舞乐又开始了，一直跳到晚上。

这样一连数日，病人精疲力竭了，病也就暂时治好了。据说有一些人，大部分是陷入爱情之中或者感到孤独寂寞的人，为了加入跳舞的行列，甚至假装发病。这些人大多是恋爱中的女子和单身汉，希望在这舞蹈意淫中获得性的满足。

这是一种怎样的舞蹈啊？人们不免都会发出这样的问号。

奥地利大诗人赖内·马利亚·里尔克（1875—1926）曾目睹一场现代版的"塔拉台拉舞"。他写道：

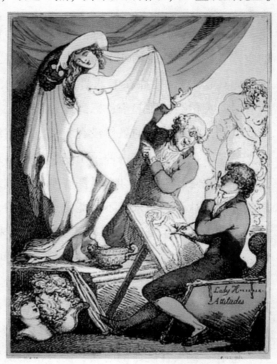

托马斯·罗兰森的漫画：埃玛·哈米尔顿夫人的舞姿

144

这是怎样一种舞蹈啊——它仿佛由水中仙女和森林之神所发明，历史悠久却仿佛得到重新发现之后，亭亭玉立并再展新姿，并隐藏在原始的记忆之中——灵巧、狂热而酒香扑鼻，男子们又一次长起山羊的蹄子，少女们则来自月亮和狩猎女神阿耳忒弥斯的队伍。

　　里尔克的描述，把人带到德国哲学家弗里德里希·尼采在《悲剧的诞生》中所说的古希腊罗马时代的酒神节狂欢中："几乎所有的地方，这些节日的核心都是一种癫狂的性放纵，它的浪潮冲决每个家庭及其庄严规矩；天性中最凶猛的野兽径直脱开缰绳，乃至肉欲与暴行令人憎恶地相结合，我始终视之为真正的'妖女的淫药'。"（周国平译文）事实上，美籍德国音乐家库特·萨克斯在其里程碑式的专著《世界舞蹈史》中就认为，塔拉台拉舞是"最直接""根植于""罗马的'萨尔塔雷洛舞蹈'和托斯卡的'特列斯卡舞蹈'"。

　　这是一种怎样的舞蹈啊？19世纪一个时期，塔拉台拉舞在中产阶级甚至一些上层阶级人士中都成为时髦。著名的挪威剧作家亨里克·易卜生在他的名剧《玩偶之家》（潘家洵译文）中写道，女主人公娜拉热诚期许"明天晚上楼上斯丹保领事家里要开化装舞会，（她丈夫）托伐（·海尔茂）要我打扮个意大利南方的打鱼姑娘，跳一个我在卡普里岛上学的塔拉台拉土风舞"。于是，一天后，她甚至在狂热地"跳完了塔拉台拉土风舞"之后，仍不顾丈夫规劝，"挣扎"着不肯回家："亲爱的托伐，我求你，咱们再跳一个钟头。"

　　美国作家苏珊·桑塔格在小说《火山情人：一个传奇》中也写到女主人公，那个赋有真实历史人物影子的埃玛·哈米尔顿，两次欢跳"性放纵的民间舞"——塔拉台拉。尤其是第二次，在一个庆祝宴会上，这时她虽然不再年轻，"已经没有以前那么优雅"，却仍然"快速旋转、刺耳地叫、尖声地叫，张大了嘴，胸腿裸露、粗俗、张扬、色情、淫荡"，"纯粹的充满活力，纯粹的挑衅……"。

　　艺术最初都来自民间。虽然有些粗俗，还难免原始，却是最纯真、最鲜活的艺术。塔拉台拉舞，特别是它的音乐，如德国艺术史家恩斯特·格罗塞在《艺术的起源》中引法国艺术批评家伊波利特·泰纳说的："所有的艺术作品，都是由心境和四周的习俗所造成的一般条件所决定的"，"也许不是生理的而是病理的表现"（蔡慕晖译文），它仍极大地感动了许多艺术家，甚至赋予他们创作的灵感。

意大利作曲家乔奇诺·罗西尼曾于 1830—1835 年间创作了题为《音乐之夜》（*Les soirées musicales*）的 8 首歌曲，其中最后的一首《舞曲》（*La danza*）是以那不勒斯塔拉台拉的节拍谱写的。《舞曲》的歌词具有浓厚的性感，如："月亮高升于海面，妈妈咪呀跳跃起舞！/时光如此美妙专为舞蹈准备，心中充满爱意之人怎会无动于衷……天空中的月光和星光闪烁，帅哥美女们将彻夜通宵共舞不歇……旋转跳跃不停歇，我好似国王，好似权贵/这是世间最大的欢愉/快快快，妈妈咪呀，舞动起来。啦啦啦啦啦……"六年后，1841 年 6 月，波兰钢琴家弗里德里克·肖邦据这首《舞

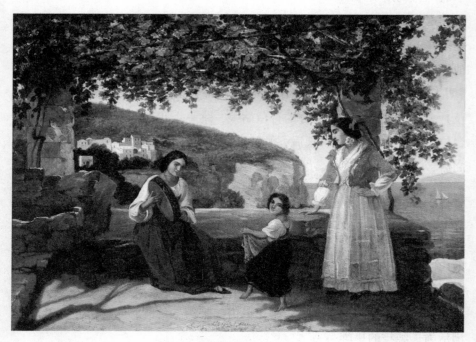

意大利舞女跳塔拉台拉，1846 年

曲》创作出一首《A 大调塔拉台拉》钢琴曲，于同年 10 月出版。此外，匈牙利钢琴家弗朗兹·李斯特创作过一首快速的钢琴曲《塔拉台拉：威尼斯和拿波里》，德国作曲家弗朗兹·舒伯特以塔拉台拉快速旋律创作了一首钢琴曲《死亡和少女四重奏》，还有菲利克斯·门德尔松、卡米尔·圣-桑、谢尔盖·普罗科菲耶夫、彼得·柴可夫斯基等。维基百科称，计有三十多首/部"经典音乐"都是作曲家们从塔拉台拉舞曲获得灵感创作出来的。

提灯小姐：南丁格尔和护理学

　　当一个病人或者残疾者失去生活自理能力的时候，必须有人为他提供个人卫生和日常生活方面的照顾，战争中的伤员更是有这种需要。这可能就是护理工作的起源。护理即是要在生理和精神上帮助病人和伤员，以恢复和促进他们的健康。

　　有关护理的早期历史，资料缺乏，但相信它是由乳母的工作演化过来的。据说，Phoebe 是第一个著名的基督教护理。（如今 Phoebe 通译叫"福

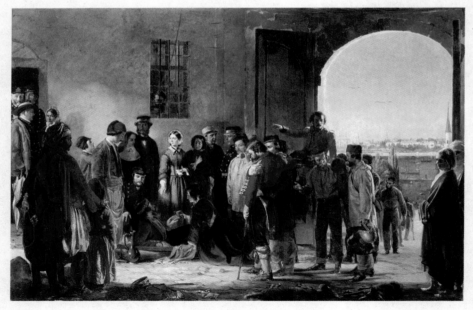

《仁慈的使命：南丁格尔在斯库塔里接受伤员》

柏"，"基督教三自爱国运动委员会"印发的《圣经》中译为"非比"。）《新约·罗马书》写道："我对你们举荐我们的姐妹 Phoebe，她是……教会中的女执事……因她素来帮助许多人，也帮助了我。"

基督教会最早规定下来的公职是"执事"（Deacon），它的任务是依照上级的指示负责辅助会众中的实际工作和慈善事业。男执事（Deacon）和女执事（Deaconesses）行手礼接受圣职后，就开始救护病人，尤其在传染病流行期间，更把这一工作视为他们的主要使命。有材料说，基督教第一位隐士，底比斯的圣保罗曾派女执事非比作为第一个出访护理人员，前去罗马履行这一慈善使命。

"医治百姓各样的病症"是基督教的传统，一直为虔诚的教徒所继承，到了隐修院建立起来之后，执事的护理工作一般为修女所替代。中世纪，以宗教的虔诚而帮助病人的传统非常盛行，表现在修女的工作上，也表现在一所所医院的建立上。统计材料证明，中世纪欧洲的整个基督教世界，仅是收容麻风病人的医院就多达 19000 所。只是在那时，不论是执事还是修女，他们的"护理"，主要是与病人一起祈祷上帝保佑，而少有具体的医疗服务，因为他们本身并未受过任何护理方面的训练。不过他们的态度是至诚的，他们把这护理看成是出于对神的爱而做出的奉献，也不收取任何报酬。要等到 19 世纪，由于南丁格尔做出的贡献，才使妇女护理职业成为一个学术专业为世人所认同。

佛罗伦丝·南丁格尔（Florence Nightingale，1820—1910）生于意大利佛罗伦萨（Florence）一个和英格兰有密切联系的上层富有家庭，她的名字就取自这座城市之名，像她的姐姐，因为生于希腊今日叫那不勒斯的帕特诺珀（Parthenope），便取名弗朗西斯·帕特诺珀·南丁格尔。1821 年，他们全家移居英格兰。佛罗伦丝·南丁格尔从小接受父亲、时任汉普郡郡长的著名普救会信徒的教育，10 岁便能用法语写日记，其他如德语、意大利语、拉丁语、希腊语等，也都相当熟稔。

1837 年 2 月的一天，坐在自家领地埃布莱花园的一棵大树底下，南丁格尔感觉受到神示，认为是上帝的召唤。她在日记中写道："上帝和我说话，召唤我为他效劳。"她没有向他人张扬这"神迹"，而只是把这个秘密深藏在自己的心底，但主意已定，要成为上帝的仆人，决心做一名护士，帮助病人和穷人。

在当时，一个出身富裕又有地位家庭的女子，一般都不外出工作，特别是做一名护士，这在当时被看作一种低贱、不体面的职业，甚至被认为比妓女好不了多少，不为家庭所接受是很自然的。但这不能阻止佛罗伦丝实现她的愿望。她开始照看穷人，尤其那些患病的穷人。随后又去参观伦敦和郊外的多家医院，考察护理工作。1949—1950 年，南丁格尔与她的朋友去埃及时，从巴黎回来的途中，遇到了文森特·德·保罗姐妹。她们向她介绍了她们刚于 1849 年 5 月 11 日在亚历山大创建的女隐修院，使她看到一些组织良好、训练有素的修女，可以比伦敦医院里的女子更好地为上帝效劳。于是，南丁格尔便在 1850 年 7 月 31 日至 8 月 13 日去参观法兰克福附近凯撒斯韦特（Kaiserswerth）的基督教女执事学院（Institute of Prot-estant Deaconesses）学习护理法。1851 年夏，她又再次去了那里学习了四个月。回国后，她不但访问伦敦的数家医院，还考察了爱丁堡和都柏林的多家医院。最后，她于 1852 年首次接受了一项行政职务的任命，成为"病弱女士医院"（Hospital for Invalid Gentlewomen）的主管。

1853 年 10 月，以俄国为一方，英国、法国和奥斯曼土耳其等为另一方的"克里米亚战争"爆发，至 1856 年 2 月结束，其中重大的战斗发生在阿尔马河（1854 年 9 月 20 日）、巴拉克拉瓦（1854 年 10 月 25 日）和因科尔曼（1854 年 11 月 5 日），双方损失都很惨重。《泰晤士报》记者威廉·拉萨尔（William Russell）在 1854 年 9 月 15—22 日的报道中指责英国方面极端忽视对伤员的护理，还指出，与法国相比，英国军队缺乏健全的医疗设备，使战士因得不到妥善的治疗而惨死。他诘问："我们就没有一个女子愿意献身去（土耳其伊斯坦布尔的）斯库塔里的医院照看东线的病人和伤员吗？就没有一个英格兰的女儿在这极端需要的时刻为这么一项慈善工作做好准备吗？我们在自我牺牲和忠诚卫国上就一定得落在法国的后头吗？"该报还发表了一篇社论，呼吁《不要遗弃远征的同胞》，在全国产生强烈的反响。

南丁格尔的密友，当时任作战部长的西德尼·赫伯特（Baron Sidney

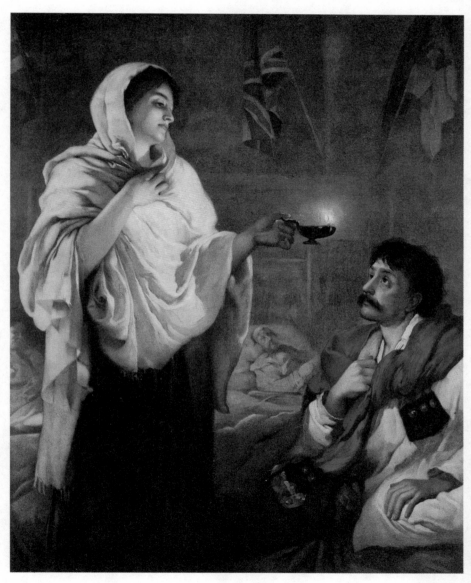

《提灯小姐》

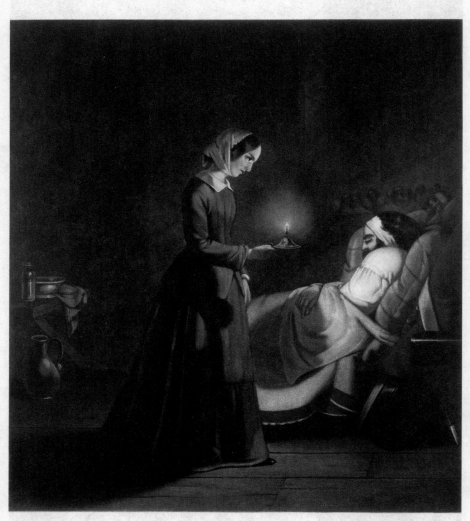

雷创作的《提灯小姐》，1855年

Herbert）男爵建议佛罗伦丝去克里米亚，要她负责一个 38 名护士的团队，看护在土耳其斯库塔里一家医院里的受伤的英国士兵。赫伯特对她说，她"对所有护士都会有绝对的权威……且可获得全体医务人员的完满帮助和协作"，他还承诺"只要您认为完成您的使命所需要，可以从政府方面得到无限的权力"。

南丁格尔于 10 月 14 日上船前往克里米亚，同船的 38 名护士中，有 10 名罗马天主教修女、8 名圣公会修女、6 名圣约翰学院的护士，以及 14 名来自别的医院的护士。她们于 11 月 4 日到达斯库塔里，正好是因克尔曼战役的前夕。在这里，有 10000 多名伤病员需要她们治疗和护理。可是，医学史家玛莎·亚历山大写道："这家医院的卫生条件令人惊骇——老鼠在病床底下乱蹦乱跳，疾病迅速传播，引起毁灭性后果。南丁格尔认识到医院的物理结构能够帮助或妨碍疾病的治疗，这促使她去创建'南丁格尔病室'：房间宽大又开阔，数量有限的床位促使新鲜空气的循环和自然光线的充沛。在当时，这是革命性的，她这原则对于今天的医院的病室仍然适用。"

在这里，南丁格尔除了作为"东线医院女性护士主管"领导整个团队之外，还亲自干大量的工作：她整顿纪律，订立规章制度，组织家属协助工作，并以自己的作为建立规范。她亲自给伤病员换药疗伤和抚慰心灵，还不厌其烦地替他们给家人写信，常常一天 24 小时站着照顾他们，甚至连续跪着为他们包扎伤口达 8 个小时，不但克服了用品匮乏、水源不足、卫生极差等客观条件，还让有些医生改变了对护士的传统看法，使医院极大地改变了面貌，仅病人的死亡率，就从 1855 年 5 月的 42% 降到同年 6 月的 2%。人们常看到，深夜里，她提着一盏小灯，穿梭在病人中间，那油灯的光，在军医院宽大的病房中虽然显得微弱，但在她手中发出的热，温暖着病人的心，病人们常以亲吻她的身影来表达对她的敬意。玛莎·亚历山大接着说：

> 南丁格尔从《泰晤士报》的一篇报道的用语中获得"掌灯小姐"（The Lady with the Lamp）的外号："毫不夸张，她是这些医院里的一位救死扶伤的天使，当她纤细的形体悄悄从各过道滑过

时，每个不幸的病员都会以感激的目光注视她。"她成了一个令人崇拜的人，以致在亨利·沃兹沃思·朗费罗的《圣菲罗米娜》（*Santa Filomena*）中永生不朽："一位提灯的小姐将站在这片土地的伟大历史中/一种高尚的善良/英雄女性形象。"

《泰晤士报》上这段话流传甚广，使"掌灯小姐"成为一个习语，代

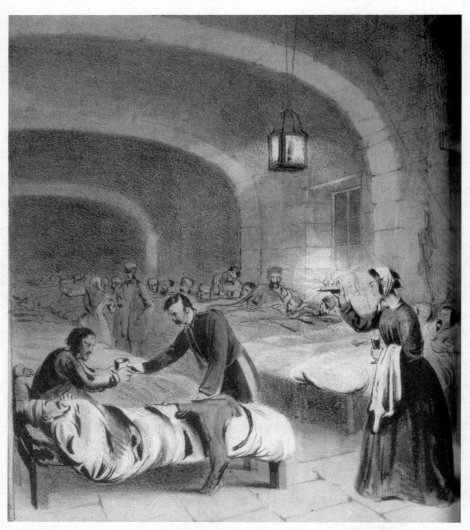

《南丁格尔在斯库塔里克里米亚军医院》（部分）

替佛罗伦丝·南丁格尔之名为人所知。

南丁格尔的精神感动了很多人，也感动了多位文学艺术家，赋予他们创作的灵感。

杰里·巴雷特（Jerry Barrett，1814—1906）是英国维多利亚时代的一位画家，克里米亚战争期间，他专门去往前线，画下大量素描，回来后创作了两幅油画：《仁慈的使命：南丁格尔在斯库塔里接受伤员》（*The Mission of Mercy：Nightingale receiving the wounded at Scutari*）和《维多利亚女王首次看望伤兵》（*Queen Victoria's First Visit to her Wounded Soldiers*）。这两幅绘画，作为表现克里米亚战争的姐妹篇，已经成为巴雷特的著名作品，《维多利亚女王首次看望伤兵》于1856年5月在伦敦皮卡迪利大街的皇家画廊展出，1858的《仁慈的使命》，现在已是伦敦"国家肖像画廊"的珍贵藏品。

亨丽埃特·雷（Henrietta Emma Ratcliffe Rae，1859—1928）也是英国维多利亚时代的著名画家，她1855年的画作《斯库塔里的南丁格尔小姐》描写南丁格尔提着一盏灯，深夜来到伤病员的床前探望他们，因此，此画常被标以《提灯小姐》，被认为是一幅很有特色的作品，也是女画家最著名的画作。

另外，在伊丽莎白·布鲁克编著的《女治疗师画史》（Elsabeth Brooke：*Medicine Women：A Pictorial History of Women Healer*，1997）中，插有一幅题为《南丁格尔在斯库塔里克里米亚军医院》的油画。作品没有署艺术家的名字，但画作全面表现了"提灯小姐"的工作：由于伤员太多，都只能挤在一个条件简陋的大病房里，虽然已是深夜，有的医务人员仍在忙碌，但见南丁格尔左手握一杯水、右手提着灯来了，本来都已入睡的伤病员有的坐了起来，有的欠起身子，瘫在床上的也转过脸来，以感激之心来亲吻这位"斯库塔里天使"的身影。这正是美国大诗人亨利·朗费罗特赞美诗中的情景："……回廊阴郁而沉闷/地面寒冷而坚硬。//在那不幸的房子里/我看到一位提灯小姐/穿越透着微光的黑暗/从这间徐徐飘到那间。//就像处在极乐的梦境/这些无语的患者/便转身去亲吻她那/落在模糊黑墙上的倩影。"

南丁格尔在克里米亚战争中所表现出的"英勇和牺牲精神"多次得到维多利亚女王的表彰：1855年11月，女王御赐她一枚胸针，并在给她的信中称颂她说："在充满血腥的战争中，你表现了基督徒崇高的牺牲精神。……你的功劳比起勇敢的将士们，有过之而无不及……"战争结束后，南丁格尔回国，被视为民族英雄。但她仍继续为改变英国军队的卫生工作而努力。1857年，她促成皇家陆军卫生委员会成立，同年军医学校建立。1860年，她用公众捐助的南丁格尔基金50000英镑在伦敦圣托马斯医院建立了以她名字命名的世界上第一所护士学校，后又创建了助产士及济贫院护士的培训工作。她这些工作都产生了巨大的影响。到她感受上帝的召唤50周年——1887年之际，英国至少有16所医院的院长都是南丁格尔护士学校的毕业生，从她护理学校培养出来的护理们又带领护理师资去往美、德、澳、印和瑞典、锡兰、加拿大等国，按照她的规范建立起4所这样的学校。由于她毕生的功绩，1907年被国王爱德华七世授予功绩勋章。为了纪念她的成就，1974年1月将她的生日5月12日定为"国际护士节"，以缅怀和纪念这位伟大的女性。

天花疫苗或战胜偏见：牛痘的发明

　　天花，与霍乱、黑死病，同为世界上最可怕的三大瘟疫。被天花感染后，有的病人刚一发病，还未出现典型性的皮疹，便会死亡。少数患者幸免于死，也会在脸上留下一个个凹陷的疤痕，成为终生的缺陷。长久以来，医生们对此病都是束手无策。例如，"最高贵的英格兰皇子"染上天花后，那位被认为中世纪最著名的英国医生之一的加德斯登的约翰（John of Gardensden，1280—1361），所运用的最高明的技术，就是把他安置在红房间里，盖上一袭猩红色的被单。结果自然什么用也没有。英国历史学家托马斯·麦考利（Thomas Macauley，1800—1859）的《英国史》写道，在17世纪末的一段时期，"天花总是出现，使教堂的墓地尸体充塞，所有未曾患过这病的人，时刻提心吊胆"。麦考利描写国王威廉二世的大女儿，英格兰女王玛丽二世（Mary Ⅱ，1662—1694）被染天花后，"下令那些没有感染天花的侍女、宫女甚至下人，都立即离开肯辛顿宫；把自己关在密室里，烧毁文件，安排好后事，然后静等死亡"。年仅32岁。且除了玛丽，整个的英国斯图亚特王室，14位王族人员中有8位死于天花。

　　但是在东方，中国自宋之后，诸多医家便在探索对天花的预防。待到明清，已有将天花的痂阴干后研细，通过银管吹进儿童鼻孔来预防的方法了。在土耳其，也有人痘接种预防天花的方法。英国驻土耳其公使的夫人玛丽·沃特利·蒙塔古（Lady Mary Wortley Montagu，1689—1762）亲眼目睹那里的接种，1717年在给国内的女友写信描述这一接种技术，说是他们用一根大针在孩子臂上划一道口，然后将上好的天花脓汁尽可能多地嵌到里面去。接种后，孩子卧床两三天，然后起来，像接种前一样，和别的孩子一起玩耍，没有一个因接种而死的例子，脸上也很少有二三十颗以上的痘疱，却永远不留痕迹。蒙塔古夫人说："我对这一经验的安全性非常满意，所以我打算在我亲爱的小儿子身上进行试验。"

第二年，蒙塔古夫人就在伊斯坦布尔使馆，让使馆的外科医生查尔斯·梅特兰为她 6 岁的儿子爱德华接种人痘。虽然她的牧师告诫她，这种接种法并不是基督徒的，只能在非基督徒身上生效，基督徒的一切努力都会枉费心机，她仍坚持这么做。可是，孩子接种之后情况良好，更使她坚定了自己的信念，并在她回英国后的 1721 年 4 月，向她的朋友们介绍这种接种的优越性，同时又再次请梅特兰医生，甚至当着宫廷医生的面，为她 3 岁的女儿玛丽接种。这是第一次在英国的专业接种。小玛丽经过轻微的发热之后，即恢复正常，长大后嫁给了后来成为国王乔治三世首相的比特爵士。

但因人痘接种实质上是人为地造成一次轻发的天花感染，尚有一定的风险。如 1796 年，一个接种人痘的儿童使 17 人感染上天花，其中 8 人死亡。这引起很多医生的重视，特别是格洛斯特郡贝克莱的乡村医生爱德华·詹纳（Edward Jenner，1749—1823），他决心要寻求一种更加安全、更为妥善的预防天花的方法。

那段时期，在英国，天花不但在人群中施虐，奶牛群中，牛痘也很流行。牛痘的病原体牛痘病毒，与传染天花的病毒同属于痘病毒一族，它使奶牛患上一种轻微的传染病，挤奶女子手指上若有伤口，便很可能被传染过来。染病后，会出现低烧、不适感和局部淋巴结肿大，但很快就会痊愈，更没有致命的危险，尤其是因为牛痘极少引起水疱，所以不太会给病人留下麻点。最有意思的是，那些曾经出过牛痘的挤奶女子，未见有再被染上天花的，即使在天花流行期间也不受感染。詹纳 20 岁那年替一位外科医生做学徒时，一次，一个年轻的女子来求医。当时正好也在流行天花，詹纳便问她怕不怕天花。那女子大声回答说："我是不会得这病的，因为我已经出过牛痘。"这句偶然的回话给年轻的詹纳留下深刻的印象，他决意以后有机会要去研究这个挤奶女子的话是否可信。几年后，詹纳又听人

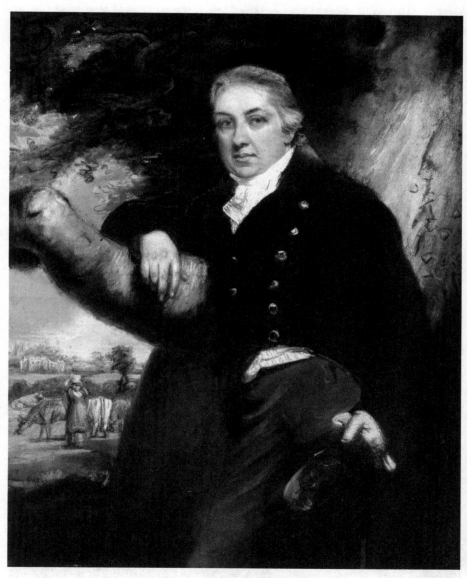

爱德华·詹纳

说了杰斯泰接种防治天花的事，印象深刻。

本杰明·杰斯泰（Benjamin Jesty，约 1736—1816）是塞特郡耶特敏斯特村（Yetminste）的养牛户。1774 年，当天花流行到耶特敏斯特时，虽然他自己和他的两个女佣安妮·诺特莉（Ann Notley）和玛丽·里德（Mary Reade）都被感染了，但是他希望他的妻子伊丽莎白和两个孩子不会被传染。于是，他决定给他们接种。他将他们带到切特诺尔（Chetnole）附近一家被染天花的农场，用"打袜针"在他妻子和两个儿子的手臂上划痕，嵌进患牛痘的母牛乳头上的痘浆，来预防接种。结果，两个孩子只有较轻的局部反应，随后很快康复了；他妻子的手臂变得通红，反应严重，有一段时间病情令人担忧，不过最后也及时获得康复。

这就使詹纳想到，也许牛痘接种会是防止天花的一种安全而且有效的方法吧。于是在 1796 年 5 月 14 日，詹纳选择他家花匠的儿子，8 岁左右的健康男孩詹姆斯·菲普斯（James Phipps，1788—1853）来接种牛痘。接种数天之后，孩子病了，体温升高，还出现寒战。但是很快，他手上原

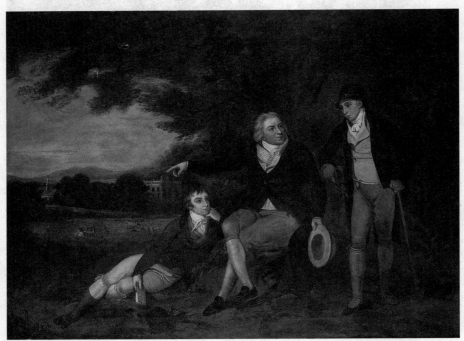

詹纳劝说一农家为孩子种痘，一位英国画家（约 1910 年）的作品

160

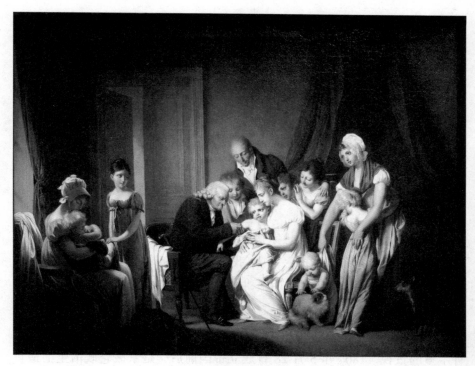

法国画家路易-莱奥波特·布瓦里的画《天花疫苗或战胜偏见》，1807 年

来因接种而出现的溃疡就结了痂，不多时，痂也脱落了。于是，孩子恢复了健康。为了确定接种的效果，詹纳在 7 月 1 日让他接受天花脓汁，来检验他接种的牛痘能否抵御天花的传染。结果良好，菲普斯成了历史上第一个通过牛痘接种防止了天花感染的人。

在菲普斯之后，詹纳又给其他儿童和成人接种牛痘，并以天花脓汁进行挑战，都证明能经受得住天花的袭击。于是，詹纳写出一篇包括 23 例牛痘接种的报告，于 1797 年提交给伦敦的皇家学会委员会，但没有受到重视。不过詹纳深信自己屡经检验的真理，第二年，在获得更多的病例和证据来支持自己的理论之后，他自费出版了题为《一种见于英国西部、特别是格洛斯特郡、名为牛痘的疾病，原因及其结果之研究》的论文，向同行和公众推荐牛痘接种。

在美国，哈佛大学教授本杰明·沃特豪斯（Benjamin Waterhouse）读过詹纳的论文后，发表了一篇文章《医界之奇事》，用所有美好的词汇来赞美牛痘接种法。同时他还身体力行，于1800年先后给自己13个孩子中的7个接种了牛痘，除一人外，情况全与詹纳描述的一样。经沃特豪斯推荐，美国总统托马斯·杰斐逊也给自己全家成员都接种了牛痘，大大有助于牛痘接种在美国获得声誉。

在俄国，叶卡捷琳娜二世女皇特地从英国请来英国掌握第一流种痘技术的托马斯·迪姆斯达尔为她的儿子保罗大公爵和家庭其他成员接种牛痘。随后，女皇还拨出一笔可供200万人接种牛痘的专款费用，来推广接种技术。

法国伟大作家、启蒙思想家伏尔泰早在1773年就在他著名的《哲学通信》中，对种痘备加赞扬，说："我听说一百年来中国人一直就有这种习惯，这是被认为全世界最聪明最讲礼貌的一个民族的伟大先例和榜样。"他欣赏蒙塔古夫人对种痘的积极态度，说是至少有一万万个家庭的儿童因为她而得救，"保持了她们的美貌"。更值得称道的是法国皇帝拿破仑对接种牛痘的重视。1804年5月28日成立帝国前后，是拿破仑政治生活最重要、最繁忙的时日。但他仍然十分重视公众事业和国民健康，亲自对种痘投以关怀的目光。在这年的4月4日，他就让内务部长让·安托万·夏普塔发出让全国各县执行种痘的指示。1805年，拿破仑又再次下谕：所有未曾出过天花的法国士兵，均需接种牛痘。拿破仑甚至专门下令铸造了一枚牛痘纪念章。

在这些政治家和有识人士的倡导下，牛痘接种很快被全世界广泛接受和应用。英国至1801年已有超过10万人接种了牛痘；法国至1811年有超过170万人接种了牛痘，拿破仑的军队里有一半人接种了牛痘；1804年至1814年，俄国有200万人接种了牛痘。到了20世纪，接种牛痘的人数就多到无法计算。

《不列颠百科全书》在"疫苗"这一条目上总结说：疫苗是"由减毒的或灭活的、有抗原性的致病微生物制成的悬浮液。将其注入人体后，可刺激机体产生抗该种微生物的特异性抗体，使机体获得对它的免疫性。……英国医生爱德华·詹纳是第一个使用疫苗的人"。有赖于天花疫苗牛痘，经全世界医务人员和其他有关部门的共同努力，最终，世界卫生组织于 1979 年宣布，全世界已彻底消灭了天花。詹纳的"消灭天花这个人类最可怕的瘟疫"的理想终于得以实现。在人类控制和扑灭许多全球范围的、灾难性的瘟疫方面，疫苗立下了很大功劳，到了今天，小儿麻痹、白喉、百日咳、麻疹、风疹等传染病、流行病，在发达国家已经基本上得到了控制；针对伤寒、副伤寒、霍乱、鼠疫、结核、布鲁氏杆菌病、土拉菌病、慢性葡萄球和链球菌感染、破伤风、流感、黄热病、斑疹伤寒、乙型脑炎等疾病的有效疫苗，也已研制成功。

体液：希波克拉底的病理学

希波克拉底（约前460—约前370）在西方被认为"医学之父"，流传至今以他的名字署名的70多篇医学论文，只有少数几篇是他写的，其余都是他的弟子秉承他的讲述而写的，是研究希腊医学最重要的典籍。

古希腊哲学家恩培多克拉（Hippocrates，约前490—前430）认为所有物质都是由火、空气、水、土这四种元素组成的，它们因"爱"而保持结合，因"斗争"而分散开来。希波克拉底借用他的这一理论应用于人的身体，提出与这四种元素相对应的理论——四种"体液"（Humors）来解释人的健康和疾病。在题为《自然人性论》的一文中，希波克拉底写道：

> 人体内有血液、黏液、黄胆液、黑胆液，这些要素决定了人体的性质。人体由此而感到痛苦，由此而赢得健康。当这些要素的量和能互相适当结合，并且充分混合时，人体便处于完全健康状态。当这些要素之一太少或太多，或分离出来不与其他要素化合时，人体便感到痛苦。因为当一种要素析出单独存在时，不仅使它停留的地方患病，而且必然泛滥成灾，由于积聚太多而引起疼痛。事实上，当某种要素流出人体的量超过应有的限度时，造成的空虚也使人疼痛。同样，若由于元素析出在体内漂移造成某一内脏空虚，则如上所说，人会感到加倍疼痛，因为流出和流入的地方均感到疼痛。

希波克拉底还指出这四种体液的性质及其对人体的作用。他认为，血液为红色，它性质如气，既热且湿，是人体"生气"的来源；黄胆汁呈黄色，性似火，又热又燥，它是胃液，主消化；黏液汁似水，呈苍白色，润滑又寒冷，身体发寒、发热，即是由于黏液汁分泌过量的缘故；黑胆汁为黑色，性如土，寒而燥，皮肤或大便有时呈暗褐色，便是黑胆汁过多的关系。

希波克拉底说，医生的职责和他的一切工作，就是为了平衡病人体内

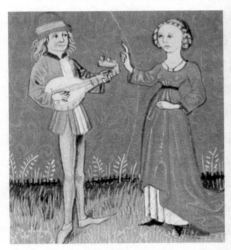
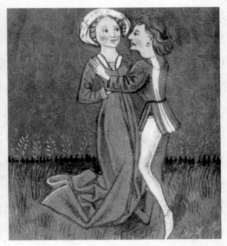
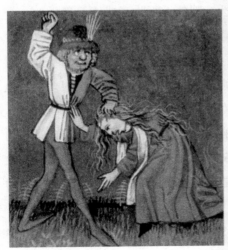
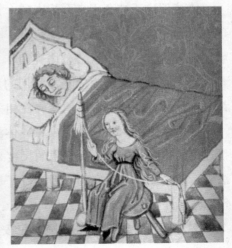

画作描绘四种"体液"的性格特征

的体液，使他们的身体保持健康。后来，古罗马医生加伦（Galen，130？—200？）和其他学者发展了他的这一理论，并认为这人体小宇宙中的体液的作用，还和大宇宙中的星球有关，如相信木星和金星会对血液起作用，月亮会对黏液汁起作用，火星会影响黄胆汁，土星会影响黑胆汁。这些作用的结果，体液就不仅决定人的健康或疾病，还影响到人的形体、气质、脾性、情感、行为，如认为血液过多的人，脸孔红润，秉性乐观，体格强健，精力充沛，但血气方刚，容易冲动；黄胆汁过多的人形体消瘦，脾气暴躁，容易与人争斗；黏液汁过多的人比较胖，性格淡漠，缺乏生气；黑胆汁过多的人，面孔黝黑，性情阴郁，好猜忌，专看事情负面。15世纪手稿中的一幅绘画，生动地描绘出四种体液、四种个性类型的人，分别为黏液质、多血质、黄胆质和忧郁质类型的人。

希波克拉底的这一理论对西方的医学，还有心理学，都产生过很大的影响。受这一影响，医生们认为，不管什么疾病，都是由于体液失调造成的，医治的方法就是要调整和平衡病人的体液，具体做法是给病人放血或者催泻、发汗，用得最多的是放血，一般是让病人赤膊躺在床上，将十多条、数十条蚂蟥放到他的身上来吸他的血，最彻底的甚至动用割脉手术来大量放血。于是，放血手术便成了西方医生以往治疗疾病的常规。

体液理论还被套用来看待人的个性、脾气、行为，成为心理学的一个理论依据。加德纳·墨菲和约瑟夫·柯瓦奇在《近代心理学历史导引》中就说道，希腊传记作家普鲁塔克写作《希腊罗马名人传》时，"不论他对希波克拉底所描绘的躯体典型利用的多或少——他可能利用了很多——他都是根据那些往往同主要躯体属性相关联的主要动机来表现个性典型的"。

普鲁塔克不但从总体上按照"体液"学说的精神实质，而且在具体的描述上，也常常按照这一学说的尺度来选择和猜测他笔下的那些军人、立法者、演说家、政治家的心理言行，是最早、最直接接受"体液"学说的作家。

文艺复兴时代，著名英国作家安东尼·伯吉斯在《莎士比亚传》中说："当时，humour（体液）一词正变得时髦起来。它……是与讽刺作家津津乐道的所谓体液决定脾性的机械心理学有关……一个人的体内血液多，

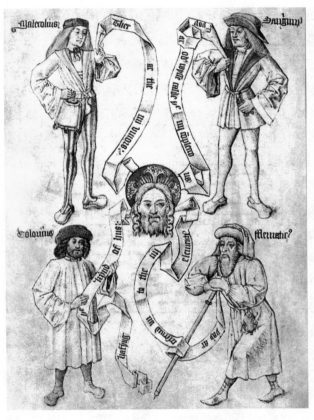

15世纪手稿中描写的体液图

他就是乐观开朗的多血质性格；黏液多，就是冷漠迟钝的黏液质性格；易怒的黄胆质性格是黄胆液过盛；抑郁的黑胆质性格是黑胆液过盛。"在当时，说某人是四种类型中的某种气质的人，成为人们风行一时的日常用语。著名的瑞士学者雅科布·布克哈特在《意大利文艺复兴时期的文化》中写道，那个时期，非常流行一种"常常和迷信星宿的力量相结合的四种体液的学说"。布克哈特说道："有一个本来应是有能力的观察者，认为教皇克莱门七世具有一种忧郁质的性格，但由于医生们认为这个教皇具有一种多血质和胆汁质的天性，他就屈服于医生的诊断。还有，同一个加斯敦·德·弗瓦，这位拉韦纳的胜利者，……一切历史学家也都描写过他，当我们读到他是一个具有沉淀质（黏液质）的人时，也会觉得是可笑的。"布克哈特甚至认为"这些概念可能在个人的心理上是难于根除的"。

　　文学是人学，文学作品是写人的，尤其是要刻画人的性格和心理，于是四种体液的理论又被作家和批评家进而用来塑造和分析人物。16世纪晚期，英国出现一种被称为"体液喜剧"（comedy of humours）的戏剧类型，它的特点是剧中的每个人物，他们的心理和行动举止都要表现得是在受着某一种或几种体液的支配。本·琼森（Ben Jonson，1572—1637）是一位

167

有代表性的剧作家。他在 1598 年上演的一部按照古罗马剧作家普劳图斯的创作方式，即人物性格类型化的方式写成的喜剧《人人体液和谐》（*Every Man in His Humour*）中，让四个主要角色分别体现四种体液和气质，第一次在作品中用了"体液"这个词。在第二年的《人人体液失调》（*Every Man out of His Humour*）中，本·琼森解释说，"humour"（体液）就是："某种特质／支配一个人／使他在所有的行动、心灵和能力的／冲突中汇成一个方向……"本·琼森说，这就是"Humour"——"执着于心的情感"或"情绪"，并相信正是它支配着人的情感和行为。另一位剧作家，与莎士比亚生于同一年的克里斯托弗·马洛（Christopher Marlow，1564—1593），他的《马耳他的犹太人》和《爱德华二世》，据认为也是按照"体液"学说的原理来描写的。甚至伟大的莎士比亚，对体液理论也具有极大的信念。莎士比亚不但在《哈姆雷特》中写到这位丹麦王子曾对伶人提到一个满头假发、大摇大摆在舞台上乱叫乱嚷的胆汁质气质的滑稽角色，他甚至认为从人的脸上可以窥察出他的"体液"。如在《尤利乌斯·恺撒》中，当勃鲁托斯向恺撒报告，说"一个预言者请您留心 3 月 15 日"，这个后来证明是他被刺杀的日子，恺撒就说："把他带到我的面前，让我瞧瞧他的脸。"他相信从他的脸上会看出他的为人。事实是，恺撒对凯歇斯，就是根据他的脸来做出评价的。恺撒对安东尼说："我要那些身体长得胖胖的、头发梳得光光的、夜里睡得好好的人在我的右边。那个凯歇斯有一张消

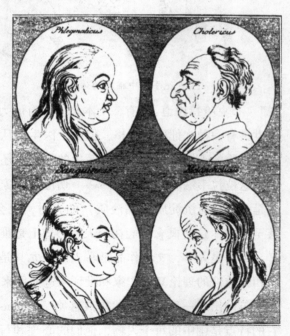

18 世纪版画描绘四种体液的人

瘦憔悴的脸，他用心思太多，这种人是危险的"，"像他这种人，要是看见有人高过他们，心里就会觉得不舒服"。恺撒这几句话正是典型的"体液"学说的用语。而勃鲁托斯同样也是以"体液"学说的用语来评论凯歇斯，说凯歇斯这个属于多血质气质的人"是一个喜欢游乐、放荡、交际和饮宴的人"。与此相映成趣的是，在《安东尼与克利奥佩特拉》中，莎士比亚描写安东尼说："是我杀死了那个形容消瘦、满脸皱纹的凯歇斯，结果了那发疯似的勃鲁托斯的生命。"莎士比亚还在多部剧作中遵循体液理论来塑造人物。

当代英国学者约翰·W. 德雷珀在 1964 年的一期《美国医学协会杂志》上发表的一篇论文《体液：莎士比亚悲剧中的某些心理学问题》中，对莎士比亚悲剧中的人物，做了细致的分析，指出这些人物如何合乎体液的理论。如对莎士比亚的《罗密欧与朱丽叶》，德雷珀是这样看的：

> 在《罗密欧与朱丽叶》中，每一个主要人物都有一种容易识别的体液：多血质的罗密欧，黏液质的班伏里奥，受火星强烈影响的胆汁质的提伯尔特，和受太阳影响、倔强的黄胆质的朱丽叶。这些体液，无疑是莎士比亚计划好的，都完全合乎这一古老故事的情节。初看起来，一切似乎都是巧合，缺乏理性：仅是偶然，凯普莱特将那份贵宾的名单交给一个不识字的仆人，仆人偶然请罗密欧的朋友们给他念一下这张名单。这些朋友正好偶然要让罗密欧去找消遣，因为他向罗莎琳求爱遭到拒绝，于是他擅自进了他仇人的舞厅，并遇见易动感情的朱丽叶，所以，故事情节的开始、发展和结局都是巧合。

> 但是，事实上，这一切终究不是巧合。因为莎士比亚抓住原始材料的征兆，赋予整个故事情节一个占星学的推动力：他将季节从忧郁质的冬季改为黄胆质的夏日，来突出世仇的暴力，并对每周中的每一天和每一天中的每个时刻都谨慎地做了安排，使这两个"命运多舛的恋人"无法抵挡巴比伦伪科学传统下的厄运，这传统在文艺复兴时期是人人皆知的。在《罗密欧与朱丽叶》

中，几乎每一件事故的发生都起始于天体的方位。它不是情节剧，而是一部占星学的悲剧，每段情节的无可避免的结果都起源于星球，同时还和人物的体液有关。

　　另外，德雷珀分析《哈姆雷特》中的同名主人公原是一个多血质之人，但是父亲的被害和母亲再嫁给了杀害父亲的凶手，引起他"体液"成分的紊乱和变化，最终导致他的体液变为忧郁质。而克劳狄斯则具有贪婪狠毒的胆液质气质，同时他内心又常常流露出抑郁、沮丧等忧郁质气质。其他，波洛涅斯的忧郁质性格，世故而刻薄；雷欧提斯急躁易怒，明显属于胆液质；黏液质的奥菲莉娅，柔弱胆小，完全与朱丽叶不同；只有霍拉旭，理智而头脑清醒，不尚空谈，不耽幻想，是一个体液平衡的理想人物，等等，德雷珀共分析了九部莎士比亚悲剧中主要人物的体液。

　　体液理论一直流行了一千多年，直到 1858 年，德国病理学家鲁道夫·菲尔绍（Rudolf Ludwig Karl Virchow，1821—1902）发表了《细胞病理学》，指出人体是由彼此平等的细胞组成的细胞王国，疾病的出现，首先不是发生在人的器官或组织内，而是发生在细胞内，推翻了占统治地位的"体液"病理理论，使"体液"影响人的个性的说法也失去了支撑点。

吞噬细胞：梅奇尼科夫的有趣发现

著名的英国自然科学史家威廉·塞西尔·丹皮尔在他的一部著作中说到一个故事：

> 据说，希罗王（King Hiero）把黄金交给工匠制造王冠。王冠制成后，希罗王疑心王冠里掺了白银，就叫阿基米德加以检验。在思考这个问题的期间，阿基米德在沐浴的时候注意到，他所排出的水在容积上和他的身体相等，因而马上明白，合金比较轻，纯金比较重，同重的合金会比同重的黄金排出较多的水。这样，阿基米德就靠了一时的灵感，得出了阿基米德原理……

据说阿基米德当时得出这一原理的时候，高兴地大叫了一声"Eureka!"于是，后来人们都用 Eureka（或它的音译"尤里卡"）来表达"顿悟"或"灵感的突现"。例如，医学史家们就欢喜将梅奇尼科夫发现吞噬细胞的故事，和阿基米德的这一发现相媲美。

伊利亚·伊里奇·梅奇尼科夫（1845—1916）生于乌克兰哈尔科夫附近一个小村子的犹太人家庭，父亲伊利亚·伊万诺维奇是警卫队的军官。梅奇尼科夫 17 岁时进入哈尔科夫大学，以两年的时间完成四年的学业，毕业后去德国留学，先是在北海德意志湾的黑尔戈兰（Helgoland）研究海洋动物，然后去吉森大学、哥廷根大学和慕尼黑科学院，获动物学博士学位。1867 年回到俄国后，他在新创办的"新俄罗斯帝国大学"，即现今的

"敖德萨大学"任讲师，后获圣彼得堡大学的任命。1870 年回敖德萨，得到一个动物学和比较解剖学的挂名教授。

梅奇尼科夫对微生物，特别是对人体所具有的免疫系统，一直怀有浓厚的兴趣。1882 年，因为与敖德萨大学当局发生争执，随后就辞去教职，带着他第一个妻子柳德米拉病逝之后于 1875 年结婚的奥尔迦·别罗科普托娃，以及奥尔迦的一大群弟妹，去了意大利西西里岛的墨西拿（Messina）。墨西拿的科研条件虽然远不如敖德萨大学，他还是怀着浓厚的兴趣，在他那个狭小的起居室里建起一个私人实验室。在这里，他为穿越迷人的海面远眺蔚蓝的卡拉布里亚（Calabria）海岸而感到兴奋不已。

还不到 20 岁的时候，梅奇尼科夫就下定决心将来要成为一名研究家，这个决心他始终不会忘记。此刻，尽管他常给孩子们讲童话故事，不时还要兴致勃勃地给奥尔迦大讲生物学的理论。

是的，梅奇尼科夫这个人是闲不住的。后来，他就开始研究起海星和海绵的消化系统了。很久以前，他已经窥探到这种动物的透明的体内有一些奇怪的细胞，它们是动物身体的一

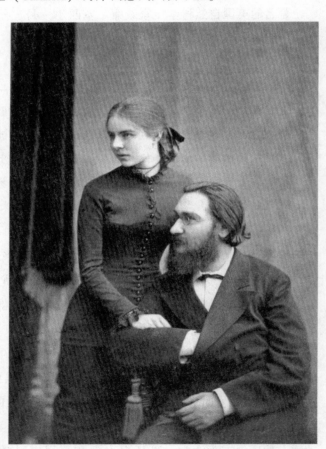

梅奇尼科夫和奥尔迦

172

部分，但是它们又是自由自在的，会从一个地方移动到另一个地方。它们就是"游走细胞"，以流动的方式行动，像是变形虫一样。梅奇尼科夫这样详细描述他发现这种细胞的过程：

　　我正从迫使我从大学辞职的那事件的震动中平静下来，狂热地沉迷于深究墨西拿海峡的壮丽的景色。

　　一天，全家都到马戏场去看几只演技非凡的猴子去了，我独个儿留了下来。我用显微镜观察一只透明的海星幼体里的游走细胞的活动情况。这时，一个新的想法蓦地闪过我的脑际，它使我觉得，这类细胞可能会对机体防御入侵者有用。我对这个玩意儿有异乎寻常的兴趣，感到十分兴奋，以致在房内大踏步地来回走动起来，甚至跑到海滨区清理清理我的思路。

　　我对自己说，如果我的推测不错的话，那么有一丝碎片落到一只没有血管和神经系统的海星幼体里，很快就会被海星幼体里的游走细胞包围起来，好像一丝碎片刺入人的手指，不久就可以看到四面有脓那样。

　　我们的寓所旁有一个小花园，以前我们曾在这里用一段小小的灌木为孩子们制作过"圣诞树"。现在我摘来几枚玫瑰的刺，立即将它刺进一只像水一样透明的美丽的海星的体内。

　　那天晚上我过于兴奋，无法入睡，只是在期待我的实验的结果。第二天清早，我弄清楚了，事情完全成功。

第二天清早，果然如梅奇尼科夫所看到的："在（海星的）小小的透明体内，有一大群游走细胞聚集在被刺进去的（玫瑰刺的）周围……"

这就是吞噬细胞的发现。

任何偶然的发现，都绝不是无来由的偶然，定然事前已有很多这方面的积累。哈佛医学院的曼弗雷德·卡尔诺夫斯基解释说：

早些时候，梅奇尼科夫就曾接受他维也纳朋友克劳斯的一个实验小组的一位成员的建议，说起过他后来称之为"吞噬作用"的情形。事实上，他15年前的著作中也有一些迹象表明，他对细胞中固体颗粒的积聚现象感兴趣，并对这种现象进行了观察。这些观察中最吸引人的或许是，虽然没有一点残留的纤毛虫浮进海绵里，但是被"中胚层"的海绵细胞摄入的眼虫的叶绿素仍未被吸收，可以看作事情曾经发生过的证据。还有（德国生物学家恩斯特·）海克尔20年前在那不勒斯著名的海洋生物研究所对几种无脊椎动物体液中的游走细胞所进行的体内和体外的漂亮实验。这些实验特别是对海兔"土卫三"的实验，实际上就已确立了细胞吸收固体颗粒的现象。在梅奇尼科夫灵感闪现之前，他可能已经熟知海克尔的工作，可能还熟知其他许多人的实验，包括远至新西兰的T. J. 帕克的实验，帕克曾目睹在被九头蛇的细胞吸收的，就有微生物的骨骼的残留物。梅奇尼科夫在他后期的著作中，就毫不掩饰地提到所有这些研究工作。

可以说，几乎任何的研究成果，都是站在前人的肩膀上取得的。吸取他人的经验并不影响一个学者的声誉。

梅奇尼科夫发现的吞噬细胞（phagocyte）是一种细胞，有大、小两种。小噬细胞是外周血中的中心粒细胞，大噬细胞是血中的单核细胞和多种器官、组织中的巨噬细胞，两者构成单核吞噬细胞系统。吞噬细胞属免疫细胞，其主要功能是吞食、摄入其他细胞或颗粒，常被它吞食的包括细菌、死亡的组织细胞、原虫、尘粒、色素以及其他微小的异物。

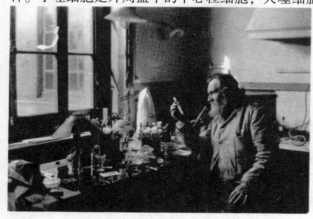

工作中的梅奇尼科夫

只要被吞噬细胞吞噬后包在吞噬细胞的液泡之内，细菌中的毒素就不能危害吞噬细胞，人体也就能免于受到感染。

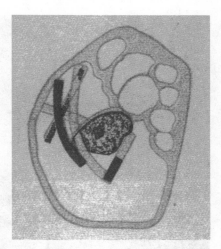

兔子肝脏的巨噬细胞吞噬细菌

吞噬细胞在吞噬病菌后，便将病菌和其他异物包含在围成一层膜的液泡内，直至它本身——变质。这是由于它在吞噬病菌时遭受病菌毒素侵害而死亡，形成稠厚、不透明的黄白色的液态物质，也就是通常所称的"脓"。当想到这脓原来就是在与病菌英勇斗争中牺牲了的白细胞，人们不免怀有一种崇敬之心，因而在阅读19世纪细菌学时代的一些文献时，不时会看到"Respectable pus"（可敬的脓）这样的词语，来表示对它的崇敬之意。

鲁迅曾以吞噬细胞的故事来比喻社会批评和文艺批评的功能。他说，在吞噬细胞的生命仍旧"存留"的时候，"也即证明着病菌尚在"，因为社会的"病菌"——时弊存在，才需要揭露这时弊的杂文；在时弊不再存在之后，也就不再需要有杂文来揭露了。在谈到讽刺的作用时，鲁迅再一次重申他的这一观点：因为"讽刺的是社会，社会不变，这讽刺就跟着存在"。因此，不需要杂文和讽刺的时代，也只有社会上时弊已经不再存在或者已经被消除的时代，那时，杂文将与时弊一同消亡。

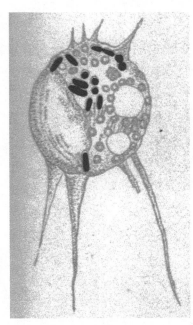

豚鼠体内的巨噬细胞吞噬大肠杆菌

梅奇尼科夫因发现吞噬细胞，于1908年与德国医学家保罗·埃尔利希同获诺贝尔生理学或医学奖。"外科消毒法之父"、

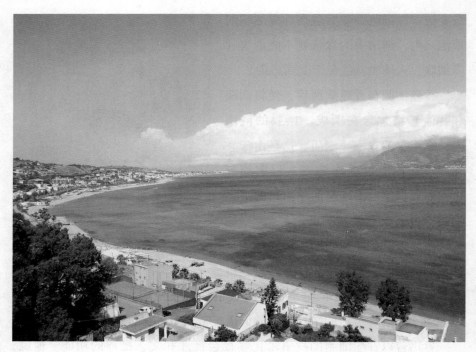
西西里岛的墨西拿一瞥

英国外科医生约瑟夫·李斯特爵士在得知梅奇尼科夫的这一发现后，十分兴奋地评论称："如果说病理学上有过浪漫的一章，那肯定就是这个有关吞噬作用的故事。"

威廉·威瑟林：洋地黄的发现

如今，在欧洲许多地方，都能见到一种叶子卵状、长椭圆形的植物，开着长达 6.5 厘米的紫色或者黄色或者白色的钟形花。这就是称为洋地黄，又称毛地黄（Foxglove）的玄参科植物，它是 20—30 种草本植物的统称。

Foxglove 一词来源于德国图宾根的植物学家和医生莱奥哈德·富克斯（Leonhard Fuchs，1501—1566）的植物学著作《植物志》（*Historia Stirpium*，1542），一部采集植物的指南书。富克斯据洋地黄花的形状，称它为"手指套"。为了纪念他，著名的瑞典植物分类学家卡尔·林奈（1707—1778）分类时，特将洋地黄中的一种——倒挂金钟属洋地黄，加上他的姓氏 Fuchsia。又因 Fuchs 在德语中

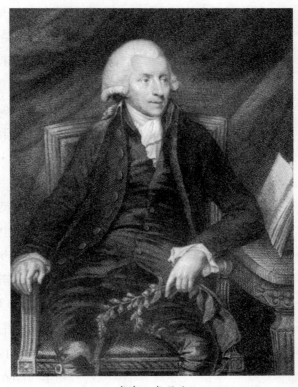

威廉·威瑟林

的意思是狐狸，人们有时也叫它"狐狸手套"（foxglove），也有叫它"指套"或"顶针"（Fingechut）或"仙女的手套"（fairies' glove）的。

虽然有这样的传说，但有学者声称，早在富克斯前两百多年的1250年，洋地黄就为威尔士的医生们所熟知。哥伦比亚电子百科全书就说，洋地黄的"药性，早在公元前1500年就已为人所知"；不过医学史家比较一致的看法，认为它"出现在威尔士的时间最早是13世纪"。大约1200年左右，在威尔士出版的一部早期的药物学（Meddygon myddmai）中，即曾提到"狐狸手套"这个外号。后来，foxglove一词在古英语里演变成为fox-esglofa。威廉·莎士比亚在《哈姆雷特》中也曾写到过它。《哈姆雷特》第四幕第七场，王后乔特鲁德怀念奥菲莉娅之死时说："在小溪之旁，斜生着一株杨柳，它的毵毵的枝叶倒映在明镜一样的水流之中；她编了几个奇异的花环来到这里，用的是毛茛、荨麻、雏菊和长颈兰——正派的姑娘管这种花叫死人指头……"（朱生豪译文）这里的"长颈兰"（long purple）和"死人指头"（dead men's fingers），即是指洋地黄的花。

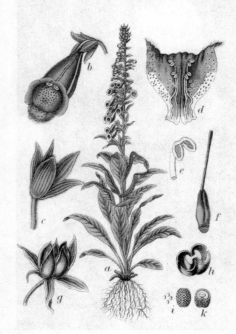

药物学著作中的洋地黄图样

多年来，在民间，洋地黄一直被用来治疗癫痫、瘰疬和呼吸困难等病，最后被威廉·威瑟林医生发现，开始在医学专业中广泛应用。

威廉·威瑟林（William Withering，1741—1799）生于英格兰什罗普郡的惠灵顿，是药剂师爱德蒙·威瑟林的独生子。在家里接受父母教育后，1758年起跟父亲做了四年学徒。可能受母亲的叔叔、临近的斯塔福德郡利奇菲尔德的内科医生勃洛克斯·赫克托的影响，他决心要做一名医生，于1762年进爱丁堡大学学习博物学。1766年获医学博士学位毕业后，威瑟林在离家约20英里的斯塔福德郡

定居行医。1767 年，
他遇到海伦·库克斯，
两人相交多年，最后
于 1772 年结婚。

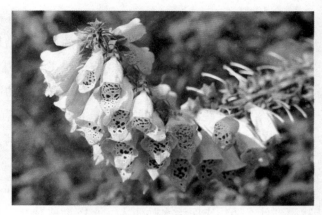

海伦原是威瑟林
的病人，是当地一位
书记员的女儿，富有
绘画天才，特别喜欢
画花卉，常把一些花
花草草带到家里。或

洋地黄的钟状花

许就是这些，激发了威瑟林对植物学的兴趣，喜欢观察植物，并结合自己
的医务，研究植物的药用价值。他 1776 年发表的第一篇重要论文即是有关
植物学的研究，描述各种蔬菜在大不列颠的生长和分类。

1775 年，威瑟林移居伯明翰继续行医。一次从伯明翰至斯塔福德的旅
程中，他被请去看一位患水肿的老妇人——赫顿夫人（Mrs. Hutton）。说
她患有此病可能只是一个有趣的推测，威瑟林也诊断不明。但让威瑟林吃
惊的是，几个星期之后，人们告诉他，因为喝了一种草药浸泡的茶，疾病
就完全康复了。威瑟林后来在 1785 年的论文《有关洋地黄及其某些医药
用途的说明：兼论对水肿和其他疾病的实用》（*An Account of the Foxglove,
and Some of its Medical Uses：With Practical Remarks on Dropsy, and Other Dis-
ease*）中这样写道：

　　1775 年，有人问我对一份治水肿的家传秘方的看法。我被告
知，什罗普郡一老妇人保存了一个秘密，时间已经很久，她常在
比较正规的开业医生医治无效之后用这秘方治疗。我还被告知，
产生的效果是剧烈呕吐和腹泻，似乎没有注意到它的利尿作用。
这药剂是由二十多种不同的草药构成的。不过，对于一个熟知这
类东西的人来说，不难看出，其有效本草不会不是洋地黄。

同年，1775年12月8日，威瑟林首次记载将一剂洋地黄煎出的液汁用来医治一位五十岁上下诉说感到气急的男子。结果，该病人"撒了大量的尿"之后，呼吸渐渐接近舒畅，腹部也平息下去，约有十天，吃东西时食欲强烈。这一病例表明，洋地黄还有缓解心脏功能的作用，如他在《有关洋地黄及其某些医药用途的说明》的结论中，有一条明确地说道："它对心脏的运动具有的动力，某种程度上尚未在任何其他药物上见到，这种动力可能会转化为有益的结果。"

　　1776年，伊拉兹姆斯·达尔文医生（Erasmus Darwin，1731—1802）找不到什么药物来医治水肿病人，来咨询威瑟林。此前，威瑟林想要找一个更好的场所行医，伊拉兹姆斯·达尔文和另一位前辈医生曾帮助过他。现在，威瑟林回答伊拉兹姆斯·达尔文的问题说，洋地黄对水肿会很有效。但是三年后，伊拉兹姆斯·达尔文的小儿子，进化论创始人查尔斯·达尔文的叔叔查尔斯在爱丁堡为完成博士论文时，在解剖室受感染而死。伊拉兹姆斯·达尔文详细叙述了他这死去的儿子的病例，说主要是因为用了洋地黄的关系。这一对于洋地黄的误用，让威瑟林纠正了原来对洋地黄的作用的片面看法。

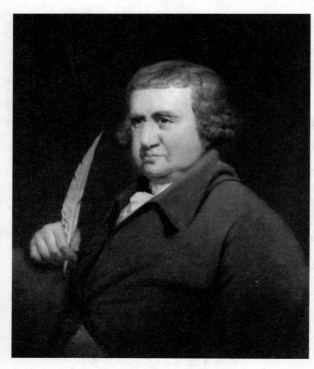

伊拉兹姆斯·达尔文

　　最初，都是用洋地黄的煎剂，后来改用浸剂，用的是该植物的叶子。一般都是在它开花之前被摘下来，除去中肋，只取它的叶子心，大约 1 或 2 格令（grain，1 格令 = 0.0648 克），一日两次，和现代的治疗量相符。

不过，威瑟林在认识到洋地黄对于心力衰弱以及对肾、胃脉搏和肠道的作用的同时，也注意到洋地黄的副作用。他写道：

> ……后来我被告知，临近沃里克郡有一个人拥有一份医治水肿的著名家传秘方，洋地黄是秘方中的有效药物，且约克郡西部的一位夫人也对我确认，说他们郡的人都经常喝洋地黄茶来医治自己的水肿病。为了证明这一点，我记得，大约两年前，我满怀渴望去拜访一位在约克郡的流动推销商。我见到他时，他正在不停地呕吐，且视力模糊，脉搏每分钟40下。问清了发生这种情况的原因，原来是他妻子用半品脱水，炖了一大把洋地黄的青叶子，他就喝了这饮剂，来医治他的哮喘病。这个好心的女人知道郡里人的这一药剂，但不知道其剂量，使她丈夫差点送了命。

洋地黄在 1783 年被列入爱丁堡的《药典》，直到两年后，威瑟林在 1785 年的《有关洋地黄及其某些医药用途的说明》中，把他的经验告诉人们，要防止洋地黄中毒。中毒的症状包括：呕吐，腹泻，脉搏缓慢，每分钟 30 下，或者稍高一些；晕厥、死亡、流冷汗；当然，还有视力混乱，看到的物象呈绿色或黄色。在著名画家文森特·凡·高的作品中，许多物象都呈黄色，如他在 1890 年自杀前几个月创作的《加歇医生像》等，研究者认为就是因为凡·高洋地黄中毒造成的。威瑟林在论文中警告说：只要"任何此类效果首次一出现，就得停药。我希望病人不要受此之苦，也不希望开业医生在任何合理的期待中失望"。法兰克福大学诊所临床药物学的两位医学家在《洋地黄治疗两百年：1785—1985》中特别提到威瑟林的这一功绩："威廉·威瑟林认识到洋地黄提取物在医治水肿的应用，……发现其危险性与高剂量有关"，也就是威瑟林所说的"不谨慎的服药会使人生命遭到危险"。有鉴于此，如威瑟林所发现的，后来对于洋地黄类药物，多用于恢复心脏功能，增加心脏输出量。

威瑟林于 1799 年 10 月 6 日去世，葬在伯明翰埃德巴斯顿（Edgbaston）教堂的地下埋骨所，他的墓碑上刻了一朵洋地黄花："威瑟林是英国医学之花。"（The flower of English medicine is Withering。）

为麻风病人濯足：遵从基督的精神

基督教依照《圣经》的教导，相信麻风病人是因为有罪，受到惩罚，才患上这病，所以必须忍受带给他的被逐、漂泊的生活。但基督教又根据《圣经》的教导，号召人们要彼此相爱，纵使对一个有罪之人，也要从心底里饶恕他、爱他。千百年来，欧洲的基督教徒在对待麻风病人的态度上，就表现出这一两面性，既会嫌弃、厌恶、逃避甚至驱逐麻风病人，又会亲近他们，对他们实施基督的爱。

爱是基督教教义的真谛，耶稣基督本人就是爱的模楷。《马太福音》记载："耶稣下了山，有许多人跟着他。有一个长大麻

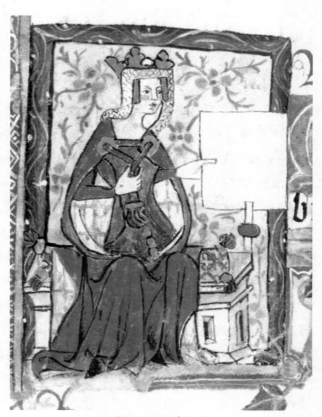

苏格兰的玛蒂尔达

风的，来拜他说，主若肯，必能叫我洁净了。耶稣伸手摸他说，我肯，你洁净了罢。他的大麻风立即就洁净了。"虔诚的基督教徒就追随基督的榜样，认定麻风病人也是基督的子民，如维也纳教区的仪典里所写的："为何你必须对你的疾病耐心忍受？原因在于，上帝不会因为你的疾病，弃你而不顾，远离你；但是如果你有耐心，你便会得解救，就像死在新富人家门前的麻风患者，直接登上天堂。"历史上，颇有一些基督教徒，全身心地关怀和体恤麻风病人，甚至会不顾被传染危及生命，仍终生把照看麻风病人看成自己的天职。

苏格兰的玛蒂尔达（Matilda of Scotland，约1080—1118）是英格兰圣玛格丽特皇妃和苏格兰国王马尔科姆三世的女儿，洗礼时取名伊迪丝。她大约6岁时被送到一个女修道院接受教育，后曾于1093年与一名英国贵族订婚，但不久对方放弃了婚约。1100年，在英国国王威廉二世在狩猎中身亡后三天继承王位的威廉二世的兄弟亨利一世（1069—1135）向她求婚，两人于这年晚些时候结婚，她是亨利一世第一个妻子，他们育有四个孩子，其中两个早逝。

成为皇后之后，玛蒂尔达把文学和音乐带进宫廷，并当国王丈夫不在时，代为履行国王的职责，有"好皇后玛蒂尔达"（Matilda the Good Queen）和"先母玛蒂尔达"（Matilda of Blessed Memory）之称。不过玛蒂尔达最为人铭记的是她"把道成肉身的虔诚（incarnational piety）转化为行动"，她始终不渝地侍奉贫民和患病的穷人，尤其无比关爱麻风病人。苏格兰的玛蒂尔达最早的传记作者、西斯特教团修士里沃克斯的艾雷德（Aelred of Rievaulx，1110—1167）写道："她（玛蒂尔达皇后）把自己献给病人和穷苦的人，她将基督的麻风病人安排在国王的儿子们前面，她乐于为麻风病人效劳，远胜于实施她王族的权力和统治；她乐于坐在（麻风病人）溃烂的脚边，去给他们沐浴、洗头，和他们亲吻，因为他们是基督的。"另一位作者马姆斯伯里的威廉也说到她大斋期赤脚进教堂给别人濯脚，吻病人的手，还说她至少为麻风病人创建了两家医院，包括后来成为著名的"圣菲尔兹的贾尔斯医院"。里沃克斯的艾雷德特别说道，有一次，玛蒂尔达皇后的兄弟苏格兰国王大卫进她宫中时，见玛蒂尔达系了一条围裙，在给几个患麻风病的乞丐濯脚，甚至吻他们的脚，感到极大的惊异，也有厌恶之感。但是玛蒂尔达皇后显然毫无关心她兄弟的这种感受。这就激发了大卫去问亨利一世国王，问他是否知道他妻子的嘴曾经碰到过麻风病人这腐烂的肌肉。对此，玛蒂尔达皇后说："谁都知道永世的君王的脚优越于一个必死的国王的唇。"高高兴兴地回答后，继续干她的活。

玛蒂尔达这里所说的"永世的君王"，典出《圣经·新约·保罗提摩太前书》第一章："但愿尊贵荣耀归于那不能朽坏不能看见永世的君王、独一的神，直到永永远远。"这"永世的君王"是指基督耶稣，玛蒂尔达的意思该是能像基督徒耶稣那样对麻风病人施与普遍的爱，也就亲近了基督耶稣。

医学史和圣徒传常提到另一位极尽施爱麻风病人的皇室人员——匈牙利的伊丽莎白。

匈牙利的伊丽莎白（Elizabeth of Hungary，1207—1231）是匈牙利王国安德鲁二世的女儿，4 岁时与图林根的地伯（Landgrave，贵族称号）赫尔曼一世的儿子路德维希订婚，在未来公婆的宫廷中成长。1221 年，路德维希继承父位，与伊丽莎白结婚。他们的婚姻幸福，育有三或四个孩子。

匈牙利的伊丽莎白长期以慈善之心照顾穷人和病人。东英吉利大学的医学史教授卡罗尔·罗克利夫在《中世纪英格兰的麻风》中写道："匈牙利的伊丽莎白每天都去看望马尔堡的麻风病人和其他病人。"她不但创建了多家医院，还经常亲自去帮助麻风病人沐浴和濯脚。匈牙利的伊丽莎白对麻风病人有着真诚的爱，据说有一次她甚至让一个叫爱森纳赫的埃利阿斯（Helias of Eisenach）的麻风病人（也有说是图林根的麻风病人，或是一个被赶出家门的患麻风病的孩子）躺在她和她丈夫的床上。她丈夫得知这事后，就回来，准备要责备她几句。但是当他掀开被单时，"全能的上帝打开他灵魂的眼睛，他看到的不是一个麻风病人，而是舒展在床上的基督受难像"。这个故事深深感动了匈牙利钢琴家弗朗兹·李斯特，据此创作了一部清唱剧。

1229 年，路德维希参加十字军，三个月后死于瘟疫。他去世后，他的兄弟篡夺了他的王位，迫使伊丽莎白和她的孩子离开宫廷。伊丽莎白找人

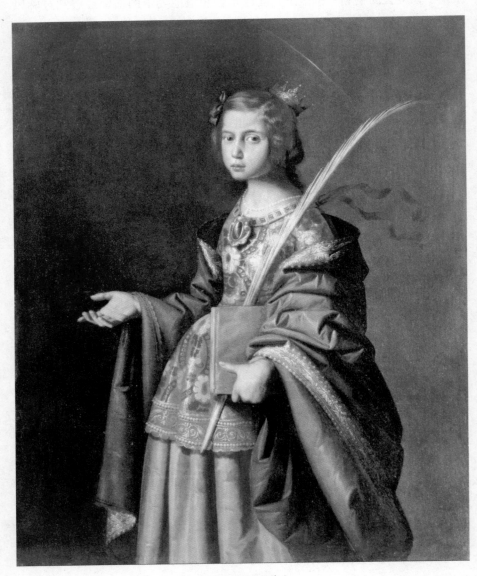

匈牙利的伊丽莎白

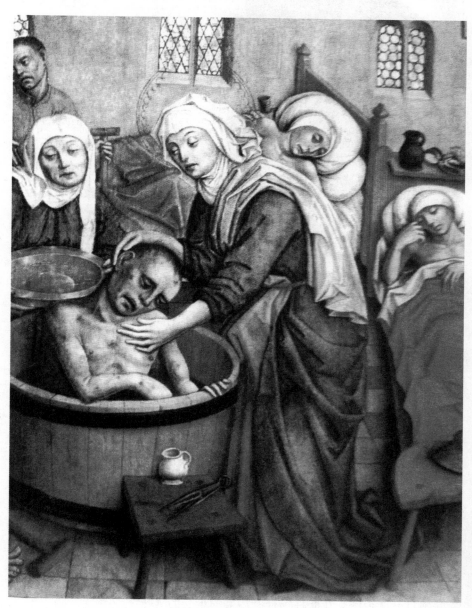

圣伊丽莎白为麻风病人沐浴

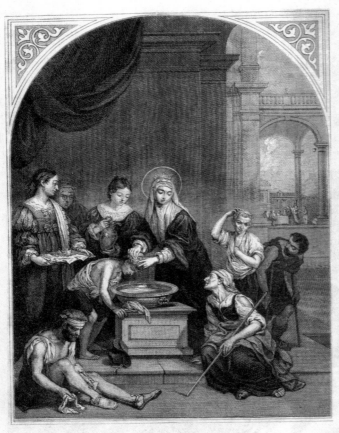
匈牙利的伊丽莎白给麻风病人洗头

照顾她孩子，自己进了一家修道院。在那里，她虽然生活极为艰难和贫困，仍花时间为穷人效劳。她在 24 岁去世后成为基督教慈善的象征，并于 1235 年 5 月 25 日被教皇册封为圣徒。深受匈牙利的伊丽莎白的精神所感动，许多艺术家都创作了有关她的事迹的作品。这里的两幅年代已不可考，但所表现的画面非常清晰。一幅是雕刻精致的版画，描绘匈牙利的伊丽莎白正在给一个麻风病人洗头，两位宫女在帮她倒水和递上毛巾，而另外五个麻风病人，姿态各异，有的在看她，有的只管自己。另一幅是水粉画，描写伊丽莎白在给木桶里的两个麻风病人沐浴，一位女仆送上一只鸡给他们吃。

　　罗克利夫在书中引用 14 世纪奥古斯丁会修士和诗人奥斯本·博肯厄姆的著作《传奇》中歌颂匈牙利的伊丽莎白一首诗中的十行诗句后，评论说：匈牙利的伊丽莎白的榜样"不仅以合适的时机鼓励了其他的人，也是考验她自己能否耐受在此种场合所污染的难受的气味"。

　　历史上，像匈牙利的伊丽莎白和苏格兰的玛蒂尔达等真诚为麻风病人效劳的修女、修士和其他高层社会人士，还有不少。虽然不排除也会有些沽名钓誉之徒，以被常人看作最低贱的行业的活来赢取最高贵的人格魅力，但多数还是真诚的。他们出于基督徒对深受苦难者的怜悯，不惜降低自己的身份，去给麻风病人濯足，甚至去拥抱他们布满斑块、结节和溃疡的身躯，或者亲吻他们的脚。实际上，他们表现出如此的热情，其作用，除了招引公众的赞美外，对他们所怜悯的对象，是丝毫没有意义的。因为麻风病人的肌肤已经丧失任何感觉。著名法国作家弗朗索瓦·莫里亚克（1885—1970）的成名作、小说《给麻风病人的吻》写了一位年轻美貌的少女被迫嫁给一个长相极端丑陋、身体十分孱弱的豪门之子后，仅仅出于妻子的义务和怜悯，才不得不去吻这个"令人厌恶的东西"。作家形容这种缺乏感情的动作说："这是昔日的圣徒对麻风病人的吻。谁也无从知道这些麻风病人的溃烂的嘴唇是否能愉快地感觉到真福者们的灵气。"

另外，亲吻麻风病人的脚或身躯也是非常危险的。

麻风是一种传染病，与麻风病人接触，都很容易受到传染。典型的例子是比利时的达米安司铎的事。

达米安原名约瑟夫·德·维斯特（Joseph Damian de Veuster, 1840—1889），他 1873 年自愿到桑特威奇群岛（即今日夏威夷群岛）卡劳帕帕半岛上的麻风病人聚居地工作，与 800 名麻风病人共同生活了 12 年。在这里，他不限于做一名神父，还学会当地的语言，做一个医生，去看望病人，给他们敷裹腐烂的溃疡，还为他们造房子、搭床铺，甚至制棺材、挖坟墓，分担他们的忧伤和痛苦。他真诚地相信，与麻风病人接触是他"一条通向天国的捷径"。他原本是这里唯一的一个健康的人，但最后被传染了麻风，于 1889 年

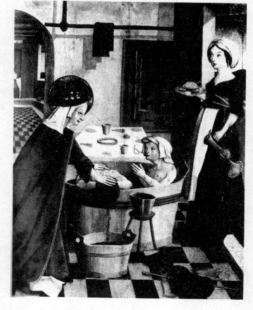

匈牙利的伊丽莎白给麻风病人沐浴

4月15日病逝，为救治麻风病人献出了他的生命。在去世前不久，达米安曾给友人写信说："我正在慢慢地走向坟墓。这是上帝的意志，我非常感谢上帝让我像我的麻风病人们一样死于同一种疾病。我非常满足、非常愉快。"

今天，社会仍然需要像达米安司铎那样真诚为麻风病人服务的人，但必须是一个既真诚又具备科学知识的人。

为时已晚：美并消耗着

　　苏珊·桑塔格引查尔斯·狄更斯小说《尼古拉斯·尼克尔贝》称肺结核患者："肉体部分一天天、一点点地耗费、凋零，而精神却因身体负担的变轻而越发变得轻盈、欣悦"，使"死亡与生命如此奇妙地融合在一起"，"以致死亡获得了生命的光亮与色泽，而生命则染上了死亡的忧郁和恐怖……"这大概即是桑塔格说的一百多年来肺结核被认为是一种"优雅的病"的理由所在，尤其是在浪漫派看来，更是如此。因为桑塔格随后指出："浪漫派以一种新的方式通过结核病导致的死亡来赋予死亡以道德色彩，认为这样的死消解了粗俗的肉身，使人格变得空灵，使人大彻大悟。通过有关结核病的幻象，同样也可以美化死亡。"

　　的确，浪漫主义作家不但希望自己达到这种境地，如法国诗人泰奥菲尔·戈蒂埃说的："当时在浪漫派中流行着一种风气，尽可能使自己带有一种苍白的，甚至青灰色的、几乎像死人一样的脸色。这就赋予人一副非常不幸的、拜伦式的外貌，证明他们受到热情的折磨和良心的谴责，使他们赢得女人的青睐。"他们还在作品中让他的主人公也达到这种境地。在罗伊·波特主编的《剑桥插图医学史》中，就有这样的表述：

　　　　肺结核是浪漫主义悲剧亘古不变的题材：患痨病（肺结核）的男女主人公在情节剧和伤感小说中咳血和形体消瘦，如（法国作家）昂利·缪尔热的《波西米亚人的生活》（1851），为（意大利歌剧作曲家）普契尼的《艺术家的生涯》提供了灵感。缪尔

191

热的女主人公弗朗辛（普契尼的咪咪——原文）是这一类小说中的痨病病人，年轻貌美，满怀 joie de vivre（生的欢乐），却又热情、忧郁。她瘦削脆弱，"白得像痨病天使"。然而缪尔热写她"血管里流淌着青春的热血"，"玫瑰色的皮肤透出茶花的白净"。

表现得更多的是缪尔热的女主人公身上病态美的暂短易逝。弗朗辛病了，她的病是这个无家可归之人"伤感激情"的隐喻，除了年轻，别的她就一无所有了。临终前，弗朗辛知道自己很快就会死去，"因为上帝不希望我再活下去"，她请雅克为她买一个皮手筒，让她的手再暖和一些时候。外面树上最后一片残叶被吹进窗子，落到她的床上，两个情人一起度过最后一个晚上。清晨时，她握住取暖的手筒，咽下最后一口气，病人脸上喜悦的神色赋予她"一抹圣洁的光，好像她死于美丽"。

普契尼的咪咪重创了弗朗辛圣洁美丽的死。普契尼的咪咪使人想起威尔第据小仲马的《茶花女》改编的《失足者》的女主人公玛格丽特·戈蒂埃。小仲马完美地捕捉到消耗病和女性气质之间的浪漫联系。该病的消耗结果被描绘成增添了女性的美，在病中，玛格丽特，这个堕落的女子悖论似的变得比常规判断的更为纯洁。疾病在一个恶劣的社会中使纯洁的爱情不可能有。小仲马的患消耗病的妓女，单纯、称心、富有魅力，但她的宿命也就成了女子本身的归旨。

只是浪漫派对美与死的表现，好像连这死也是无比美丽的，总是让人觉得是缺乏理性的一时之念，不免有点夸张。在多数人的审美眼光中，肺结核的美毕竟是病态的"美"，而死，纵使是"死于美丽"，岂止是淡淡的哀怨。英国画家温德斯的《为时已晚》，正因为真切地表现了这爱与死，才使它成为一幅名画，此画也是这位画家所有画作中最著名的一幅。

威廉·林赛·温德斯（William Lindsay Windus，1822—1907）生于利物浦，在一家私立学校接受教育。16 岁那年，当他在看当地的肖像画家威廉·丹尼尔斯为他继父画像时，便表现出对艺术的喜爱。后来，当他在家

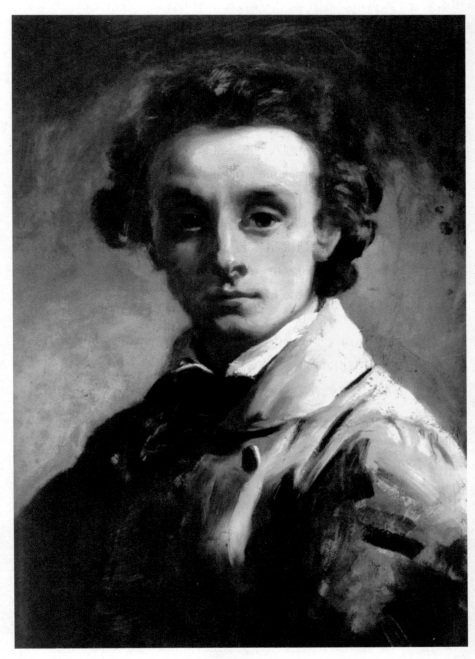

威廉·温德斯

中给另一个成员作粉笔画时，引起丹尼尔斯的注意，并给予他一些指点。随后，温德斯进了利物浦美术学院学习，并参加皇家艺术协会会员约翰·罗杰斯·赫伯特兄弟主持的一期人体写生课。这就是他接受艺术训练的全部。

温德斯最早的画作是 1844 年的《黑孩子》，他的《福斯塔夫出演亨利四世》1845 年首次在利物浦美术学院展出。三年后，他的一幅表现坎特伯雷大主教克兰麦接受国王亨利八世王后凯瑟琳忏悔的历史画（Cranmer endeavouring to obtain a Confession from Queen Catherine）再次在学院展出。同年，他被选为学院的准会员，一年后转为正式会员。1850 年，经他的艺术赞助人、拉斐尔前派画作的早期收藏家、利物浦烟草商约翰·米勒的推荐，温德斯访问伦敦，在研究皇家艺术学院时，深受拉斐尔前派画家约翰·密莱司的《基督在父母家中》的影响，从而接受拉斐尔前派的艺术信条，创作出一幅描绘苏格兰女王玛丽的第二个丈夫达恩利签约参与暗杀女王秘书里奇奥的历史画（Darnley signing the Bond before the Murder of Rizzio）。1856 年，他的《少女海伦》又一次在皇家学院展出。这幅作品虽然极少挂出，还是引起拉斐尔前派著名画家和诗人但丁·罗塞蒂的注意，罗塞蒂立即让著名艺术批评家约翰·罗斯金前去观看。罗斯金当时看漏了它，后来在"学院笔记"的"附言"中给了它很高的赞赏，说是除了密莱司的《秋叶》，《少女海伦》比参展的任何一件作品都有更高的期望值和更大的保存值。1856 年，温德斯的妻舅死于肺结核。这赋予他创作的灵感，同时又受丁尼生诗篇《当我死时，别来》的启发，让他创作出《为时已晚》（Too Late）。

阿尔弗雷德·丁尼生（1809—1892）是维多利亚时代诗歌的主要代表人物，是继威廉·华兹华斯之后的桂冠诗人，他的伦理叙事诗《伊诺克·阿登》、为纪念好友亚瑟·哈拉姆的挽歌集《悼念》等不少诗篇都已被视为经典。他 1842 年的短诗《当我死时，别来》（Come not when I am dead）虽然不是他最优秀的诗作，但表现哀伤之情，一直深深地打动读者的心灵。

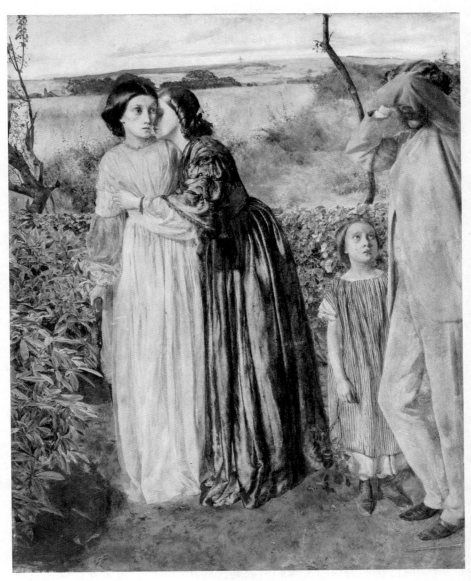

温德斯的《为时已晚》

当我死时，别来／别让你愚蠢的眼泪洒我墓／不要在我头顶上来回踱步／你扬起的悲伤的尘土丝毫无助。／让风儿清扫，让凤头麦鸡泣哭／但是你，止步。

孩子，如果是你的罪或错／对这一切不幸，我不在意：／你愿嫁（娶）谁都可以／而我已厌世，要休息。／逝去吧，软弱的心，离开我的葬身地：／远离，远离。（网友"猎人"译诗）

在《为时已晚》中，左边那个女子，因患了"痨病"，且已到了晚期，处在死亡的边缘。她身材瘦削，脸色苍白，十分憔悴，脸颊上的一点红晕非为健康的体征，而是每天下午低热所呈现的潮红。疾病几乎已经耗尽了她的体力，使她不得不以一根手杖支撑她虚弱的身躯。她所期望的就是死亡，让她得以从病患中解脱。女子的爱人大概为生活而奔波，刚从外面漂泊归来，见她如此模样，心中明白，对他们来说，"为时已晚"，不能再共同享受生活了。女子也因他的来到而深感不安，他则羞愧地遮住脸，觉得这一切都是他的错。

《为时已晚》是1858年或1859年创作的，地点就在柴郡默西塞德地区里斯卡德温德斯一位画家朋友的花园里，背景上的威尔士山脉还可以看到。一位姓博思威克的先生（Mr Borthwick）为画中的爱人摆姿势，其他人物无一借助于模特。后来，温德斯的妻子玛丽·汤格（Mary Tonge）也在1862年过早地死于癌症，因此，对画家来说，他们的婚姻也"为时太晚"，因为他们仅共同生活了四年。

温德斯自信《为时已晚》是一幅杰作，于1859年送往学院参展，但遭到罗斯金的批评："这里有点不对头：或是这位画家有病，或是他的画送学院太仓促，或是他情绪不佳或是读了忧郁的歌谣目光迟钝。"温德斯受此打击，直至去世再也不送画参展了。

《为时已晚》为约翰·米勒所收购，后几经辗转，成为安德鲁·贝恩先生借此成名的藏品。如今，它已被视为一幅名画，经典的《剑桥插图医学史》还将此画作为插图，来述说肺结核和浪漫主义。这应该可以使威廉·温德斯不必感到遗憾了吧。

维多利亚女王一家：可怕的基因遗传

弗朗兹·克萨韦尔·温特哈尔特（Franz Xaver Winterhalter，1805—1873）是德国学院派古典主义绘画大师，技术精湛，奥地利、德意志、俄罗斯、法国、英国等的宫廷都请他作画，他为许多欧洲皇室创作的肖像画，如为英国维多利亚女王创作的《维多利亚女王一家》，为拿破仑三世的皇后创作的《尤金妮娅皇后和女伴们》，为奥地利皇后巴伐利亚的伊丽莎白创作的同名肖像等，都已成为经典。

《维多利亚女王一家》作于1846年，照这年来算，画中围绕在女王和她丈夫阿尔伯特亲王身边的五个孩子，从左至右，分别为生于1844年的阿尔弗雷德王子、生于1841年的艾伯特王子、生于1843年的爱丽丝公主，躺在两个姐姐中间的是刚于这年5月出生的海伦娜公主，最右边的维多利亚公主则是女王夫妇1840年2月结婚之后在1840年11月生下的第一个孩子。画家以艳丽的色彩描绘出这样一幅皇家欢乐的美妙图景。此后，女王又生了露易丝公主（1848）、亚瑟王子（1850）、利奥波德王子（1853）和比阿特丽斯公主（1857）四个孩子。维多利亚女王很爱她的孩子们，她的传记作家利顿·斯特雷奇写道，女王夫妇"在私事上最关心的还是他们的儿女们"，他们尽量把时间花在培养孩子的身上，可以说是"一切能用的心都用了，一切能尽的力都尽了"，就如她给大女儿维多利亚公主的信中说的："我无法想象爸爸说的在纯净的皇族出身的新鲜血液中掺杂有一些小小瑕疵的事实……因为亲爱的爸爸经常满怀热情地说：'我们必须要有强盛的血统。'"

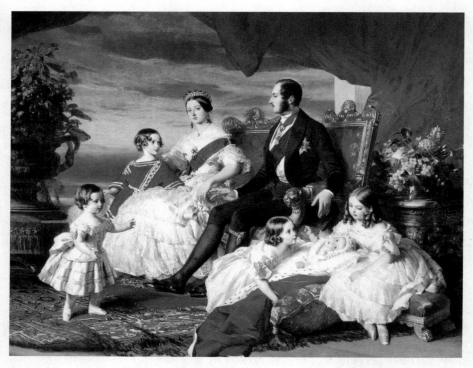
德国画家弗朗兹·温特哈尔特创作的《维多利亚女王一家》

　　他们的确也这样做了。九个子女都与欧洲各个皇室联姻，并各自生下子女，使女王获得"欧洲的祖母"的称号。

　　但是让他们意想不到的是，女王的第八个孩子，也即第四个儿子利奥波德·乔治·阿尔伯特（1853—1884）还在婴儿和儿童时期，就多次被名医确诊患有血友病。一直非常小心，并受到严格的保护。1882年与德国的海伦·弗里德里克·奥古斯塔公主结婚后，生了一个女儿阿斯隆的爱丽丝。但到1884年3月27日，仅是因为在法国戛纳的内华达度假别墅（Villa Nevada）的游艇夜总会上不慎滑了一跤，膝关节受伤，第二天早晨，他便离开了人世。爱丽丝从他父亲那儿遗传了血友病，为血友病传递者，因是女性，没有患病，但她的三个孩子中，特里梅顿男爵（1907—1928）是血友病患者，死于大脑内出血，另一个儿子也可能是血友病患者。

　　血友病是一组遗传性凝血功能障碍的出血性疾病，系因先天性缺乏凝血因子而引起，患者终身具有轻微创伤后出血倾向，严重的甚至没有明显外伤也可自发性出血。该病的遗传特性为性连锁，即男性发病，女性传递：患病男性与正常女性婚配，子女中男性均正常，女性为传递者；正常男性与传递者女性婚配，子女中男性半数为患者，女性半数为传递者；患者男性与传递者女性婚配，所生男孩半数有血友病，所生女孩半数为血友病，半数为传递者。

在维多利亚女王的家系中，除利奥波德·乔治·阿尔伯特和他的孩子外，其他孩子也遗传了她的血友病基因。

女王的小女儿比阿特丽斯·维多利亚·费多尔（1857—1917）1885年嫁给德国巴腾贝格伯爵世家的亨利·莫里斯亲王。他们生有三个儿子，其中两个患有血友病。比阿特丽斯生于1887年的女儿维多利亚·欧仁妮，1906年与西班牙国王阿方索七世的遗腹子阿方索八世结婚，生下的冈萨罗也是血友病患者。

最典型的是女王的第二个女儿爱丽丝·莫德·玛丽（1843—1878）。

爱丽丝在1862年嫁给德国黑森-达姆施塔特公爵的弗里德里克·路易，即黑森的路易四世。他们生了七个孩子：黑森的维多利亚·阿尔贝塔、伊丽莎白、黑森的伊琳娜、黑森的恩斯特·路易、弗里德里克、黑森的阿利克斯·维多利亚和玛丽。其中，弗里德里克是血友病患者，3岁时，一天玩耍，不慎在露台上跌了一跤，就因无法止住内出血而死。黑森的伊琳娜是一个血友病的传递者。她在1888年5月24日嫁给她表兄，德国和普鲁士皇帝腓德烈三世的第二个儿子阿尔贝特·威廉·海因里希王子，生了三个儿子，只有1896年生的第二个儿子西杰斯蒙德健康，另外生于1889年的瓦德马尔和生于1900年的海因里希都是血友病患者，海因里希只活到4岁多几天便夭折了。黑森的阿利克斯·维多利亚1894年嫁给俄国沙皇尼古拉二世，按照俄罗斯的习俗，改为俄国名亚历山德拉·费奥多罗芙娜。美国学者悉达多·穆克吉在《基因传：众生之源》中写道：

亚历山德拉皇后并不知道自己是血友病基因携带者，她于1904年夏季生下了沙皇的长子阿列克谢。众人对于阿列克谢童年的病史知之甚少，但是他的侍从们一定注意到了异常之处：年幼的王子很容易受伤，他在流鼻血的时候几乎无法控制。尽管阿列克谢的真实病史秘而不宣，但是从小就是个面色苍白且体弱多病的男孩。阿列克谢经常会出现自发出血，而意外跌倒、皮肤划伤，甚至骑马时的颠簸都可能导致危险发生。

很明显，阿列克谢遗传了他母亲的血友病基因。可以想象，如果不是与他父母和姐姐们一起被杀害，他也会因这血友病而早早去世。

那么，这位遗传给她的儿女和孙辈血友病的老祖母维多利亚女王本人，作为血友病的携带者，她的血友病基因是哪里来的，或者说是谁遗传给她的呢？这就得看她父母的健康情况。

汉诺威王朝的第三代君主乔治三世，从 1760 年继位，半个世纪后，1811 年起患间歇性精神错乱。于是，国会安排由威尔士亲王摄政，随后成为正式的君主，号称乔治四世。乔治四世的独生女儿，1816 年嫁给肯特公

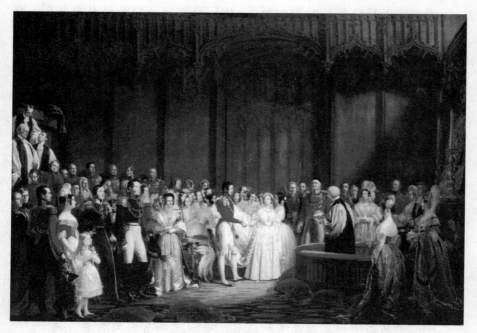

《维多利亚和阿尔伯特的婚礼》

爵爱德华的夏洛蒂公主自然也就成为未来王位的继承人了。不巧的是，这位公主在 1817 年 11 月 6 日的分娩中去世。这么一来，不论从王位的继承方面考虑，还是为了根据"王位继承法"可获 2500 英镑的收入，肯特公爵都不能不有子女。于是，肯特公爵只好斩断从 1791 年开始，与他同居 27 年之久的情妇德·圣·洛朗夫人之间的关系，怀着崇高的使命感，于 1818 年 5 月 29 日跟德国的萨克森-科堡-沙菲尔德的维多利亚公主（1786—1861）结婚。肯特公爵真可谓是意得志满，他当时曾给一位朋友写信说："我希望我有能力完成我的使命。"意思是希望能生下一个孩子来继承王位。但是他有这个能力吗？美国伯克莱大学的胚胎学家马尔可姆·波茨和英国兰开斯特大学的动物学家威廉·波茨兄弟在他们合著的《维多利亚女王的基因：血友病和皇族家系》（Malcolm Potts & William Potts：*Queen Victoria's Gene：Haemophilia and the Royal Family*，1995）中，对此抱绝对怀疑的态度。

波茨兄弟相信肯特公爵没有这种能力，因为他与圣·洛朗夫人同居这么长时间可都没有生过孩子啊。但是他与萨克森-科堡-沙菲尔德的维多利亚结婚后，他妻子三个月就顺利受孕，并在 1819 年 5 月 24 日生下一个女儿亚历山德里娜·维多利亚，就是未来的维多利亚女王。这怎么解释呢？波茨兄弟认为，一种可能是在亚历山德里娜·维多利亚的母亲维多利亚或父亲爱德华体内，发生基因突变，出现祖先从未有过的新基因，这种突变的几率很少，约五万分之一。另一种可能是维多利亚知道爱德华没有生育能力，为了怀上一个王位继承人，她就与另一个男人睡觉。但这须得发生在与爱德华婚后的三个月之内，也就是两位作者说的，"想要怀上她所需要的孩子，维多利亚曾不顾一切冒险跟一个血友病患者睡过觉"。如果是这一可能，那就是说，维多利亚女王可以是另外某一个人的女儿，但绝对不会是传统所相信的肯特公爵的女儿，说白了，伟大的维多利亚女王可能是一个私生女。如果真是这样，那么历史的误会不但是维多利亚这么一个非正统的王位继承人继承了大英帝国的王位，而且她的后代，一连串的王位继承人都不能算是正统的了。

这真是一个异常纠结的问题。

维纳斯的诞生：西蒙内塔的肺结核

　　意大利佛罗伦萨早期文艺复兴时期画家桑德罗·波提切利（Sandro Botticelli，1445—1510）的画作《维纳斯的诞生》被现代评论家誉为文艺复兴精神的代表。它表现的是这位女神故事中最为动人的一个瞬间：维纳斯诞生于大海的浪花之中，站在一扇巨大的贝壳上，升出海面；她的头略微有点倾斜，与肩膀正好形成柔和的夹角，使体态现出极其优雅的站姿；她那卷曲的金黄色长发，蓬松地自然飘散着，使她出生时的躯体散发出清幽纯洁的气息。在她左边飞翔的风神，正鼓起双颊吹动贝壳，驱使她向海

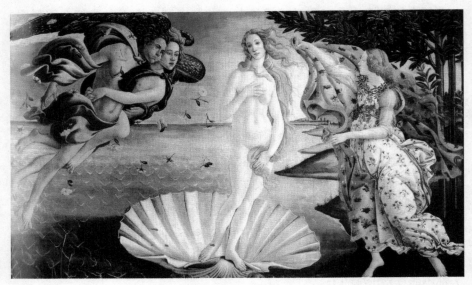

波提切利的《维纳斯的诞生》

岸飘去，右边的春神举起斗篷在欢迎她的降临。艺术评论家一直把这位女神的形象看作"美"的象征，是绝世的美。

据说，波提切利创作这幅绘画是受当时著名的人文主义者、诗人和古典学者安杰洛·波利齐亚诺（Angelo Poliziano, 1454—1494）的启发。波利齐亚诺1475年创作的最著名的诗篇《欢饮篇》（*La Giostra*）。"诗中形容维纳斯女神从爱琴海中诞生，风神把她送到岸边，春神从右边急忙赶来，欲给她披上用星星织成的锦衣，纷飞的鲜花加强了诗的意境"；"维纳斯站在一座巨大的贝壳上涌出了海面，她的头部略微倾斜，与肩膀形成一种柔和的夹角，身体呈现一种极为优雅的站态，再加上双手的动作，呈现出了一个古典的姿势和动作"。

在文艺复兴这一以人为本的新时代，已经有不少艺术不同于中世纪的作品，虽然画的题材仍旧以神话或《圣经》人物居多，但已开始让这些人物具有人间普通人的形态。基于这一人本主义精神，敏感的波提切利也感到，需要为他的维纳斯找一个现实生活中的模特。他相信，年轻女子西蒙内塔·韦斯普奇便是他心目中理想的"维纳斯"。

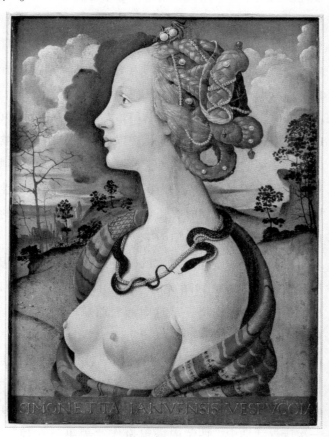

《美女西蒙内塔》

西蒙内塔·韦斯普奇（Simonetta Vespucci, 1453—1476）原来姓卡塔尼奥，一生颇多在今天看来富有传奇性的故事，如有的学者认为她就生于传说是维纳斯神殿的所在地、意大利利古里亚海岸的波多维内尔（Porto Venere），不过更多的学者相信她就生在热那亚，具体地址和生日则有争论。1469 年 4 月，西蒙内塔一次和她父母进圣托佩特教堂时，恰好与佛罗伦萨航海探险家阿美利哥·韦斯普奇的堂兄弟马可·韦斯普奇（Marco Vespucci）相遇。马可一见到她立刻就爱上她了，当时许多热那亚的贵族也都在场看到。

西蒙内塔的父亲深知韦斯普奇的家和当地的诸多贵族，特别是统治佛罗伦萨的美第奇家族关系密切，也乐意将女儿嫁给他。刚刚因父亲在 1469 年去世而共同继位统治佛罗伦萨的罗伦佐·美第奇和朱利亚诺·美第奇兄弟，也允许两人的婚礼和招待会在他们的宫廷和别墅举行。波提切利和其他许多画家通过韦斯普奇家的关系，目睹了西蒙内塔·韦斯普奇前来佛罗伦萨的场面和他们的豪华婚礼。

西蒙内塔·韦斯普奇皮肤白皙，近于棕色或淡黄色的头发，一对乌黑的大眼睛，不但在当时，而且在以后数百年中，都被认为是整个文艺复兴时期最美丽的女子，倾倒了全佛罗伦萨人的心。见到她后，罗伦佐和朱利亚诺两人也爱上了她，因为在文艺复兴时期崇尚个性自由，主张想干什么就干什么，一个人同时有几个情妇是不被认为越轨的。据说西蒙内塔曾一度成为罗伦佐的情妇。但由于罗伦佐终日忙于政务，在兄弟两人都力求表现对西蒙内塔的爱超过对方的暗斗中，败给了他的更具浪漫气质的弟弟。决定性的争夺是在 1476 年的一次马术比赛中，朱利亚诺取得了胜利，因而也就赢得了西蒙内塔。从这时起，西蒙内塔又多了一个"美的皇后"的称号。

研究者相信，波提切利可能很早就认识，至少是见到过西蒙内塔了，因为他和她都住在同一个街区，而且他的作坊就在"万圣堂"（the church of the Ognissanti）近旁她家的同一条街道。最迟是 1473 年，在佛罗伦萨的一次庆祝活动中，西蒙内塔曾扮作"美惠三女神"中的一名女神翩翩起舞，引起波提切利的注意。研究者说，从第一次见到西蒙内塔·韦斯普奇

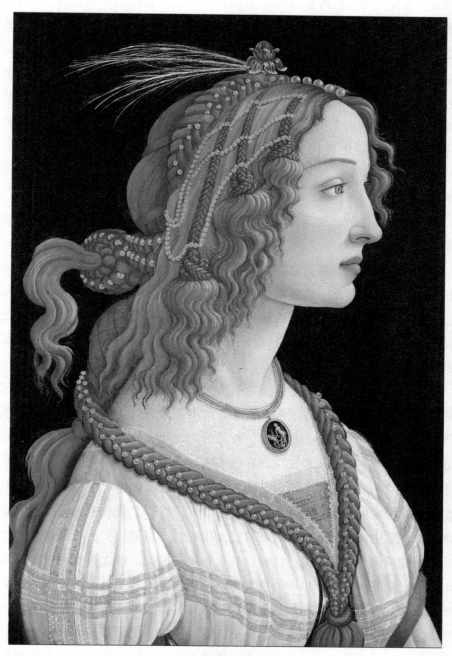

波提切利的《西蒙内塔像》

时起，波提切利便把西蒙内塔·韦斯普奇看成是自己心中的偶像。后来，他在1481—1482年创作《春》时，画作中维纳斯左边的美惠三女神，便是以西蒙内塔为模特儿创作的。1484年或1485年的《维纳斯的诞生》也是以西蒙内塔·韦斯普奇为模特儿画出的。从那以后，波提切利是再也没有启用过别的模特儿。波提切利创作的这幅《维纳斯的诞生》，据意大利画家和传记作家乔尔乔·瓦萨里在《意大利杰出建筑师、画家和雕刻家传》中所说，是他在佛罗伦萨附近的卡斯特洛美第奇家属的祖先科西莫·德·美第奇的一幢小别墅里完成的。直到今天，甚至永远，这画和画中的西蒙内塔·韦斯普奇，都已经被公认是艺术史和历史上的不朽。

只是现实中的"维纳斯"——西蒙内塔·韦斯普奇，她的生活并不悠闲、平静。

西蒙内塔·韦斯普奇在成为朱利亚诺的妻子不久就病了，患的是肺结核这一消耗性的绝症，而且发现时便已晚期。肺结核的特效药链霉素要在三四百年之后才发明出来，这病在那时是绝对不可能治愈的。像美丽的花朵凋谢，西蒙内塔·韦斯普奇在一年后，即1476年4月26日至27日的夜间病逝，当时她才只有23岁。

朱利亚诺很爱他的这个妻子。有传闻说，看到西蒙内塔无可挽救地就将病逝，他痛苦得像是发了疯。他实在太不愿失去他这可爱的妻子了，像那时许多迷信的人那样，他决定，与其听凭她死去的形体永远消逝，不如让她作为千年不死的吸血鬼重新存活下来。为此，他召来全城最著名的术士多米尼克·萨尔塞多。据说，萨尔塞多能抓获吸血鬼。萨尔塞多当然不敢违拗这位全城最有权势的人的秘密使命，便将一个吸血鬼抓到西蒙内塔濒死的房室内。果然，西蒙内塔被吸血鬼咬过之后就死了，而且在两天之后也就变成为一个吸血鬼。这样，当朱利亚诺再次出现在西蒙内塔的面前时，她已经是一个像传说中的魔鬼那样的怪物，她那黑色的眼睛和鬼怪似的脸面着实使他大吃了一惊。但朱利亚诺觉得，她好像依然认得他是她的丈夫，甚至还记得他们两人一起生活的情景，好像仍旧具有人的感情。于是，这个富有浪漫情调的人就以为，西蒙内塔对人间的他的爱，大概会改变她吸血鬼嗜血的本性吧，何况她还跟他说了不少绵绵情话。谁知当他亲

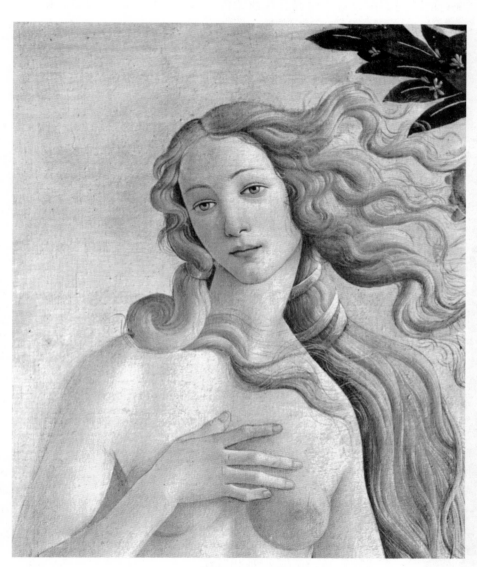

《维纳斯的诞生》 细部

近她的时候，就被她一口咬死了。

这自然是后人附会上去的传说。事实是：当时，佛罗伦萨似乎有一种流行的时尚，按照这一时尚，在西蒙内塔入棺之后，开着棺盖，穿过全城，让所有仰慕她的人可以再一次欣赏她的美。她死后不久，马可·韦斯普奇另外娶了一个妻子；两年后，1478年，罗伦佐和朱利亚诺·美第奇兄弟两人遭政敌暗杀，罗伦佐躲进一个圣器收藏室得以逃脱，朱利亚诺则死于这一阴谋。

许多研究者，包括著名的英国艺术家和艺术评论家约翰·拉斯金（John Ruskin，1819—1900）都相信，实际上波提切利也深深地爱着西蒙内塔。西蒙内塔的死，真是使他的心都破碎了。有医学史家相信，波提切利当时曾要求，将西蒙内塔·韦斯普奇安葬在佛罗伦萨韦斯普奇教区的"万圣堂"，因为西蒙内塔是在这里接受洗礼的，而她的家人也都被埋葬在这里，这样可以让她和她的家人们在一起。只是他的这一希望要等到西蒙内塔去世之后34年的1510年才得以实现。

波提切利在西蒙内塔去世十年之后创作《维纳斯的诞生》（*The Birth of Venus*，约1484—1485），将西蒙内塔的美留存下来，是对他深爱的这位女子最好的纪念。另一位同时期的佛罗伦萨画家比埃罗·德·科西莫（Piero di Cosimo，1462—1522）无疑也是基于爱和惋惜的心，大约在1490年创作出了一幅她的肖像《美女西蒙内塔》（*Portrait of a woman*）。在这幅画像中，值得注意的是缠绕在主人公脖颈上的蛇，象征了西蒙内塔像被蛇撕咬一样被疾病折磨死的。

口罩的过去和今日

　　有些疾病的广泛传染往往会影响人类的行为和生活方式。当年梅毒流行时，因为此病有脱发的后遗症，于是引起佩戴假发的时尚，以免被人怀疑患有这一可耻的疾病。如今，从新冠病毒出现世界性流行的趋势以来，口罩，也如 2020 年 3 月 17 日《纽约时报》上的一行标题所表示的，"已经成为我们时代的一个象征"。

　　口罩，国外称"医学面罩"（medical mask）或"外科面罩"（surgical mask），以前一直都认为是起始于中世纪和文艺复兴时代。最近，据伦敦"威尔克姆医学史博物馆"（Wellcome Collection）2020 年 7 月发送的材料，记者莉琪·恩菲尔德在《口罩的历史》（Lizzie Enfield：*A history of medical masks*）中，将口罩的出现追溯到 2000 多年前，说是早在公元 1 世纪，古罗马大科学家老普林尼（Pliny the Elder，23—79）曾用动物膀胱的外层挡住口鼻，来过滤工场上朱砂或硫化汞这类有毒矿物飞散出来的灰尘。这可以看成是最

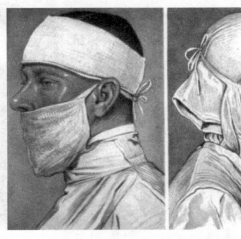

改进了的口罩

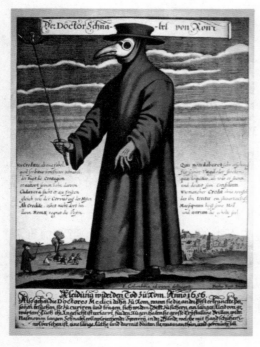

《瘟疫医师》

（Charles de Lorme），他发明出一套供
"瘟疫医生"（medici della peste）穿的
服装。这套服装包括黎凡特皮革（Le-
vantine leather）制作的外衣、帽子和里
面盛有丁香或肉桂等草药和薄荷、樟脑
等芳香剂的喙形面罩，面罩有玻璃孔，
可以看到外面。所有这些配制的目的，
都是为了防止医生在探望病人时染上黑
死病。

出版物中流传下来一幅描绘黑死病
医生的彩色图画，这是版画家保罗·福
斯特（Paul Fürst）1656 年左右的作
品。据说，这画的是一位叫施纳贝
尔·冯·罗姆（Schnabel von Rom）的

早的口罩。恩菲尔德又说，后
来，公元 12—13 世纪，意大利
旅行家马可·波罗（1254—
1324）在游记中，曾记述说中
国皇帝的仆人和随行人员，都喜
欢用丝巾遮住口鼻，来防止从给
他们准备的食物中，呼吸进污
染物。

公元 14 世纪，欧洲最大的
瘟疫黑死病流行，促使人们广泛
地开始设法遮盖脸面，防止传
染。到了 17 世纪，当另一次黑
死病在法国流行的时候，刺激了
法国的一位当时辗转欧洲多个地
区行医的医生夏尔·德·洛美

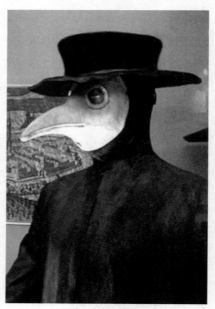

《瘟疫医师》局部

医生外出给人看病时的标准着装。这套着装，尤其是其喙状面罩，使这些在疫情期间外出看病的医生有一个"喙医生"（beak-doctors）的称号。但是，有医学史家说，没有证据证明确实有过这样的一些戴喙形口罩的黑死病医生，德国的博物馆里展示的两个这样的面具，从一开始就被怀疑是伪造的。

另有医学史家考证，伟大的艺术家列奥纳多·达·芬奇（1452—1519）曾将一块布浸入水中，然后取出，盖在脸上，来防止油漆和灰泥中的有毒化学物质呼吸进入肺部。这也可以被看作早期的简单的口罩。只因使用起来不太方便，后来被改进为将浸湿的纱布悬挂在眼镜架的挂钩上，然后戴挂到脸上。

1861 年，法国化学家路易斯·巴斯德（Louis Pasteur，1822—1895）发现空气中存在细菌，使人们意识到空气中存在有害的病原体，呼吸时会有被细菌传染的危险性。这导致医生设法应用有过滤作用的棉花制作口罩，避免传染疾病。时髦的女人欢喜戴蕾丝面纱，一方面可以让她漂亮的容貌有一种神秘感，同时也借此来保护肺部免受空气中的有害颗粒的侵害。与巴斯德差不多同时，英国的外科医生约瑟夫·李斯特（Joseph Lister，1827—1912）提出用石碳酸消毒外科医生的手和手术器械，匈牙利的妇产科医师伊格纳兹·塞梅尔维斯（Ignaz Semmelweis，1818—1865）证明洗手的重要，都证明防止病菌传染的重要。于是，到了 19 世纪末 20 世纪初，呼吸系统传播细菌的问题就成为医学家研究的焦点，开始注意人与人之间要保持距离，口罩的应用也就显得重要了。

1897 年，在布雷斯劳工作的德国卫生学家卡尔·弗里德里希·弗吕格（Carl Friedrich Flugge，1847—1923）发表了《关于空气感染》（*Über Luftinfektion*）的论文，指出飞沫在空气中有感染细菌的危险，作为他对结核病起源研究的一部分。同年，他的从 1890 年开始也一直在布雷斯劳工作的徒弟特奥多尔·米库利兹（Theodor Billroth，1829—1894）发表了《使用无菌手套和口绷带进行手术》（*Das operieren in sterilisierten Zwirnhandschuhen und mit Mundbinde*），同样强调了这一点。他们的论文都提到手术时一定要戴"口绷带"（mouth bandage），米库利兹还描述了一种用棉花制成的单层

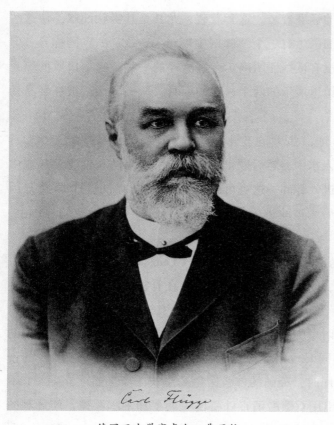

德国卫生学家卡尔·弗吕格

面具。他特别指出外科口罩的适用性，"由于有它，我们在街上就会像一个戴面纱的女士一样轻松呼吸"。

米库利兹的助手休勃纳继续研究这个问题，并在1898年发表了《关于口腔和口腔伤口感染的可能性》（Hübner：*Über die Möglichkeit der Wundinfektion vom Munde aus und ihre*），论文研究了手术室空气中细菌的含量问题，并介绍了一种由纱布制成的两层口腔保护装置。

虽然如此，但是直至1910年，在外科手术和综合医院中，口罩的应用仍不普遍。1914年，德语外科医生菲里茨·柯尼希（Fritz Konig，1866—1952）在他的一部为一般的从业者写的外科手册中甚至声称："……根据我们多年的经验，顺便提一下，我们认为它们（口罩）的使用完全没有必要。只有那些患有黏膜炎或心绞痛的病人，在手术时才戴上需经蒸气消毒的口罩。还应限制说话，并避免在患处做手术……"

但是，也就是在这个时候，1910年末，马来西亚的华侨、著名的公共卫生专家伍连德（1879—1960）在调查中国北方爆发的肺鼠疫时，设法用棉布包裹几层纱布制成口罩，并在两端各系上一条带子，以便可以挂在耳朵上。这就是今天用于医学的口罩的原型。自此之后，人们所用的口罩，不管如何改进，基本上就都是这个样子了。

在口罩的应用史上，1918 年是一个重要的年份。这年流感的全球大流行促使医务人员和公众都戴上口罩，尤其是在美国，有些州在工作场所和公共交通工具上，规定必须佩戴口罩。

口罩最先于 1920 年代在德国和美国的手术室中使用，特别是在内窥镜手术或"小型手术"中。但在 1926 年说德语地区广泛阅读的一部手术操作人员辅助书中，还是没有提到面罩的应用。一年后，1927 年，在海德堡担任外科主任的马丁·基尔斯纳（Martin Kirschner，1879—1942）才在他的多卷本理论著作《抵制感染》（*Die Bekämpfung der Infektion*）第六版的"应对感染的措施"一章中，详细介绍了戴口罩的必要性。

美国也有类似情况。第一次世界大战后，越来越多的研究都针对口罩的厚度。但它的应用仍然没有被普遍接受。一般是实习生和护士都戴着用布或纱布制成的口罩，但主治医师在手术的各个阶段还在拒绝使用口罩和橡胶手套，认为"太麻烦了"。

但是此后，口罩的地位渐渐有了提高。德国和美国从 1930 年代中期开始继续使用口罩，到了 1940 年代，可以清洗的无菌口罩在德国和国际手术中得到认可，纱布的层数各不相同。从 1960 年代中期开始，美国开始使用纸和羊毛制成的一次性口罩，并在世界范围内普及。

由于工业化程度提高，致使空气污染成为 20 世纪和其后公共卫生的最大威胁之一，居住在受影响严重的城市居民都不得不采用"防烟面具"（smog masks）。按照 RKI（德国罗伯特·科赫卫生研究所）的建议，可靠的数据表明，外科口罩可降低室内空气的污染。一个突出的事例是，甚至在 2020 年 2 月，虽然新冠病毒尚未达到全球性的高峰，在这个月的巴黎时装周上，像是具有前沿预感似的，曾获 2017 年青年设计师"路易威登奖"的设计师马琳娜·塞尔（Marine Serre，1991—）参赛的模特儿都穿上相配口罩的服装。当时，整个时装行业都没有预料到这一需求的到来。现在，据说，对时尚很感兴趣的人们转而开始使用起自制的口罩了。

的确，在今天，戴不戴口罩已经被看作是否具有预防疾病卫生意识的标志之一了。

颠茄：巫女的"飞行油膏"

约翰内斯·哈特里布（Johannes Hartlieb，1410—1468）是中世纪晚期巴伐利亚的一名医生，还是当时几位大贵族的家庭医生，曾参加过几次外交活动。在一次此类活动中，他见到统治勃兰登堡–普鲁士及德意志帝国的霍亨索伦家族（Hohenzollern family）法国支派中的马格雷夫·约翰·冯·勃兰登堡–康巴哈（Margrave Johann von Brandenburg–Kulmbach）。马格雷夫·冯·勃兰登堡–康巴哈，作为一位大公爵，据说他的地位仅在国王之下。他非常喜欢炼金术和神秘事物。在他的要求下，哈特里布写了一部谈"所有遭到禁止的艺术、宗教异端和巫术法道"的书。哈特里布大约在1456年写成此书的手稿，却不出版，因为它只供大公爵一人阅读，从不打算让他人知道。但是通过 21 世纪的科学技术，今日的人得以阅读，并进行详细研究。据认为，此书最著名的细节是记有所谓的"巫女飞行油膏"（Witches Flying Potion，or Witches Flying Ointment）的配料。

从 15 世纪 80 年代起，就有迷信说，在"瓦尔普吉斯之夜"（Walpurgis Night），也就是每年的 4 月 30 日至 5 月 1 日的一夜，巫女们都会在身上涂上这种"飞行油膏"，乘上扫帚柄、叉棍、山羊，或者猫和其他动物，飞着前去参加每年一次的"女巫夜会"（Sabbat），或称"黑弥撒"（Black Mass）。这即是所谓的"巫女飞行"，去和魔鬼、撒旦一起跳舞，淫乐狂欢。德国大诗人歌德在他的《浮士德》中就曾描写，说"油膏给魔女们提神"，她们便"或骑扫帚，或骑拐杖，或骑叉棍，或骑山羊"，"在瓦尔普吉斯之夜来到布罗肯山顶"狂欢，于是这里就成了"地地道道的魔女世界"，"一片热狂的妖魔歌唱，沿着整个山地飘荡"。德语国家文艺复兴时期的画家汉斯·格里恩（Hans Baldung Grien，1484/1485—1545）是历史上创作巫女的绘画最多的一位画家，这里复制的一幅即是他的《巫女夜会》。

这所谓的"飞行油膏"是什么玩意儿呢？据伦敦大学学院的药物学家阿尔弗雷德·克拉克（Alfred J. Clark）分析，认为其"多种成分中，最重要的是附子和颠茄。克拉克推想，这飞行的感觉或许是由于附子引起的一种恍惚的、不规则的心跳，和颠茄引起谵妄的进行性兴奋"。

颠茄属茄科的高大灌木状多年生草本植物，拉丁文名 Atropa belladonna L，植株高 1.5 米，叶子绿色，花紫堇色或淡绿色；浆果黑亮，樱桃大小；根粗大，圆柱形。用该植物的干液和根制成的生物，也称颠茄。颠茄含多种生物碱，可入药，主要用于制止盗汗、流涎、支气管分泌过多、胃酸过多等症状。

但颠茄有毒，毒性可致命。"在古代和中世纪，颠茄常被用来投毒。它是许多中毒、死亡和自杀的一个导因。它与死的联系，让 16 世纪的（德国植物学家和医生莱奥哈德·）富克斯（Leonhard Fuchs，1501—1566）

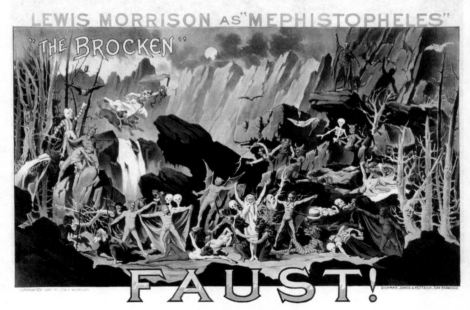

绘画描绘《浮士德》中的"瓦尔普吉斯之夜"

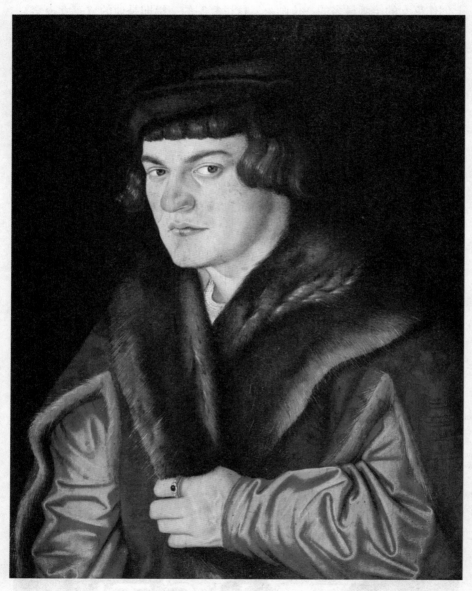

汉斯·格里恩自画像

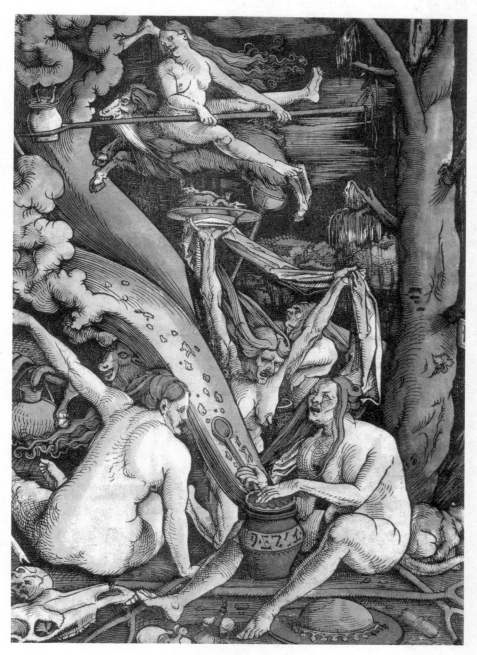

格里恩画的《巫女夜会》

把它称为 Solanum mortiferum（致死剂）。"

颠茄的毒性，自古以来就为很多医生和药物学家所熟知，并据希腊罗马神话取了一个拉丁文名 Atropa。神话中的命运女神（Fate）是司人类命运，特别是主管寿命长短及所受苦难灾祸的三位女神中的任何一位。这三位女神为三位手纺人类命运之线的老妇人：放线的克洛托，分线的拉刻西斯和铁面无情的阿特罗波斯，Atropa 即来源于这铁面无情的 Ατροποζ（阿特罗波斯）。

古罗马人经常将颠茄（Atropa belladonna）掺进政敌的食物中，作为杀死他的"武器"。据说古罗马皇帝奥古斯都（前 63—14）和他的妻子克劳迪乌斯都是被颠茄毒死的。在公元前的一场"安息战争"（Parthian War）中，古罗马马克·安东尼的部队就曾中了敌方所下的颠茄的毒。更著名的是，传说在苏格兰国王邓肯一世（Duncan Ⅰ,? —1040）在位时，马里省的酋长马克佩斯（Macbeth,? —1057。另译麦克白）在进攻丹麦期间的一次休战中，整个部队都因喝了用颠茄调剂出来的酒而中毒。在威廉·莎士比亚的剧作《麦克白》（朱生豪译文）第一幕第三场，麦克白军见到三女巫时，他的大将班柯有一句台词："我们正在谈论的这些怪物（指女巫），果然曾经在这儿出现吗？还是因为我们误食了令人疯狂的草根，已经丧失了我们的理智？"医学史家安格莉卡·博尔施在《作为神奇药物的致幻剂》中写道：

> 班柯和麦克白一起目击……这几个鬼魂，是真的还是一个幻觉。在欧洲猎巫高潮的 1606 年，莎士比亚给出这两个选项，不仅为魔鬼附体状态，即精神错乱妄想，提供了理性的解释，也指出了这一疯狂的可能原因。有一些有毒植物，接触或摄入之后，会模糊我们的意识，使我们产生不真实的感觉。正如令人震惊的迫害巫女的事告示我们的，很不幸，大多数的欧洲人当时都缺乏这类植物学知识。

今日的科学研究，令人信服地在莎士比亚所给出的两个选项：是"魔

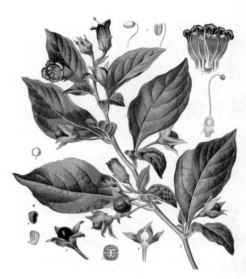
植物学著作中的颠茄图

鬼附体"还是摄入"有毒植物"中，得出了正确的回答。医学史家的研究相信，是麦克白的军队误食了颠茄，中了毒，以致瞳孔扩大、视力模糊，产生眩晕和幻觉。

颠茄在历史上也曾被用作美容品。

将颠茄的汁液稀释，滴入眼睛，会使女子的眼睛瞳孔放大，水盈盈的，显得美丽、迷人，富有性感魅力。据说，埃及艳后克利奥帕特拉（Cleopatra VII，前69—前30）就常这样做。在文艺复兴时代，颠茄更为意大利和西班牙的女子所惯用，颠茄更是妓女借以引诱嫖客而常备的药剂。这是因为颠茄含有阿托品（Atropine），这是一种无色或白色结晶性粉末的生物碱，致使瞳孔扩大、眼压升高，并能兴奋呼吸中枢。于是，它又获得另一个名称 belladonna。这个词来源于意大利语，意思是"美妇人"。此名从16世纪起，即被收入欧洲的植物标本集。

颠茄液质的神奇作用，也引起现当代的药学家和医生的兴趣。大概是捷克斯洛伐克的医生扬·普尔基涅（Jan Evangelista Purkyně，另译普肯野，1787—1869），最早对颠茄进行了自体实验。他曾将几滴颠茄的液体滴入眼睛，结果引起视力模糊，后来他又将颠茄液汁喝下，感到唾液停止分泌，口腔十分干燥，而且心率也加速了，觉得很不好受。1831年，德国药理学家海因里希·迈因（Heinrich F. G. Mein，1799—1864）从颠茄中分离出它的有效成分生物碱，以命运三女神中的阿特罗波斯（Atropos），取名为 Atropine（阿托品）。今天，阿托品主要用于眼科，局部应用有扩大瞳孔、升高眼压的作用，以检查眼底及剥离或预防晶状体与虹膜粘连。另外，阿托品还可缓解因副交感神经兴奋而致的肠痉挛、内脏绞痛，也常用于多种泻药的配方，还可用于解救有机磷农药中毒。

乌头草：两段有趣的传说

莎士比亚的《亨利四世》（下）第四幕第五场中，亨利王的一生差不多到了最后的时日了。这时，他自然要考虑在他去世之后，他的王位如何能够得到顺利的继承。为了维护家族的团结，他对保皇党，对他的几个儿子，都有殷切的嘱咐。在嘱咐托马斯·克莱伦斯公爵，要他辅佐即将继承王位的大哥威尔士亲王亨利时，他说：

> 听我的话，托马斯，你将要成为你的友人的庇护者、一道结
> 合你的兄弟们的金箍，这样尽管将来不免会有恶毒的谗言倾注进
> 去，和火药或者乌头草一样猛烈，骨肉的血液也可以永远汇合在
> 一起，毫无渗漏。（朱生豪译文）

在这里，莎士比亚以乌头来形容谗言的"猛烈"，是因为他知道乌头具有一种什么样的毒性。

乌头的毒性也引起英国浪漫主义诗人约翰·济慈的注意。济慈在《忧郁颂》一诗的第一句就警告："不啊！不要到忘川去，也不要拧绞／根深的乌头，把它的毒汁当美酒。"（屠岸译诗）

乌头或叫附子，属毛茛科多年生的草本植物，我国的传统医药，很早就对它有比较确切的探讨和描述，称誉它是"回阳救逆第一品"：因祛寒力强，能补益阳气，治寒邪内侵之胃腹疼痛、泄泻，以及寒湿阻络之痹痛，畏寒、肢冷、脉微欲绝之虚脱等病患。但乌头又是极毒的植物，有

"狼毒"之别名，绝不像它的另一个别名"修士的兜帽"（Monk-shood），开出一朵朵蓝色或紫色的花，在微风中摇曳多姿，招人喜爱。

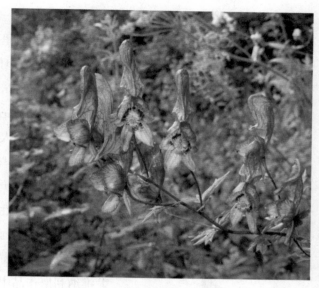

生在野地的乌头草

乌头原来的产地从欧洲山坡向东，至喜马拉雅地区。生活在喜马拉雅山西南边界的古代印度的帝王，就常用它来作为杀人的工具。

历史记载，在古代的印度，国王们为防止食物中毒，吃的东西事先都要经过具有毒物和抗毒知识的皇家厨房毒物学专家尝试。这些专家的知识不仅能保护国王的性命，还能帮国王去杀害他的政敌。著名的阿拉伯医生阿尔·加兹温（Al Qazwini，1203—1283）这样描述古印度谋杀政敌的特殊手法：

乌头是生长在印度的一种植物，只要半迪拉姆（Dirham）的量就可毒死人。喝了它，人就会眼球鼓出，唇舌肿胀，头晕目眩，昏厥过去。据说，如果印度的国王想要诱骗敌国的国王，就培育一名女孩子从小习惯与乌头相处，先是在她的摇篮下撒满乌头，然后撒在毯子底下，再后放到她的衣服内，直到这女孩渐渐习惯了不受乌头伤害。这样，就算培育完成。后来，这女孩便被作为礼品送给要诱骗的国王，只要那国王和她性交，他就死定了。鹌鹑和附子鼠吃了（乌头不会受到）伤害。附子鼠是一种生活在根部吃食附子根的动物。

221

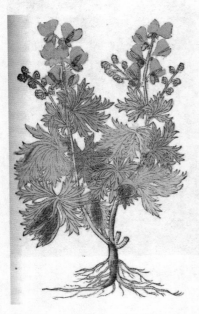
药物学上的乌头图

路易丝·西里尔斯、弗朗索瓦·雷蒂夫在《毒物学和环境卫生的历史》（Louise Cilliers and Francois Retief: *History of Toxicology and Environmental Health*）中指出：古代的欧洲人，也经常用有毒植物作为谋杀的手段。乌头便是他们常用的毒物，被称为"继母的毒药"或"婆婆的毒药"，它的毒性很大，只要 3.6 毫克，即能使成人因心血管塌陷和呼吸麻痹而死。作者还举古罗马最有影响的讽刺诗人尤维纳利斯作品中的例证，说有一个叫蓬蒂娅（Pontia）的女子吹嘘说，她有几个朋友，都有能力用附子来杀人。在书中，两位作者还引了巴黎出版商安托万·维拉德（Antoine Verard，1485—1512）编的《哲学的痛苦》（*Cuer de Philosophie*）中的一个传说：

当亚历山大大帝出生的时候，邻国的一个敌对的国王得知一则预言，说如果这个孩子活下来，国王最终会被他杀死。于是，他便考虑用什么办法可以灭掉这个孩子。他密令用致死的毒物来养育几个高贵家庭新生的女孩子。结果，所有的女孩子都死了，只有一个长成为美丽的少女，她会弹一手好琴，同时又一身是毒，毒化身边的空气，毒死她周围的所有动物。

一天，这位国王被一支强大的军队围困住。夜里，他派这个少女，穿得漂漂亮亮的，以及另外几个没有毒性的女孩去敌人的营地，为敌国的国王弹琴。国王被她的美貌所感动，秘密诱惑她进他的营帐。但他一吻她，他立即就死了。同一天夜里，许多拥抱过她的军官也遇到同样的命运。就在这特殊的时刻，被围困的

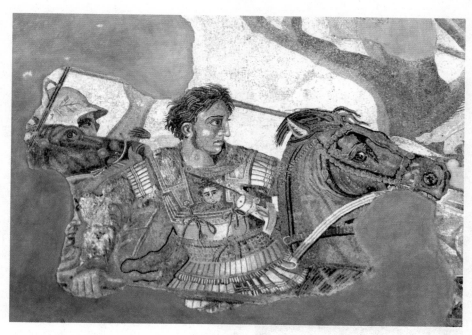

亚历山大大帝

人乘敌方没有首领之时，征服了他们。从这时起，国王下令，要更加小心地保护好这个女孩，并给她施加更加强烈的毒物。

其间，亚历山大已成年。他开始出战，征服并杀死了大流士，使他名震世界。如今这个整天怕他的国王决定，该是到攻打他的时候了。他给亚历山大送去四名穿着华丽的女孩和这个有毒的少女，并让她穿得比其他四人都更加漂亮、更加豪华。伴随她们一起的还有五位年轻英俊的贵族……带上良好的祝愿和敬意，丰厚的礼品和美丽的珠宝。当亚历山大看到这个妩媚的琴手时，他难以克制地想要去吻她。但是他宫廷里的一位名叫亚里士多德的聪慧的学者和他的老师苏格拉底看出这少女身上有毒，事先警告他不能碰她。本来，亚历山大不相信他们的话。后来，苏格拉底招来两个穿戴华丽的奴隶去吻这个少女，结果两人都死了。亚历山大看到老师的判断正确，就下令将这女孩斩首，将她埋得离他的百姓远远的。这同一天夜里，许多碰过这女孩的军官和贵族

223

也都突然死了。老科学家和哲学家叫这种毒物为"乌头"（Aconitum napellus）。

据布朗的《编年医学史》（H. M. Brown：*Annals of Medical History*），这里所说的"老科学家和哲学家"主要是指彼得·达班诺。

意大利帕多瓦的彼得·达班诺（Pietro d'Abano of Padua，1250—1315）是一位医学经院哲学家，曾将希波克拉底、加伦、迪奥斯科里斯、亚里士多德等人的多部巨著译成拉丁文，自己在占星学、天文学和毒物学方面也拥有丰富的知识，尤其是医学和毒物学，他在所著的《分歧调解员》（*Conciliator Differentiarum*）中，企图将希腊、阿拉伯、犹太和拉丁作家在一些重要问题上的不同观点进行调和。他的另一部献给教皇约翰二十二世的著作《毒物论》（*De Venenis*）共六章：毒药的分类，毒药如何作用于身体，如何防范，剧毒药物的毒性，剧毒药物的治疗，以及对所有毒药的解毒等问题。

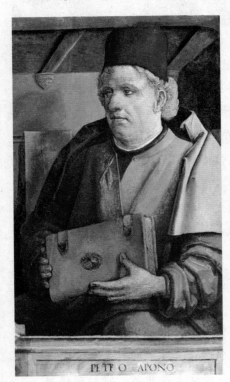

彼得·达班诺

彼得·达班诺在他的《毒物论》中曾这样写道："乌头，如果被给与像乌头这种有害的毒物，立即会出现昏厥，这是心脏的奋激，是心脏战栗和脉搏缺失的症状……"并说："他只要接受乌头的果汁或者它的液汁，他便会在一至三天内立地而死。这时，他会昏厥，心脏衰竭，全身各处发黑、坏死，所有器官肿大，舌头不能发声。"还说："古代的国王们用乌头养育女孩子，那些和她拥抱、交媾的人都会立即死亡。"

1760年代和1770年代中，维也纳的医生安东·封·斯托克男爵

（Baron Anton von Stork，1731—1803）对乌头、毒芹等八种从古以来很著名的有毒植物做了详细的检测，不但对狗进行实验，还在自己身上做实验。1762年，斯托克将乌头用来治疗痛风、关节炎、发热病和腺体肿大。乌头通常作为搽剂用来镇痛，内服则用来降热。1833年，从乌头中提炼出其有效成分乌头碱。

向欧洲人提供金鸡纳：
疟疾特效药的发现

　　生物学家大量的观察证实，许多动物都具有自行治病的能力，如狗、鸟、水牛、长颈鹿、狮子，尤其是黑猩猩，最善于此道。秘鲁的土人经常见到山里的美洲狮发了热病之后，就会遍找深山去寻觅金鸡纳树，啃嚼它的树皮，结果很快就治好了病。传说西班牙的弗朗西斯科·皮萨罗（Francisco Pizarro，1475—1541）1533 年征服了南美的印加帝国后，安第斯山气候使他的很多部下都受到热病的袭击，虚弱不堪，无力动弹，被留在那里等待死神的到来。但在极度的口渴中，只好不顾一切, 在一棵规那树（Quina），也就是金鸡纳树倒落的池边，喝下苦涩混浊的池水。不想入睡后，一觉醒来，竟然热病全消，体力也得到了恢复。另有一个版本说，这故事中喝这池水的不是皮萨罗的士兵，而是一个印第安人。

　　金鸡纳（cinchona）是茜草科植物的一属，大多为乔木，开乳白色或玫瑰色的

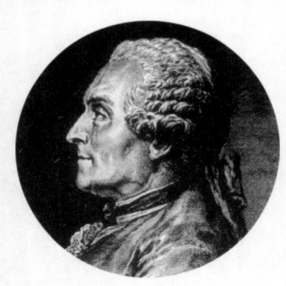

夏尔·拉孔达明

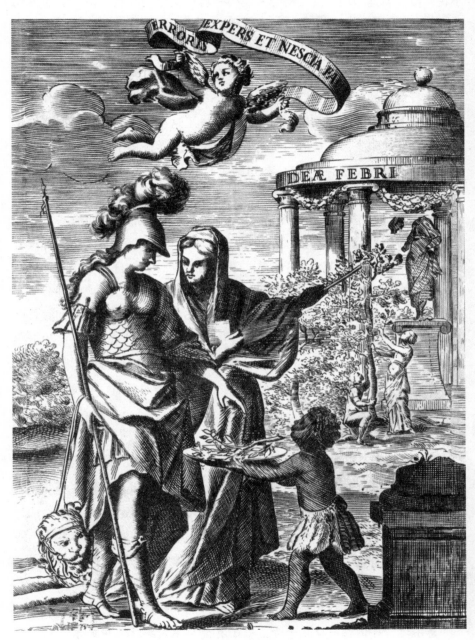

《向欧洲人提供金鸡纳》，17 世纪的版画

小花，被认为是印加人民馈赠给人类的一份最优厚的礼物。法国著名博物学家和旅行家拉孔达明也听说过此类神奇的传说。

夏尔·玛丽·德·拉孔达明（Charles-Marie de La Condamine, 1701—1774）在巴黎完成基础教育后，开始军事生涯，1730年离开军队进巴黎科学院进行短暂的科学研究后，于1731年5月沿地中海沿岸各个港口作长达一年的海上航行。回到巴黎，向科学院报告了这次科学考察的情况，给学院留下良好的印象，于是他们便请他参加包括多学科科学家皮埃尔·布给（Pierre Bouguer, 1698—1758）参与的考察队，去秘鲁测定赤道附近地区子午线的弧长。

考察队从1735年4月出发，最后于1736年6月抵达目的地基多（今日的厄瓜多尔），但因参与者之间的分歧，考察项目直到1743年初都没有完成。于是，拉孔达明离开考察队，乘木筏顺流而下，自行作亚马孙河口的旅行。在这段四个月的旅行期间，拉孔达明对他所经过的地区进行了地理、天文、生物和民族志的观察，最终于1745年初回到巴黎。他回顾自己南美的考察，觉得最让他感兴趣的植物是橡胶树三叶胶（Hevea）和金鸡纳树，并做过一段有趣的记述。医学史家、英国威斯敏斯特医学院的哈罗德·斯科特（H. Harold Scott）在他的多达1200页的巨著《热带医学史》中转述说：

……拉孔达明在1738年记述说，金鸡纳作为退热剂的性能，是经由秘鲁土人目睹美洲狮（pumas）咀嚼它的树皮来医治热病才发现的。他没有说土人如何得知这些美洲狮（另一记载，这美洲狮被改为lions——狮）在发热病，他们也不大可能知道一只美洲狮的正常体温与人的体温的差异，而且他们肯定无法使我们了解测得的体温，使用的临床体温表起始于（英国医师）托马斯·奥尔巴特（1836—1925）时代。一个印第安人因为发热病疲惫不堪，昏倒在一口池子旁，喝了有金鸡纳树掉落池中的水，醒来后，热病全消。这故事是完全可能的。如果他染的是良性的间日热或三日热，不管他喝或没喝金鸡纳的水，第二天，他自然就会退烧。只是把这故事的真实性看成为最早的发现模式，令人遗憾，金鸡纳的性能至少在讲述这故事前一个世纪，就已经为人所知。

拉孔达明的意思是，虽然这故事颇为浪漫，却并不新颖。斯科特也认为，对金鸡纳性能了解，至少可以上溯到 1600 年。他接着写道：

有关金鸡纳，我们可信赖的了解，最早是 1600 年，一位在秘鲁洛克哈（Loxa）南边马拉科塔斯（Malacotas）工作的耶稣会传教士受间日热袭击，被一位印第安酋长给他的金鸡纳树皮治好。差不多 25 年后，洛克哈的名叫唐·洛佩兹·德·卡奈扎尔斯（Don Lopez de Canizares）的西班牙 Corregidor（照我们的说法就是市长），也这样治好的。附带提一下，它的价值，从它的名称 Quina-quina，即"树皮中的树皮"（Bark of barks）可以认定。不过，后来，秘鲁人并没有很广泛地应用它……

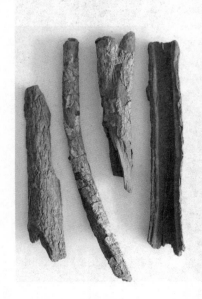

金鸡纳树皮

是 1633 年，一位耶稣会士的出版物描述了秘鲁人如何应用金鸡纳树皮研成的粉末，治愈他们的疟疾，使金鸡纳为欧洲人所知，所以一般都认为，是耶稣会士最先将金鸡纳介绍到欧洲，并使它获得一个"耶稣会士的药粉"（Jesuit's powder）的名号。不过最为人知的是钦琮伯爵夫人（Countess of Chinchon）的故事，虽然故事的精确性，尚有可疑之处。

传统上的这个故事最早是由意大利医生塞巴斯蒂诺·巴多（Sebastiano Bado）在 1663 年记述的。故事说的是秘鲁总督钦琮伯爵四世路易斯·耶罗尼莫·德·卡布

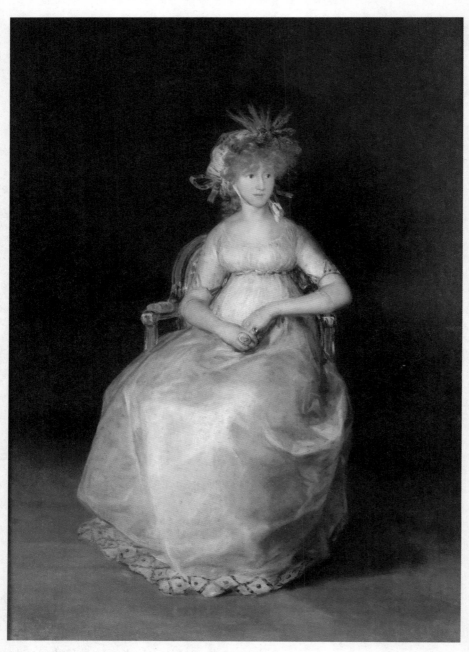

戈雅画的《钦琮伯爵夫人》

若拉（Luis Jerónimo de Cabrera，4th Count of Chinchón）的妻子在利马患了隔日热。一位西班牙总督建议他采用一种传统的药物规那树皮。她试用之后，疗效神奇，热病迅速痊愈。伯爵夫人就下令大量收购这树皮，不但捎往欧洲，还用于她的婢女，介绍给她的朋友，广泛分发给患热病的人，以致一个时期，规那树皮的粉末被称为"伯爵夫人的粉剂"（Countess' Powder）。

巴多声称他是从一位叫安东尼·博勒斯（Antonius Bollus）的商人那儿得知这些情况的。英国皇家地理学会主席克莱门茨·马卡姆（Clements Markham，1830—1916）考证认为这个伯爵夫人即是安娜·德·奥索里欧（Ana de Osorina）。但是医学史家哈吉斯（A. W. Haggis）认为这一说法不确。因为安娜·德·奥索里欧是 1621 年与伯爵结婚的，1625 年就去世了，当时伯爵还没有被任命为秘鲁总督。该是伯爵的第二任妻子弗朗西斯卡·亨里克·德·瑞贝拉（Francisca Henriques de Ribera）随他去的秘鲁。哈吉斯还进一步查阅了钦琮伯爵的日记，并没有提到伯爵夫人患有热病的事，尽管伯爵本人常常受到疟疾的袭击。

虽然如此，这个颇具传奇色彩的故事还是流传了下来。后来，为纪念伯爵夫人对这一药物的热情，瑞典植物学家卡尔·林奈 1742 年根据巴多的记述，在将它纳入自己的植物分类系统时，决定以钦琮伯爵夫人的名字命名。只因巴多对 Chinchón 这个名字用的是意大利语的拼音，导致马卡姆等按照英语法语的拼法，将它改作 Cinchona，中文就译为金鸡纳。

西班牙殖民者十分重视金鸡纳这一疟疾的特效药。

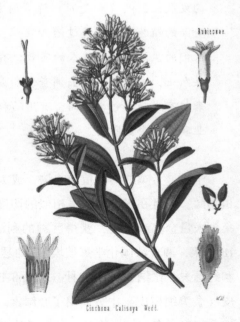

药谱中的规那树图

医学史家马修·克劳福德在研究金鸡纳的专著中说道：1748 年，天主教耶稣会士、有四十年经验的胡安·弗朗西斯科·托罗（Juan Francisco Toro）接到秘鲁总督何塞·曼索·德·贝拉斯科（Jose Manso de Velasco，1688—1767）的来信，说请他对原来西班牙王室让他收集送往马德里的几种产品说说他的看法，这些产品共 33 种，包括大鳄鱼的尖牙、海牛的骨头、豆蔻、吐根和当时另有"洛哈的树皮"（cascarilla de Loja）外号的金鸡纳。

克劳福德说，看这产品的名单，像是出于欧洲上层人士流行的好奇心和自然历史博物馆的需求。但是托罗立即认识到，这些物品有着更为实用的目的：它们是要送交给王宫里的王家药房做进一步研究的。克劳福德评论说：

> 大西洋世界各欧洲帝国对其殖民地的植物资源都很感兴趣。毕竟，在以往的几个世纪中，种植园农业的普及和各种植物商品的发展让欧洲（和美洲）许多国家都非常富裕。同时，新的来自美洲的植物产品，通过治疗疾病，丰富饮食和刺激感官，改善了人们的生活。如此诱人的实效，有力地刺激了欧洲的统治者和上层人士，支持各企业去调查和研究美洲的自然资源。……人们越来越有兴趣去寻求新的、有用的和可以盈利的植物，为欧洲的商业和帝国企业所用。

于是，金鸡纳的移植和栽培，成为一项大规模的事业，不但在欧洲的植物园，而且在气候与南美相似的印度、锡兰、爪哇等地创建种植场，收集到大量金鸡纳树皮，获得巨额的利润。但仍不能满足疟疾病人的需求。1817 年，两位法国化学家彼埃尔-约瑟·佩尔蒂埃（Pierre-Joseph Pelletic）和约瑟夫·比纳梅·卡方杜（Joseph Bienaime Caventou）合作，从规那树皮（金鸡纳树皮）中分离出了叶绿素。1820 年，两人再度合作，从规那树皮分离出了奎宁等生物碱，开启了从天然的或化学合成的方法制成药物奎宁。这样一来，就会有大量的治疟特效药了。到了 1933 年，金鸡纳树在世界各地也有很大的发展，产量达到 11666000 斤，在第二次世界大战中为治疗同盟军中的疟疾病人发挥了作用。

但是几百年来，疟疾的病原生物疟原虫对金鸡纳和奎宁产生出强大的耐药性，使这种所谓的特效药渐渐失去效用，代替它们的是中国的传统药物——由诺贝尔生物学或医学奖获得者屠呦呦等研制出的青蒿素。

希波克拉底誓言：医生的准则

《剑桥医学史》说，古代的医学，不论是埃及医学还是巴比伦医学，虽然显示出仔细观察的重要性，但"还没有揭示出有疑问的、有争论的和推测性的问题，而这些问题正标志着早期希腊医学的特点，体现在《希波克拉底文集》中"。肯定了希波克拉底的伟大。可是这个伟大的希波克拉底到底是怎样的一个人，历经千百年的研究，所知依然甚少。

希波克拉底的生平，最早是柏拉图在《普罗塔哥拉》和《斐德若篇》中说他是科斯岛上的著名医生，是阿斯克勒庇俄斯家族的一员；亚里士多德在《政治学》中称他是一位富有智慧的医生；他的弟子梅农

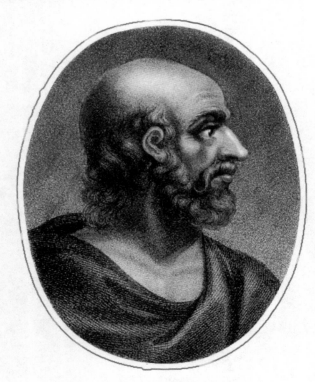

希波克拉底像

（Menon）确认后来《希波克拉底文集》中的"呼吸论"是他的著作。此后，公元前4世纪的狄奥克雷斯（Diocles of Caristus），公元前1世纪瓦罗（Varro）的《论农业》，和古罗马名医加伦的《名医也是哲学家》一书，也都提到他，不过这些全是依据口头传说的点滴记述。最早最完备的传记是希腊医师以弗所的索拉怒斯（Soranus of Ephesus，活动期公元2世纪）编著的，成为后来其他传记的主要来源。此外还有10世纪的百科全书中历史学家苏达斯·塞萨利乌斯（Suidas Thessalius）编写的传、12世纪拜占庭学者约翰·策策斯（John Tzetzes）编写的传，以及12世纪根据5世纪的所谓"布鲁塞尔手稿"（Brussels manuscript）写成的传等。比较一致的看法是——

希波克拉底生于小亚细亚海岸附近的科斯岛（Cos），时间大约是公元前460年的8月27日，父亲为赫拉克里德（Heraklides），母亲为芬纳雷蒂斯（Phenaretis）。他们是医学世家阿斯克列皮阿德（Asclepiadae）家族的成员，相信是神医阿斯克勒庇俄斯的后裔。希波克拉底从小去一医生家学医，然后就在科斯岛行医。他的妻子出生在一个著名家庭，姓名不得而知。他们生有两个儿子塞萨鲁斯（Thessalus）和德拉科（Draco）以及一个女儿，儿子都学医，女儿嫁给他的弟子波里布斯（Polybus）。

希波克拉底个子矮小，年老脱发。从当时硬币上的希波克拉底像也可

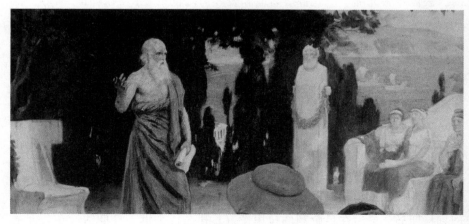

希波克拉底在大树下讲学

235

以看出，还留一把络腮胡子。

希波克拉底在科斯岛教授弟子，但没有留下人类学遗迹。今日的科斯岛上有一棵枝叶参天的大树，传统上相信他就在这树的阴影下教学。只是这树的树龄，看起来还不到 500 年。科斯岛的南面，被一条狭窄的海峡所隔的尼多斯半岛（Cnidos），也是希波克拉底时代的著名医学教学中心。据加伦所言，科斯岛和尼多斯半岛这两个教育机构，一直都在良性竞争，因为他们的哲学前提几乎完全一致，虽然前者注重病人整体的调理，后者注重具体疾病的治疗。科斯岛后来因《希波克拉底文集》而出名，尼多斯半岛的遗产是留下一部《尼多斯格言》（Cnidian sayings），《希波克拉底文集》中的有些内容还来自《尼多斯格言》。传说认为希波克拉底将尼多斯的档案全部毁掉，并非事实。

在希波克拉底时代，医学的教学似乎不再限于家族的传承，而已经扩大到医生后裔之外了。至少当时就有十名医生并非阿斯克列皮阿德家族的成员，有些远出科斯岛以外的地区，如德克西普斯（Dexippus）、阿波罗尼奥斯（Apollonius）和老普拉泽戈拉斯（Praxagoras the Elder），后来都非常有名。希波克拉底的名字在学派中具有极高的威望，不过这方面，今天所知甚少。

在大约公元前 430—前 420 年间父母去世之后，希波克拉底离开科斯岛，去往希腊北部、伊庇鲁斯高地和爱琴海之间的色萨利（Thessaly），他的女婿波里布斯成为他的接班人。各方面都表明，甚至到了公元前 4 世纪至公元前 1 世纪的希腊化时代，亚历山大里亚学派声名鹊起之后，科斯医学学派仍然享有崇高的声誉。来到色萨利后，希波克拉底继续行医并教学至少 50 年。不过希波克拉底这段时间里是在给大众治病还是为贵族个人效劳，不得而知。想必他还经常去往各地，因为他的论文《流行病论》中提到许多他病人的地址，包括希腊北部、色雷斯、马其顿甚至更远的地方，其中爱琴海北端的萨索斯（Thasos）大概是记得最多的。有些病例报告用了第一人称复数形式，表明可能有组团外出行医之事。希波克拉底再没有回到科斯岛，最后在色萨利的拉里萨（Larissa）去世，日期估计在公元前375—前 351 年之间，就是说他死于 85 岁至 109 岁之间。

在希波克拉底的传记中，也有为了颂扬传主的美德和高尚品行以及他的忠诚和政治才干而虚构的情节，如乔迪·皮瑙特在《希波克拉底的生平和传说》（Jody Rubin Pinault：*Hippocratic Lives and Legends*，1992）一书中提到，希波克拉底曾去给佩尔狄卡斯（Perdiccas，约前355—前321/320）治疗肺结核。佩尔狄卡斯原是亚历山大大帝麾下的将军，亚历山大大帝死后，任马其顿帝国的摄政王。事实是，佩尔狄卡斯只是爱情受挫，情绪沮丧，没有患肺结核，所以谈不上给他医治此病。又有说，希波克拉底拒绝波斯阿契美尼德王朝的国王阿尔塔薛西斯一世（Artaxerxes，？—前425）的请求，去防治波斯发生的一次流行病。这也不是事实，原因很简单：世界历史上第一次欧亚两洲大规模的国际战争——著名的"希波战争"，正在公元前499年至公元前449年进行，前后持续了将近半个世纪。忠于希腊的希波克拉底不可能去协助敌国波斯，波斯也不可能来邀请他。另外，雅克·儒昂在《希波克拉底传》（Jacques Jouanna：*Hippocrates*，1999）中指出，有传记称希波克拉底曾作为雅典和色萨利的外交代表，去和科斯岛方面交涉，抵制对方的抢劫，也不是事实。

回顾希波克拉底和他的学派的业绩，一个重要的贡献是，从他这时开始，对于一个人的患病，追究其病因和治疗，不再像以往传统的看法，唯一的办法就是要诉诸于神祇和其他神秘力量。《希波克拉底文集》中没有一处表明疾病的出现是医生所不能理解的。他的"体液学说"，改变了当时医学中以巫术和宗教为根据的观念，虽然后来德国病理学家鲁道夫·

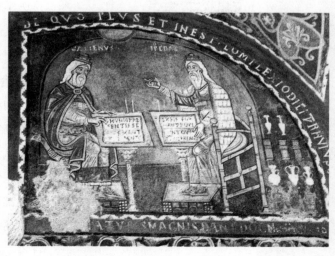

《希波克拉底和加伦》，13世纪意大利湿壁画

菲尔绍的"细胞来自细胞"理论（1858年）得以确立之后，他的"体液学说"就被遗弃。甚至当时无人怀疑癫痫是"圣病"，需以祈祷或诅咒的治疗，希波克拉底在《神圣病论》中肯定说："……'神圣病'。依我看，它同样由自然的原因引起，一点也不比别的病'神圣''非凡'。它最初被视为'神圣'，乃是由于人的无知，人们不知道此病的特点。现在还有人相信它的神圣，根本原因还是由于对它不了解。人们用涤罪剂和咒语来治疗它，恰恰证明它的神圣性是假的。"（赵洪钧、武鹏译文）且他的某些疗法，如美国医生和医学史家许尔文·努兰（1930—2014）在《蛇杖的传人：西方名医列传》中所说，"包括泻药、止吐剂、洗浴、热敷、放血、酒、无刺激性的饮料、平静的气氛"，"直至目前仍是医学宝库中的主要处方"。（杨逸鸿等译文）

对希波克拉底来说，他最具活力的思想，是他倡导的所谓《希波克拉底誓言》。

《希波克拉底誓言》

印度辛格医学院的希勒赫·米塔尔等四人在论文《希波克拉底誓言的神话》中说："《希波克拉底誓言》是医学史上最古老的有约束力的文献之一。虽然写在古代，但是它的原则：尽我所能医治病人，保护病人隐私，和将医学秘密传授下一代等等，即使在今日，也为医生认为是神圣的。今日，多数医学院校即将毕业的学生还都以某种形式的誓言，通常是一种现代版本的宣誓……"

誓言，《韦伯斯特字

典》说："誓言是告知真相或欲做某事的庄严和正式的承诺。"

《希波克拉底誓言》，前一部分是指出做一名医生的基本原则："我愿尽余之能力与判断力所及，遵守为病家谋利益之信条，并检束一切堕落和害人行为，我不得将危害药品给与他人，并不作该项之指导。"后一部分强调的是医生的伦理道德："无论至于何处，遇男或女，贵人及奴婢，我之唯一目的，为病家谋幸福，并检点吾身，不做各种害人及恶劣行为，尤不做诱奸之事。凡我所见所闻，无论有无业务关系，我认为应守秘密者，我愿保守秘密。"

只是，2500 年来，情况在变化，《希波克拉底誓言》中的某些要求，如声称自己之"所知，无论口授书传，俱传之吾与吾师之子及发誓遵守此约之生徒，此外不传与他人"，又称"不为妇人施堕胎手术……凡患结石者，我不施手术"，已经不再适合今日的时代。有鉴于此，世界卫生组织在 1948 年通过了医生的《日内瓦宣言》，坚称："用我的良心和尊严来行使我的职业。我的病人的健康将是我首先考虑的。我将尊重病人所交给我的秘密。我将极尽所能来保持医学职业的荣誉和可贵的传统。"并强调："不允许宗教、国籍、政治派别或地位来干扰我的职责和我与病人之间的关系"，"对人的生命，从其孕育之始，就保持最高的尊重，即使在威胁下，我决不将我的医学知识用于违反人道主义规范的事情"。不难看出这一宣言与《希波克拉底誓言》的一致性，它正是继承了这一古代誓言的内核。《希波克拉底誓言》的生命力和它的不朽的价值，甚至到了今日，许多医学院校依然让医生和未来的医生们遵从誓言的准则和戒律。

吸血鬼：它的传说和狂犬病

　　回顾文学艺术的历史，英国作家布莱姆·斯托克（Bram Stoker，1847—1912）的小说《德拉库拉》（1897）已经被认为是文学经典；美国作家、"吸血鬼小说女王"安妮·赖斯（Anne Rice，1941— ）的《夜访吸血鬼》（1976）和她的《吸血鬼莱斯特》《吸血鬼女王》等系列吸血鬼小说，以及据这些小说改编的影视作品，都成为畅销之作；还有不少画家，也喜欢以吸血鬼作为他的题材，如挪威艺术家爱德华·蒙克（Edvard Munch，1863—1944）就画过多幅吸血鬼。现代人就是从这些文艺作品中得知所谓"吸血鬼"的，虽然他们并不认为世界上真的有吸血鬼。但是在300多年前，vampire（吸血鬼）这个名词还没有出现的时候，许多人都深信，这种吸血鬼怪是确实存在的。

　　1693 年，巴黎的《风流信使》（*Mercure Galant*）杂志 5 月号上披露说，有一具古怪的死尸，全身是血，据说是恶魔从人和动物那里捉来的。随后，在欧洲南部的巴尔干地区就流传着一种说法，称这些尸体是从坟墓里出来的。英国作家和神职人员蒙塔古·萨默斯（1880—1948）在他的《欧洲的吸血鬼》（Augustus Montague Summers：*The vampire of Europe*，1929）中这样说到当时的情形：村里的居民们看到有一鬼魂，在一些人面前模样像一只狗，在另一些人面前又是一个瘦削、丑陋的男人。不止一个人，而是许多人都看到，引起人们极大的惊恐和烦恼：怕遭它猛烈袭击，怕被它扼住咽喉窒息而死。这鬼魂甚至攻击动物，已发现有几头牛被它狠狠地咬得半死。

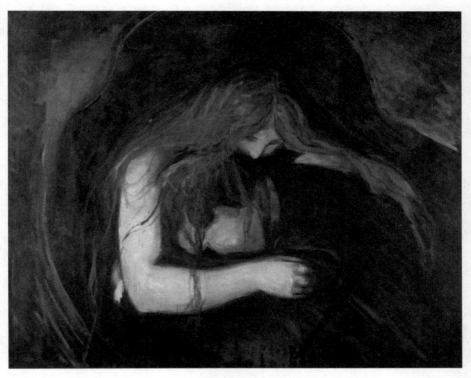

蒙克的画《吸血鬼》，1895 年

　　具体的实例，说是有一个"名叫比埃尔·普罗戈约维奇（Pierre Plogo-jowitz）的匈牙利农民。据说他在 1725 年死后变成了吸血鬼，在基齐罗瓦（Kizilova）这个小村庄里作怪，害八个人死于非命。另一个也是农民，叫帕奥勒（Arnold Paole）。1726 年他从一辆装干草的大车上跌下来，摔死后也变成了吸血鬼。帕奥勒被控的罪行，是造成塞尔维亚梅德韦贾村（Med-wegya）的人畜大量死亡"。此类传言轰动一时，使奥地利当局深感惊异，让医生们从 1731 年 12 月开始，打开一座座坟墓进行调查。一份调查记录上这样写道：

　　　　在塞尔维亚的梅德韦贾村……我们当着民兵队队长布雅克塔尔以及当地一些资深民兵的面，执行这项任务。
　　　　经过一番询问之后，我们得知，大约五年前，有一个名叫帕

241

奥勒的民兵，从干草车上跌了下来，摔断了脖子。而帕奥勒生前曾多次提起，他被波斯卡索瓦附近的一个吸血鬼伤害过。

帕奥勒可能在一个吸血鬼的墓里吃过土，用吸血鬼的血涂抹自己，以化解吸血鬼施加的魔法。可是帕奥勒死后二三十天，就有人言之凿凿，说帕奥勒来折磨他们，并且弄死了 4 个人。为了制止这种危险，民兵建议当地人把吸血鬼挖出来，居民立即照办。

这时，他已死了 40 天，但尸体仍保存完好，肌肉也没有腐烂，鲜血还从眼角、耳朵和鼻子里流出来，浸染了衬衫和裹尸布。手脚的指甲已经脱落，又长出了新的。人们由此认定，帕奥勒是个极其可怕的吸血鬼，所以按照当地的风俗，用尖木桩钉入他的心脏。

可是，当木桩正朝尸体刺去的时候，尸体发出一声狂吼，如注的血从尸体里喷出来。尸体在当天焚毁，骨灰撒在坟墓里。但是，当地人都认为，凡是被吸血鬼害死的人，死后也会变成吸血鬼……

这篇题为《见闻与发现》的调查记录于 1732 年正式发表，并多次再版。一家名叫《拾穗者》（*Le Glandeur*）的刊物 1732 年 3 月 3 日出刊的一期在转述帕奥勒的传说时，第一次用了 Vampyre 这个词，这也就是"吸血鬼"一词在法语里的首次出现。后来，该词便开始以 vampyre、vampyr、vampire 等不同拼法出现于其他文章之中。

尽管吸血鬼的故事被广泛报道，仍然不为理性主义人士所认同。法国思想家伏尔泰（Voltaire，1694—1778）在《哲学辞典》"吸血鬼"的条目中讽刺说："什么！十八世纪了居然还有吸血鬼！……人们竟然相信有吸血鬼！……在波兰、匈牙利、西里西亚、摩尔达维亚、奥地利以及洛林等地，都有这类事件。在伦敦和巴黎，从来没有人谈起吸血鬼。不过我承认，这两个城市充斥着投机客、饭店老板和生意人，他们成天吸人民的血，过着行尸走肉的生活。这些真正的吸血鬼住的不是坟墓，而是非常舒适豪华的宅邸。"另一位法国思想家让－雅克·卢梭（1712—1778）也在给克里斯托弗·德·博蒙（Christophe de Beaumont）的信中挖苦说："如果说世界上有一个记载周详的故事，那就是吸血鬼的故事。口头审问，著名人士、外科医师、教士和地方官员的证词，件件不缺。有了这一切，还有谁会不相信吸血鬼？"

无疑，"吸血鬼"不是科学的认知，可它的故事是怎样产生并得以流传的呢？多年来，出现过一些科学的解释。主要的认为，人死被埋葬后，有的因腐败得很

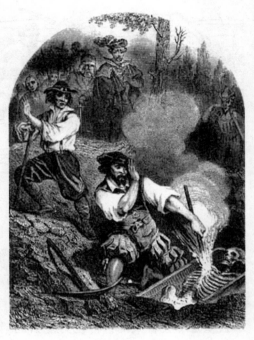

法国版画家莫朗的作品《吸血鬼》

慢，看起来和平日看到的尸体不一样，就会被认为是不死的吸血鬼，白天入睡，夜间起来咬人；有的尸体因腐败得很快，体内产生的气体致使躯体肿胀、压力增加，将血液挤到面部皮肤、鼻子、嘴里并渗了出来，或是有的人死后，因皮肤和牙龈失去液体而收缩，露出指甲和牙根，也就更会被认为是吸血鬼了。此外，卟啉症患者，骨骼、尿液呈红褐色，嘴唇和牙床腐蚀，露出红色的牙根，皮肤像僵尸般惨白，也会被误认是吸血鬼；而某些因被误判为死亡、过早埋葬的死者，开棺检查时，会见到棺材里有挣扎形成的手印或口鼻撞到棺壁上留下的血迹，因而被看作吸血鬼的证据，等等。

1998年，西班牙神经科医生胡安·戈麦斯-阿隆索（Juan Gómez-Alonso）在这年9月号的《神经病学》杂志上发表的论文《狂犬病：吸血鬼传说的一种可能的解释》，对吸血鬼迷信的产生和传播提出一个新的看法。当时，路透社出的一条通讯称，他的这项研究为解开吸血鬼之谜投射了一道曙光。

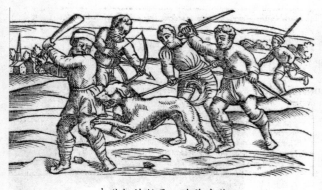

中世纪的版画：追杀疯狗

在《狂犬病：吸血鬼传说的一种可能的解释》中，戈麦斯-阿隆索总结有关狂犬病种种症状后，认为狂犬病的主要症状是对大蒜和光的过度敏感，同时此病对大脑的影响，引起患者睡眠紊乱和性欲过度，此病还会导致患者去咬伤他人，并会口吐带血的白沫。根据这些特征，他将狂犬病和吸血鬼的相似性做了比较研究，同时根据有关的描述，认定传说中的吸血鬼，主要有"躺卧的吸血鬼"（lying vampire）和"游荡的吸血鬼"（wandering vampire）两类。巴尔干的村民认为躺卧的吸血鬼是不会害人的，传说为复活的尸体、出来害人的可能就是所谓的"游荡的吸血鬼"。戈麦斯-阿隆索相信：

狂犬病或许在这类传说的形成中起关键的作用。游荡的吸血鬼据说会袭击人和动物，有时不显形，有时是人或动物的模样。这些游荡的吸血鬼可能是患有未被认知的严重狂犬病的人或动物。那时，在某种环境下，狂犬病是很容易被诊断错的。如果被咬的伤口时间已经很久，或者不是被狗，而被别的动物所咬，如果发病后呼吸急促或者很想性交，或者如果病情变得怪诞，都会被误断为吸血鬼。狂犬病的某些症状，如富于攻击性和性欲亢进，可能就不会被看成是狂犬病的表现了。

巴尔干的农民们相信躺卧的吸血鬼和游荡的吸血鬼是一样的。他们可能已经发现两者之间的某些相似之处。可以想象这会是如何发生的，特别是狂犬病人被游荡的吸血鬼抓走。一个狂犬病人，被埋在一个寒冷潮湿的地方，在他患病和死后都能发展出属于游荡的吸血鬼和躺卧的吸血鬼的一切特征。只要这发生在农村社团，就会引起极大的影响和错误的解释。

　　很多证据支持狂犬病在吸血鬼传说的产生中起关键作用。这符合人类学理论，该理论认为，许多流行的传说都是由一件件事实引发的。据此，说吸血鬼"仅是虚构的"可能不太合适。以往人和动物的流行病的发生，撕咬他人并将同一种疾病传给他们，现在都能得到科学的理解，还有那些男人表现出性欲亢进，忍受不了镜子和气味浓重的物质以及死后的血液，也都可以接受了。最后，可以合乎科学地宣称，就是在今天，在某些暴烈的狂犬病例中，也可能看到这种独特的情景。

　　戈麦斯–阿隆索的理论虽然也引起了争论，但是专家认为他的解释，对于千百年来的吸血鬼传说的神秘，毕竟提出一种新的见解，值得研究者重视。

新石器时代的环钻术：人类最早的手术

　　人类是什么时候才开始施行第一例手术的，至今尚不得而知，但医学史家相信环钻术（trephination）是人类最早的手术。这是一种什么样的手术呢？艾奥瓦大学大约 1860 年的一份文件记载："环钻术是一种包括将颅骨割出纽扣似的一片的外科手术。手术是用一种叫环钻的器械来完成的。

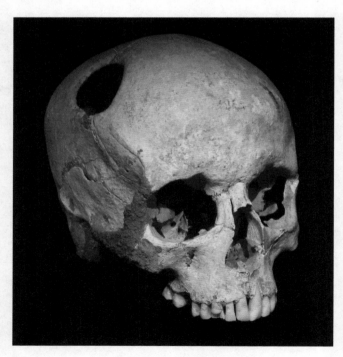

行过环钻术的头颅

该程序通常是用于治疗某种头部损伤，可以缓减颅骨和大脑间出血引起的对大脑的压迫。它还用来清除血凝块和其他外科原因进入脑中的东西。环钻术是最早的外科处理方法。"

　　在古代墓地的遗址上，考古学家不止一次见有一些头颅，上面留有一个，有时还不止一个的圆洞。这被认

246

为是死者生前曾施行过环钻术的痕迹。岩洞壁画也表明，古人相信，可以通过这种手术来治愈癫痫、偏头痛和精神病。

环钻术在史前时代的某些地区相当普遍。俄罗斯科学院人类学研究所的资深研究员玛丽亚·密德尼科娃曾研究过 3875 具古人遗体头颅上的环钻术，她相信，这种古人的"颅骨切开术"，最早可以追溯到公元前 7000 年左右的石器时代晚期，到铜器时代就很多了，在中世纪的游牧民族中间也相当风行。施行过环钻术的头颅，不但在乌克兰的第聂伯彼得罗夫斯克地区多有发现，还遍及北非，法国东南部、西北部，英国南部，瑞典，丹麦南部，德国中部和上易北河一带。考古学家在公元前 6500 年的法国一处尸体埋葬点发现的 120 个史前头骨中，有 40 个是双刃孔，在公元前 5000 年阿塞拜疆的一处墓葬地，也发现有双重孔洞的头骨。至今，世界各地已发现在新石器时代施行过环钻术的头颅骨超过 1500 颗，占所有石器时代头骨的 5%—10%。近年在中国，也发现古代有施行环钻术的情况。1995 年，中国考古学家曾在山东省广饶傅家大汶口文化遗址发掘出土了一批文物。

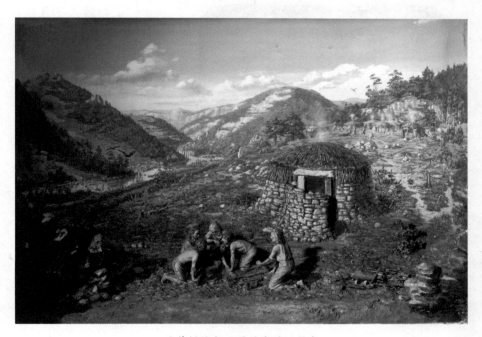

画作描绘新石器时代的环钻术

6年后，2001年，考古人员在整理人骨标本时，发现一颗属距今5000多年前的头颅，其右侧顶骨靠后部有一直径为 31 / 25 毫米的近圆形的颅骨缺损。

据美国学者洛伊斯·N.玛格纳在《医学史》中的说法，这种手术最主要的程序，"是用一块尖锐的石头或金属器具在选定的区域刮凿头骨，凿刻出一条弧形的沟。当这条沟足够深，大约形成一个纽扣状的小圆盘，便能够从颅骨中移去。在秘鲁，最普遍、最常用的方法是大致沿着圆形的边缘钻出一系列小孔，等围成一个圆后，用锋利的燧石或刀去除或撬开这块圆形骨头"。所用的工具，最初是比较简单的，后来发展得比较复杂，主要是一种像是木匠用的带摇手柄的圆锯，以及其他不同形状、不同规格的辅助工具。

施行环钻术对于接受手术的人来说，具有极大的危险性。因为就是在科学发达的今天来说，与其他部位的手术相比，头颅手术也是最艰巨的，技术性要求极高，稍一失手，就会致人于死地；即使不死，大脑受到损伤，病人即使能够苟活下来，也将是一个木知木觉的傻子，或者是一个植物人。另外，在那个时候，主治手术的医生——巫师不但不懂得消毒自己的手和手术器械，常常会在做过第一个手术之后，紧接着便会用同一双手、同一副器械连续做第二个、第三个，很容易发生交叉感染，造成很高的死亡

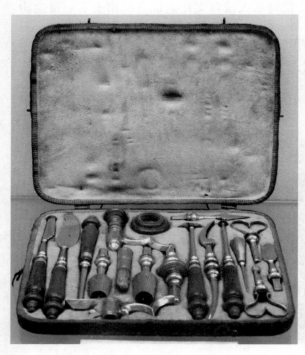

施行环钻术的工具

248

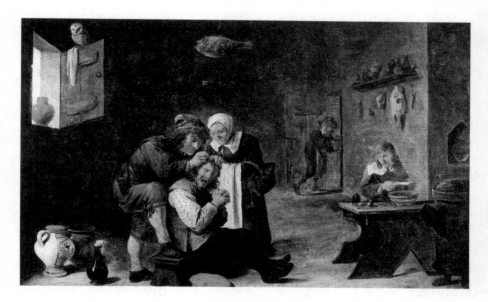

《一个男子头上的外科手术》

率。还有，古代的人往往认为忍痛是坚毅性格的表现，也是神对自己的考验，所以一般不使用麻醉，也不知道当时是否已经懂得应用某些植物的麻醉性能，且纵使有麻醉，其效果也十分有限，术中会让人痛得无法忍受。那么，为什么古人仍然愿意冒死接受环钻术呢？

人类的幼年是一个"万物有灵论"的时代，无论哪个民族，都相信世界是由"人—神—鬼（恶魔）"三元组成的，相信世上一切人们不了解也无法探究、无法抗拒的事，包括人的患病和死亡，全是由神鬼在暗中操纵的，尤其像癫痫、头痛和疯狂等看不到明显物理症状的疾病，更相信是因为病人自己得罪了魔鬼，才遭魔鬼的报复，魔鬼会进到人的体内，也就是所谓的"魔鬼附体"。位于美索不达米亚北部的古国亚述的一份大约公元前650年的文献，就把人出现癫痫归之于是"魔鬼附体"的作用。这份文献写道："人一旦被魔鬼附着，他就会坐下来，左眼斜视，嘴唇起皱，唾液从口内流出，他的左手、腿脚和左侧肌肉都会像一头被宰杀的羊似的痉挛。如果附体之时人的心灵是清醒的，那么魔鬼会被赶走；如果附体之时他的心灵不清醒，那魔鬼就赶不走。"既是如此，那么，古人相信，要治

249

好这病，恢复健康，主要的办法就是以尊崇和敬拜等祭祀方式，向魔鬼表示感恩、祈求和安抚，就要去祈祷魔鬼，求它离开，必要时还得强行将魔鬼驱逐出去。环钻术便是在患者的头颅上钻孔，为进入人体的魔鬼开启一条通道，好让它离开人体。考古发现史前时期接受这种手术的多数是女性，就如洛伊斯·N. 玛格纳说的，可能意味着这种操作常有宗教性或惩罚性的目的，而不是出于医疗的目的。艺术史上有一幅绘画，生动地描绘了新石器时代通过环钻术来驱逐魔鬼的场面。手术就在门外的地面上进行，旁边即是用巨石和木头搭起的住房。室外光线明亮，空气清新，有利于手术的顺利进行。画中，巫师——医生正在给病人的头上钻孔，另外三个人，有的按住病人的手，有的按住他的脚，使他不要因为剧痛而挣扎不已，以致影响手术的进行。右边的那个人也是巫师，他正在祈祷，求病人体内的魔鬼快快离开。他左手拿的是食物，右手边的一罐酒或别的饮料，是呈献给魔鬼吃喝的。这种手术后来还有人在做。

不过，环钻术也有出于医疗目的而进行的。古希腊名医希波克拉底在论文《头部外伤论》中写道："头骨一旦因武器致伤，且伤口恰在骨缝处，便很难断定伤口内是否留有多刃器之类的武器，这在其他情况下是很明显的。……（这种情况下，）单凭观察和猜想容易失误……大多需要环钻术。环钻不宜在骨缝上做，应在骨缝旁临近部位手术。"

生于安特卫普的小戴维·特尼尔斯（David Teniers the Younger，1610—1690）是 17 世纪弗兰德斯巴洛克艺术时期的多产画家，是大画家大布鲁盖尔的女婿，他父亲也是一位画家。小戴维·特尼尔斯创作的题材十分广泛，几乎什么都画，不过他主要是描绘农民的生活，也以表现农民生活的风俗画而著名，他的作品，有许多在 18 世纪被用作挂毯图样。对他的这幅表现当时现实生活的绘画《一个男子头上的外科手术》（A Surgical Operation on a Man's Head），《医学：极简插图史》说："描绘的是一位理发师外科医生在一位女助手的协助下，用一把小刀做环钻手术。"

环钻术不容易成功也是不难想象的。从遗留下来的头颅可以看出，那些颅骨上被施行过环钻术的钻孔，边缘的断面凡是呈现出光滑均匀的圆弧状，就表明此人的环钻术是成功的，术后得以长期存活，这光滑均匀的圆弧便是骨组织获得修复的结果。而那些头颅被穿孔部位边缘没有丝毫愈合的迹象，更没有任何其他变化的，则表明这些病人是手术中当场死亡的。

环钻术一直施行到中世纪，达数千年之久。古代的人因为无知才无畏。如今，科学发展了，技术也获得了很大的进步，但现代人对于容易产生偏瘫、失语、癫痫和长期昏迷等后遗症的开颅

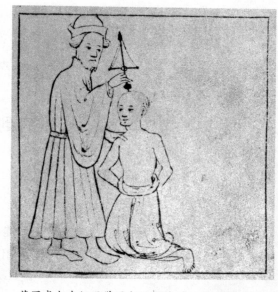

英国威尔克姆医学图书馆所藏 13 世纪环钻术图

手术，仍然战战兢兢，十分小心谨慎，认为这是一种高风险的手术。

烟草：从治病到被禁

世界上约有 50 万种植物，对它们的性能，不可能全都了解。一般人通常就自己常见的几种，来分别哪些可以食用，哪些具有毒性，哪些有益，哪些有害。但确实也有一些植物，如罂粟，它既有益又有害。而烟草，曾被看成可以用来治病的"神药"，后又被发现有毒，从而遭到查禁。

烟草原产于美洲，对它的种植和栽培可以追溯到公元前 6000 年左右，主要是中美洲玛雅文明开始栽培和咀嚼烟叶。1492 年 10 月 15 日，发现美洲大陆的克里斯托弗·哥伦布，曾见到一个男子在费迪南德岛附近的一只独木舟上运送干烟叶，因为干燥的烟叶被那里的原住民认为有益于健康。1500 年，因确认存在新大陆而著名的意大利航海家阿美利哥·韦斯普奇和另外几个人在委内瑞拉，也看到那里的原住民用烟草拌上石灰或者白垩当

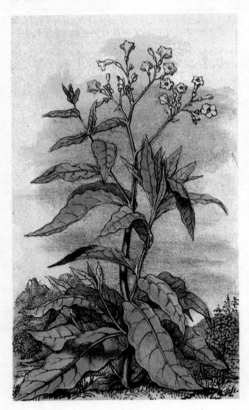

烟草图

252

作牙膏来刷牙。同年，巴西的发现者、著名的葡萄牙探险家彼得罗·阿尔瓦莱斯·卡布拉尔报道说，他在巴西见到那里的原住民用烟草医治溃疡脓肿、瘘管、脓性息肉和其他疾病，这些原住民相信烟草对绝望的病例极其有用，因而称其为"圣药"。另外，1529 年，西班牙传教士贝尔纳迪诺·德·萨哈根（Bernadino de Sahagun）从四位墨西哥医生那里收集到有关烟叶的医疗用途。曼彻斯特大学流行病学和卫生学学院的安娜·查尔顿教授这样转述德·萨哈根的话："他报道说，吸入新鲜绿色烟叶的气味缓解了持续性头痛。对于感冒和黏膜炎，应咀嚼新鲜的或研粉的烟叶。颈部的腺体疾病应切下烟草的根来医治，将烟叶碾碎加热，混合盐，置于患处。"查尔顿补充说："后来有关美洲原住民应用烟草的报道可能不如当代的人那么可靠，但是 1934 年费尔南多·奥卡兰萨（Fernando Ocaranza）总结 1519 年之前烟草在墨西哥作为止泻、麻醉和护肤的医学用途时，曾说到烟草叶子用于缓解疼痛，烟叶粉末用来缓解黏膜炎，局部用于医治伤口和烧伤。另外还有许多关于哥伦布之前美洲原住民应用烟草的报道，这些足以说明烟草广泛的用途，也解释了为什么旅行家们要将这种植物及其种子带回欧洲。"

1665—1666 年欧洲爆发黑死病，人们相信该病是由难闻的看不见的"瘴气"扩散传播的，燃烧干烟草是防止这场流行病的最有效的手段。另外吸烟也是常用的手段，尤其是那些负责处理死者的人，他们用陶制的烟斗来吸烟，防止被瘟疫传染。

烟草还有一些极不寻常的用途。如在乔治国王时代，也就是乔治一世至乔治四世在位的时期（1714—1830），流行用烟雾"灌肠"，使溺水的人恢复知觉。因为医生们相信，吸烟能抵御寒冷和昏睡，所以温暖和刺激溺水的人，就被看成一合乎逻辑的选择。那时，

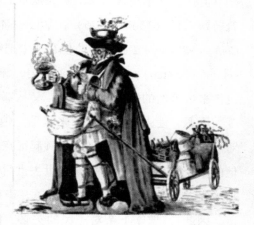

防治黑死病

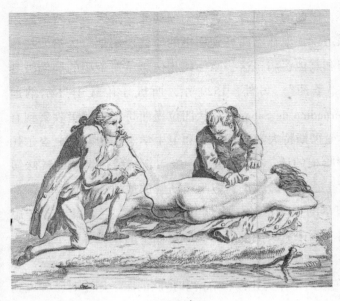

治溺水者

英国的"皇家人道协会"（Royal Humane Society）甚至在经常有人溺水的泰晤士河畔提供烟草熏蒸灌肠剂。英国威尔克姆医学史博物馆的论文说："吸烟能够抵御疾病的信念持续了好几个世纪。烟斗或香烟是内科医生、外科医生或医科大学生必不可少的配件，特别在解剖室。解剖学家们得到建议，要不受限制地抽烟，以掩盖尸体的气味，和防止尸体散发出来的潜在疾病。"

烟草的治病作用甚至获得权威的肯定。1618年，在伦敦"皇家内科医师协会"出版的英国第一本《英国药典》中，烟叶被推荐作为抵制感冒和嗜睡的有用药物。

但是，并不是人人都对扩大烟草的使用感到满意。1604年，英国国王詹姆斯六世（1566—1625）出版了一本小册子《对烟草的强烈抗议》（A Counter-blaste to Tobacco）。他在书中把烟草说成是"撒旦的发明"（an invention of Satan），称它是从（南美）未开化的人那里传过来的，从那里，也传来最可憎的疾病——梅毒，又从那里传来对此病的疗法：用烟草这一令人厌恶、使人呕吐的气味来熏蒸。他还把吸烟者比作"酒鬼"，并下令对烟草课以重税，由原来的税额起征点提高40%。但是英国的百姓没有把他的禁令放在心上。詹姆斯六世去世后，他的1625年继位的儿子查理一世在1633年继承他父亲发表的遗志，声称烟草毁坏人的健康，使人行为堕落。因此，"鉴于上帝对子民的关怀，国王不得不采取措施，阻止烟草的滥用"。

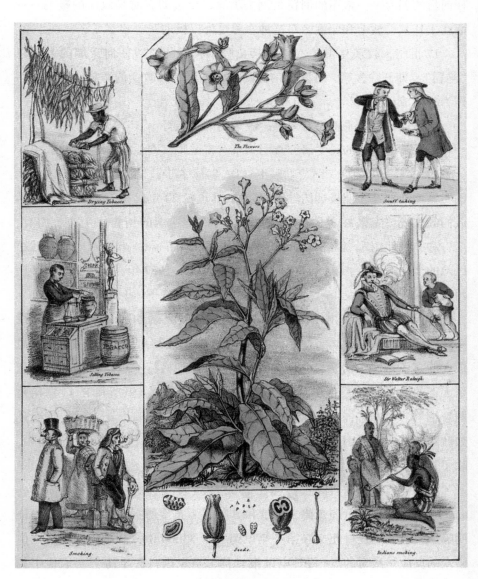

《烟的采摘和生产》

255

另外，在俄罗斯，第一位罗曼诺夫王朝的沙皇米哈伊尔·费奥多罗维奇（1596—1645）"宣称，在俄罗斯使用烟草是一种十足的罪恶，禁止以任何目的拥有……常用的刑罚是割去嘴唇，可怕的有时是致命的鞭刑——而在土耳其、波斯和印度，对这种恶习是处以极刑"。

17世纪，教宗克雷芒八世也禁止吸烟，威胁要对任何吸烟的人课以"绝罚"，即开除教籍，开除出信徒团契，不许参加教会的圣礼，剥夺一切作为教会成员的权利。

但是这一切似乎都没有效果，吸烟仍继续流行。

真正基于坚实的科学研究查明烟草有害健康，则要在300年之后。

1912年，伊萨克·阿德勒医生（Dr. Issac Adler）发现烟民中肺癌的病例明显增加，这才使吸烟的健康问题在20世纪20年代和30年代开始引起人们的重视。先是在美国，有15个州"禁止卷烟的销售、生产、拥有、广告和／或使用"。但在烟草公司雇用医生推出广告，来抵制人们对健康风险的严重关切后，这一禁令被陆续废除，到了1927年，最后一个堪萨斯州也废除了这一禁令。

今天，如果说在顶级医学刊物上刊登鼓吹吸烟的广告，似乎十分荒唐。但在当时，情况确实存在，而且整整持续了20年之久。如美国发行量最大的《美国医学协会杂志》在1933年允许利格特·迈尔斯烟草公司刊登无害的广告，到了1953年，该刊还登载菲利普·莫里斯和R. J. 雷诺兹两家烟草公司的广告，宣称他们的烟草品牌有益于健康。请注意，情况是如此的复杂：从1918年以来，甚至到了1975年，美国的士兵的配给中，除了其他食物，每天还有香烟。

在英国，皇家内科医生协会在1962年发表《吸烟和健康》（*Smoking and Health*），报道了理查德·多尔和奥斯丁·布雷德福·希尔的研究，证明吸烟会引发癌症。此文在第一年就销售了33000份，并被广泛翻译。但公众的反应是敌对的。《每日电讯报》称，皇家内科医生协会"取代了教会，成为人类自由的主要威胁"。对《吸烟和健康》的积极回应，最初是希望有一种新的"较为健康"的卷烟。但实际上无法有什么"健康的"卷烟。于是"国家医疗服务体系"（National Health Service）采取的第一个反吸烟的措施，就是卫生部制作出劝阻吸烟的宣传海报，强调习惯吸烟不仅有碍健康，还损伤经济利益。

1964 年 1 月 11 日，美国军医总监卢瑟·L. 特里（Luther L. Terry）发布了全国委员会的一份有 150 多名顾问协助的研究报告，结论是吸烟者的死亡率比不吸烟者高 70%，并指出这些死者多数都是死于肺癌。到了 20 世纪的 80 年代以后，人们对吸烟的危害的认识开始有很大的提高。1987 年，美国国会先是通过一项有限度的禁烟法令，禁止在不到两小时的航线上吸烟，到了 2000 年 4 月 5 日，国会通过立法，禁止在所有往返美国的航线上吸烟。英国在 80 年代和 90 年代，对于被动吸烟对健康的影响的认识也变得更加清晰，最终导致 2006—2007 年禁止在所有封闭式工作场所吸烟。

更值得提到的是除此以外，禁烟的有力措施还包括对烟草公司的惩罚。

如果说，1998 年，美国 46 个州就治疗患病吸烟者的医疗费用，接受卷烟公司 2080 亿美元，达成和解。那么两年后，2000 年，陪审团在佛罗里达州的集体诉讼案中判处烟草公司大约 1450 亿美元的惩罚性赔偿金。俄勒冈州波特兰市陪审团还裁定菲利普·莫里斯公司给予死于吸烟的杰西·威廉姆斯的家人 8100 万美元的惩罚性赔偿金，不过两年后，2002 年，被法官减少为 3200 万美元。

2003 年 3 月 31 日，纽约市禁止在所有公共场所吸烟。如今，美国多数的州都禁止以某种形式在公共场所吸烟，世界上许多大城市也纷纷跟着效仿。

早在 2007 年，世界卫生组织就发出警告，说本世纪将会有 10 亿人死于吸烟。这不难理解，因为除了其他恶性肿瘤和心血管疾病外，烟草——吸烟是导致肺癌的主要原因，这种疾病会杀死男性和女性，伤害我们的社会，特别是孩子。仅在美国，每年就有近 50 万人死于与吸烟有关的疾病。如果不吸烟，这些病本来是可以防止的。人口统计数据表明，吸烟者的过早死亡的几率，要比不吸烟者高 10 倍。还有，如研究者所说的，二手烟的危害性更大。无辜的旁人在工作场所或公共场所被迫吸入吸烟者的烟雾，

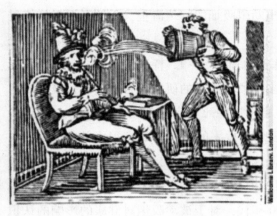

雷曼

增加了他们的健康风险。因为研究表明："烟草或卷烟在被烧过之后，会产生4000多种化学物，其中最著名的是（德国化学家）波塞特（Posselt）和雷曼（Reimann）在1828年从烟草中分离出来尼古丁。是尼古丁使吸烟者对烟草上瘾，这种化学物小剂量也是致命的。在吸烟的时候，尼古丁会迅速传递到人体的每个器官，使大脑和神经系统受刺激和抑制。尼古丁会加速心率和增高血压，可能还会直接使吸烟者过早就血栓形成和动脉粥样硬化。"这4000种化学物中有200种是致癌物质，即使是最好的通风和空气流通设备，都无法使这些致癌的空气污染在吸烟和不吸烟者的共享空间，降低到安全水平。

验证霍乱不会传染：
失败的英雄佩藤科弗

　　医学史家克里斯托弗·哈梅林 2009 年在牛津大学出版社出版的《霍乱传》（Christopher Hamlin：*Cholera*：*The Biography*）中，配了一幅画：《验证霍乱不会传染》。这显然是一幅漫画，无疑作者是故意将画上的实验者画得很丑陋，意在嘲笑他的这种愚昧行为。

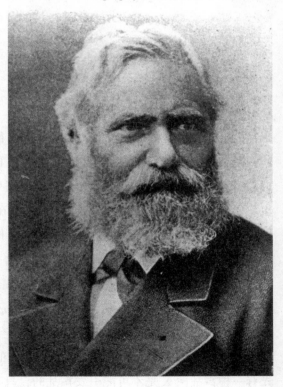

马克斯·封·佩藤科弗

　　验证霍乱不会传染！的确很可笑，因为在霍乱的历史上，虽然一段时期里，有不少医学家都在做这样的实验，但如奥地利医学史家雨果·格莱塞说的："从当时和后来的学者们所进行的许多自体实验看，——这种用霍乱培养物做试验，最著名的有 40 人之多，一般可以确定，没有一个不是以死亡而告终的。"但是他们为什么

259

要这样做呢？唯一的解释，他们都坚信德国卫生学家佩藤科弗的理论：结果霍乱流行很广，死了很多人，但它却并不是通过传染而流行的。

马克斯·封·佩藤科弗（Max von Pettenkofer, 1818—1901）出生于巴伐利亚一个农民的家庭，最初是一位化学教授，后来研究卫生学，尤其是公共卫生，他这方面的 28 篇学术论文，使他在当时被公认为现代卫生学奠定了基础。

防止疾病传染是公共卫生学的一个重要主题，其中霍乱的病因是佩藤科弗最感

Die Choleratheorie Max von Pettenkofers im Kreuzfeuer der Kritik -
Die Choleradiskussion und ihre Teilnehmer

佩藤科弗的霍乱论文

兴趣的。这不只是因为他生活的那个时期，德国经常爆发霍乱，还因为他与霍乱似乎还有一点私怨：佩藤科弗不但自己患过霍乱，在 1836 年到 1837 年的霍乱大流行期间，他的女厨师得病死于医院，他的一个女儿安娜也病了，好容易才医好转过来。"这些体验在我的心中留下不可磨灭的痕迹，并驱使我去研究霍乱传播的途径"——他后来这样告白说。但是佩藤科弗研究得出的结论是不正确的。尽管他曾做过德国的霍乱委员会主席，他在 1869 年发表的论文《土壤和地下水与霍乱、伤寒的关系》（*Boden und Grundwasser in ihren Beziehungen zu Cholera und Typhus*）中却错误地把霍乱的流行归因于必须同时具备四项因素：特定的病原菌、适应的地理条件、相当的气候状况和个人的易感性。特别是他的奇怪的"地下水"理论，说光有一种霍乱菌 X 是不可能引发霍乱的，只有在地点和季节相适应的条件下，土壤地下水中有一种作用物 Y，在 Y 与 X 结合成为 Z 后，这 Z 才成为

"真正的霍乱毒素"。佩藤科弗坚信自己这一理论的正确性，甚至在发现霍乱的致病菌、像逗号似的霍乱杆菌之后，仍旧坚持自己的看法。当时他的同胞、著名微生物学家罗伯特·科赫（Robert Koch，1843—1910）带领他的工作小组在埃及和印度调查霍乱的流行，经几年的研究，于1884年向同行做了学术报告，宣称："霍乱的发生决不是没有起因的，没有一个健康的人会染上霍乱，除非他吞下了霍乱弧菌，而这种细菌只能从同类产生，不能由别种东西产生，或者无中生有；它只能在人的肠里，或者在印度那种十分污浊的水里繁殖。"

但是，佩藤科弗不相信科赫的结论。为了证明自己这个结论正确，同时也要否定那个被他嘲笑为"热情猎取逗号"的科赫的理论，佩藤科弗勇敢地在自己身上做了一次危及生命的实验。

1892年10月7日早上，佩藤科弗带着一支试管走上课堂讲台，对坐在下面等待听他讲课的学生们说了一大段话：

> 想必你们都已知道科赫医生的"发现"了，大概还了解他新近研究霍乱的全部情况。科赫医生断言霍乱是从刚果三角洲那边传来的，照他看来，那里是这一疾病的摇篮，并说它是微生物传播的。真是有趣！按照科赫医生的说法，好像譬如说汉堡这个地方的霍乱就是由那里传过来的。谁都知道，汉堡城与刚果河不仅位于两个国家，而且分别在两个洲呢。他还说这种微生物是栖居在人的体内，后来从霍乱病人身上掉落到饮用水里，于是传到了别的人的身上。这么说来，好像加尔各答某地有一个人患上霍乱，后来，这人把河水污染了，而另一个完全健康的人正好喝了这水，于是被感染上了此病。后来，这患上病的第二个人仍然通过用水又感染了另一个人，如此一直这样一个个感染下去，使疾病从一个国家来到另一个国家，从一个大陆来到另一个大陆……这样的理论不是太荒谬了吗？我个人感到惊奇，如此一个严肃的人，却捏造出这类荒诞不经的理论，还把它混充为经过严格检验的科学事实。实际上，这些都算什么科学事实呢？你们都是明白

261

的，因为你们都熟知我的理论。我注意到的是，在某些有地下水的地方，土壤里会产生出霍乱毒素，跟糖溶液中的酵母产生酒精一个样。是从土里蒸发出来的这种毒素，被许多人呼吸了进去，才致发病，发病的性质就是这么回事。因此霍乱从来不是传染一二个人，而总是同住一个地方的数十数百个人。并不存在，也不可能有人与人直接传播疾病的事。至于科赫医生的假设，我认为是没有得到证实而且也是可能性很小的，所以现在我准备在你们，我亲爱的听讲者们的面前，用最可信的办法来驳倒他这理论……

说到这里，佩藤科弗把试管举到头上，宣布说"那里面有数百万的科赫'逗号'，此刻我就要一个不留地把它全部喝下去，却相信不会使我发呕和致病……"

听到这一番话，学生们中间引起一场混乱。但是老教授趁学生们正处于混乱之时，还不能决定到底对他怎么办的一刹那，就将头向后一仰，一口气把整个试管里的霍乱培养物全都喝了下去。

天知道他到底喝下了多少有害的霍乱弧菌。而他竟然真的没有作呕，甚至仍然神态自然地矗立在讲台上，表现出对自己的行为和健康的欣赏。

佩藤科弗后来说："在一毫升的液体中，我显然喝

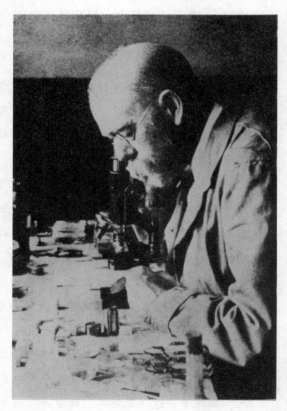

科赫

下了十亿个这种叫人害怕的霍乱微生物，无论如何，比被污染后没有洗干净的手接触嘴唇时留下的要多得多。"为了使实验确能证明仅仅霍乱菌一个条件不能致病，佩藤科弗事先没有做过任何预防措施，相反，他还曾用一克苏打冲入一百毫升的水中，掺到霍乱弧菌的溶液里，以防止溶液被喝到胃里之后胃酸对细菌的抑制作用。而且在实验之后，他更没有服药。

奇怪的是，佩藤科弗确实并没有因此而患上霍乱死亡。他只是在实验以后的第三天患了肠黏膜炎。但他的自我感觉是正常的，也不见食欲减退。随后只感到肠道有点不平息。到了10月13日，情况才稍稍差些。这时他改变了一下食谱，只吃些有益的食物。但第二天，肠道又正常了。在此期间，他始终没有服药。当然，经检查，他的粪便里有大量的霍乱弧菌，多水分的排泄有如霍乱弧菌的纯培养物。在10月14日检查时，发现排泄物中的微生物已经很少，两天后，便已完全消失，表明他已经不再是霍乱带菌者了。

佩藤科弗深信，他的实验证实了他的理论。于是他立即在不久以后于柏林召开的第二次霍乱会议上扬扬自得地宣布："看，先生们，我还活着，并且还很健康，我用最直观的方法证明了，微生物对霍乱疾患不起任何作用。""一切都在于机体的素质，在于人对从土壤里呼吸进去的毒素的反应如何。"

其实，佩藤科弗的理论自然是不正确的。

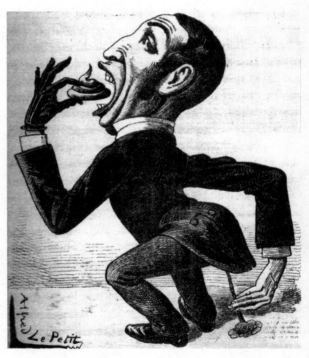

漫画《验证霍乱不会传染》

263

医学史上大量的事实都证明这一点。而佩藤科弗之所以没有患上严重的霍乱，那是因为在他向科赫索取霍乱培养物时，科赫猜想到他要这培养物的用途，为防止这位固执的老人在实验中可能发生的悲剧，科赫有意把经过多次稀释、毒性已经衰弱到了极点的霍乱培养物给了他，这样才没有使佩藤科弗死于这次实验。但实验还是毁坏了这位科学勇士的机体，大大影响了他的健康。由于在实验中受到霍乱菌的毒素的侵入，佩藤科弗的抵抗力大大降低了，致使他百病丛生：他患了慢性脑脊膜炎、严重的动脉粥样硬化、颈化脓性炎症等等。老科学家的晚年是十分悲惨的。他的健康严重恶化，他的妻子、两个儿子和一个女儿又相继去世。在严重的疾病和极度的孤独中，这位 83 岁的老人深深感到"终生丧失健康是一种痛苦，一种折磨"，并觉得在此种情况下，自己对科学已经再也无所作为，于是便于 1901 年一个星期六的晚上，用一支左轮手枪打穿了自己的头颅。

佩藤科弗这样用最可悲的方式来维护自己有关霍乱的理论，最后遭至失败，当然是一个悲剧。但是他为了科学的精神，显示他英雄可以被击败，但他的一颗真诚的心，却永世长存，永远值得赞美！

窑子里：梅毒的罪与罚

1494 年 9 月，法国国王查理八世（Charles Ⅷ）原以为如意大利政治思想家尼科洛·马基雅维里（Niccolo Machiavilli，1469—1527）所形容的，可以像"'拿着粉笔'就能够不费吹灰之力而占据意大利"。但是刚进入那不勒斯，一种疾病在他的兵士中间广泛流行：最初，他们觉得身上发痒，痒处微微发红，慢慢感到剧痛；后来患处逐渐硬结起来，变为讨厌的下疳、小脓疱、皮疹和传染性腹股沟腺炎；最后表面也开始糜烂，还会渗出黏性的分泌物；同时全身淋巴结肿大，不仅生殖器和耻骨部位，身上皮肤的各个黏膜接壤处，也会出现深浅大小不等的脓疱，发出奇特的令人厌恶的臭味。结果是，一半以上的患者成了残疾，引起视觉缺失和耳聋，很多甚至死亡。由于这种可怕疾病的广泛传染，没有多少时候，就使查理的军队崩溃瓦解，以致后来在与米兰、威尼斯、奥地利和教皇的对抗中，被切断了退路，连查理八世本人也做了俘虏。

这就是梅毒。

除了遗传性梅毒外，一般的梅毒大多都是经由性交，尤其是性关系最混乱的妓女传播的。

在古代的希腊人看来，就是神，像许多神话中所描述的，也会为了情欲做出许多"出轨"的事。古希腊的城镇里，妓院林立，在交通繁忙的港口和通往港口的街道，都可以看到妓女或倚门迎立，或四处游荡，招徕客人。古希腊对避孕措施的重视，相当程度上减少甚至避免了性病的传播。

文艺复兴时期的人坚信一切喜欢的、合乎个性要求的事，就是合乎道

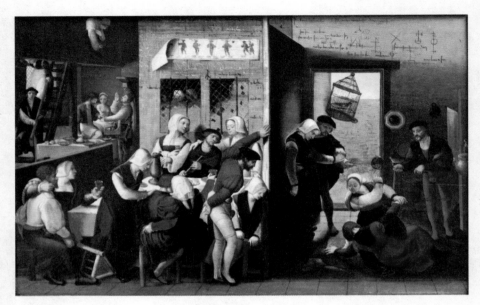

1537 年的画作《窑子里》

德的，但对一个人的行为是否影响到家族的荣誉，则是看得很重的。美国加州大学伯克利分校历史系教授坚尼·布鲁克尔在《文艺复兴时期的佛罗伦萨》中写道：

> 那个时候，对于男子和其他妇女的性关系，社会上却不以此看作男子本人的污点，只要他不和一个出身低贱的情妇结婚以至有辱家声即可。佛罗伦萨的男人只要机缘凑巧，就会和妇女谈情说爱，而这些机会倒也并不稀罕。他们热情发泄的对象往往是家中的女仆和奴婢，虽然和城内及郊区的较低阶级的妇女发生关系也是常见的。

文艺复兴时期对性的问题是宽容的。妓院普遍被作为一种制度而为人们所接受，没有人认为逛妓院是需要向他人隐瞒的。那个时候，王公、教士、学者、诗人、画家都有性伴侣，而且不少因此被染上梅毒，但并不认为这是丢脸的事。文艺复兴时期著名的人文主义者乌尔里希·封·胡腾

（Ulrich von Hutten，1488—1523）甚至公开出版著作，承认自己患了梅毒，并以自己应用愈疮木的经验，推荐医治梅毒的方法。以致从他之后，愈疮木一直被梅毒患者奉为"生命之木"（Lignum Vitae）。不过愈疮木的疗效是即时的，用过之后，病情虽会有些缓解，但仍旧会复发。胡腾本人就只活到35岁。

愈疮木治不了梅毒，梅毒仍继续广泛传播，出现瘟疫流行的状况，使社会普遍对传播梅毒的人产生反感，尤其是妓女。德国学者爱德华·傅克斯在《欧洲风化史——文艺复兴时代》中写道：

> 人类感觉到自己的血液里有了这病（梅毒）的毒害，真是惊骇莫名。人们不可能不明白主要的传染源在哪里，不可能不明白是从妓院传出来蔓延到全城的。
>
> 于是自然祭起了想象中的法宝。人们采取了激烈的手段，在梅毒流行期间关闭了所有的妓院，全部妓女都（被）撵出城外或关了起来，关到疫期过去。

这样，大概缓和了100年，梅毒又再次在欧洲蔓延。

17世纪有siècle galant（"风流世纪"）之称。君主专制主义的人生哲学把风流看成生活的最高目标。上层阶级的放纵生活使他们很容易从情妇或妓院那里染上梅毒。上层阶级对待梅毒的态度十分可笑。他们自嘲说，梅毒实际上是"骑士之病"（Cavalier's Disease），它有如骑士爱上贵妇，被爱神维纳斯（Venus）之箭射中受伤，是不可避免的，但是可以通过汞（mercury）来治疗。汞对梅毒虽然有一定的疗效，竟然被应用了三个世纪。但是汞属于液态金属，有毒性，无论是吸入汞蒸汽、咽下可溶性汞的化合物或是经皮肤吸收，都可能引起中毒，严重的会危及生命。另外，汞对晚期梅毒患者的效果较好，却会使病人产生对这药物的依赖性。于是，此前常被人说起的所谓伤于维纳斯之箭的"骑士之病"，虽不可免，却可以汞治之的口头禅，慢慢演化成几句表达稍有不同、意思完全一样的谚语："与维纳斯共度一宵就得与汞厮守一世。"是一种自我揶揄的态度。于是，

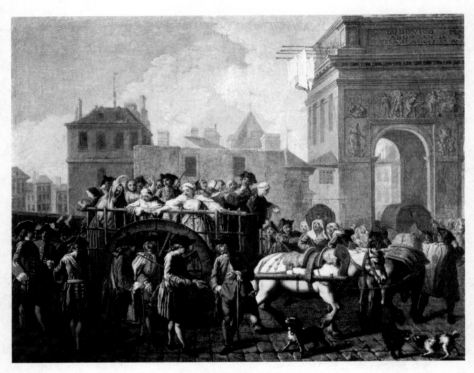

法国的警察逮捕妓女

到了 1910 年新的特效药 606，即肿凡纳明发明后，汞液也就不再为梅毒病
人所青睐了。

中产阶级，或叫新兴的资产阶级强调每个人都有自主权，同时也认为
只有权利而没有义务是不可设想的。义务感的准则决定了性爱不再只是为
了享乐，它的最终目的是结婚，生儿育女，使自己的财产后继有人。因
此，中产阶级认为婚姻是神圣不可侵犯的，影响婚姻纯洁性的淫乱行为是
可耻的，就像体现法兰西民族精神的法国伟大作家伏尔泰（Voltaire，
1694—1778）指出的，梅毒这种因淫乱而产生的“只传染生殖器官的可怕
的疾病，毒化了爱情的乐趣和生命的源泉”。伏尔泰更在他 1759 年的哲学
小说《老实人》（傅雷译）中抨击说，这种病“不但毒害生殖的本源，往
往还阻碍生殖，和自然界的大目标是相反的”，小说主人公邦葛罗斯因与
男爵夫人的侍女巴该德通奸而染上了梅毒，尽管当时“尝到的乐趣，赛过

登天一般，乐趣产生的苦难却像堕入地狱一样"，虽经医治，仍旧"损失了一只眼睛和一只耳朵"。作家更进一步指出此病的广泛流传，从纵的方面来说：

> 巴该德的那件礼物，是一个芳济会神父送的，他非常博学，把源流考证出来了：他的病是得之于一个老伯爵夫人，老伯爵夫人得之于一个骑兵上尉，骑兵上尉得之于一个侯爵夫人，侯爵夫人得之于一个侍从，侍从得之于一个耶稣会神父，耶稣会神父当修士的时候，直接得之于哥伦布的一个同伴。至于我（邦葛罗斯），我不会再传给别人了，我眼看要送命的了。

而在横的方面，"目前这病在我们中间进步神速，尤其在大军之中，在文雅、安分、操纵各国命运的佣兵所组成的大军之中，倘有三万人和员额相等的敌军作战，每一方必有两万人身长毒疮"。

中产阶级对淫乱产生的梅毒是厌恶的。教会在 19 世纪也再次从宗教角度出发谴责淫乱的性关系，教皇利奥十二世（Pope Leo XII，1823—1829 在位）在 1826 年禁止使用避孕套，因为它违背了上帝的意志，那些人不应不受到惩罚。甚至在特效药 606 发明之后相当一段时间里，还有教会人士起来反对由于有这种药物而使通奸和嫖客躲过上帝的惩罚。

20 世纪相当一个时期里，享乐主义膨胀和反淫秽色情立法，"无限制的性"和性病的泛滥都同时并存，直到艾滋病的出现，才使人不敢不改变淫乱的性态度，而重新开始重视婚姻和家庭道德规范。

一个老女人：变形性骨炎

昆丁·马西斯（Quentin Massys，或 Matsys，Metsys，Messys，1465/1466—1530）是弗兰德斯艺术家，安特卫普画派的第一位重要画家。他原在故乡卢万学习铁匠技艺，据说是与一位艺术家的女儿开始恋爱后，才转而学画的，因为他所爱的这个女子认为绘画才是一种更为浪漫的职业。1491 年，马西斯从家乡去安特卫普，加入画家行会，一直待在安特卫普，直至去世。

马西斯一生创作颇丰，早期作品中有两幅描绘圣母和圣子的画，他最著名的油画是为卢万圣彼得教堂所作的《神圣亲眷》和《基督入殓》这两件大型三联祭坛画，以及《救世主基督》《祈祷的圣母》《圣母和圣子》等同样的宗教画，和他最著名的《兑换钱币者和他的妻子》，另外，他还创作了许多肖像画，包括他的朋友伊拉斯谟的画像。

在马西斯的作品中，有一幅《一个老女人》（*An Old Woman*），又名《丑陋的女伯爵》（*The Ugly Duchess*），现藏伦敦国家画廊，也是一幅名画。此画没有背景，纯粹是描绘一个人的肖像，穿戴的是如今感到有点怪异的当时的服饰，看不出是男性或是女性，特别是她可怕的面部特征，她肿泡的眼睛、粗糙的皮肤和奇特的颧骨，与正常女性的形象大相异趣，可算是这位艺术大师的一幅十分特别的画，令人惊异，也引起史家的广泛注意。

法国研究弗兰德斯艺术的艺术史家皮埃尔·库蒂翁指出马西斯绘画的题材和风格的转变过程，说他在从事绘画之初，作品依然是哥特式的风格，但他"渐渐放弃了宗教题材或骑士题材"，"很快便转向文艺复兴。自

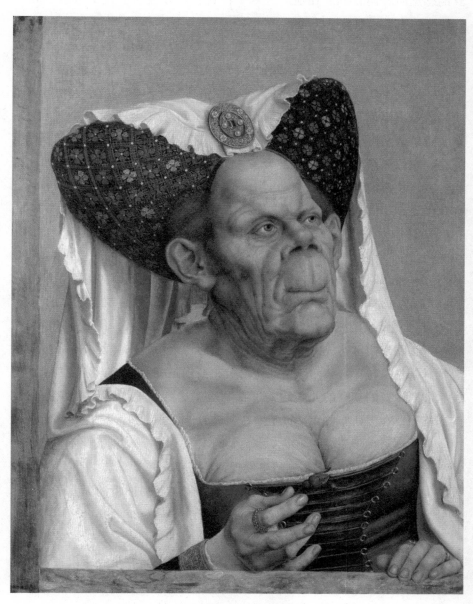

马西斯画的《一个老女人》

1510 年起，昆丁·马西斯开始为贵族、富人和人文主义者作画。他凭着特殊的感觉而转向自然。在他的艺术中，真实世界逐渐取代了宗教主题"。这段评述有助于对此画的理解。

《一个老女人》作于 1513 年左右。这时，马西斯的画艺已经十分成熟，此画应该不是习作——依照像画面上的这么一个丑陋的模特儿画出的习作。另外，观赏马西斯以往的人像画或肖像画，不论是政治人物或者是贵族，每一幅都完全合乎传统的美学原理，可见此画这种令人惊异的形象，也不会是由于画家风格的改变才画成这个样子。因此，最大的可能，它是一幅依照现实生活中的某个主人公而画的肖像画，或者完全如实描绘，或者稍带漫画式的笔法创作出来的。事实确是如此：艺术史家和传记作家考证，相信画中的这个女人确实有其人，是蒂罗尔女伯爵玛格丽特。

蒂罗尔女伯爵，或叫大嘴玛格丽特（Margaret Maultasch，1318—1363），是卡林西亚公国亨利公爵（Duke Henry of Carinthia），也称蒂罗尔伯爵（Count of Tyrol），和不伦瑞克公国的韦尔夫公爵亨利一世（Welf duke Henry I of Brunswick）的第二任妻子阿德莱德的唯一幸存下来的女儿。1330 年，她父亲因三次婚姻都未能生下一个男性继承人，便与神圣罗马帝国的皇帝路易四世达成协议，由大嘴玛格丽特继承他卡林西亚和蒂罗尔的领地，条件是得把卡林西亚州割让给哈布斯堡王朝。这年，路易四世的盟友、波西米亚的亨利的儿子约翰·亨利被派送到这里，经路易四世批准，与玛格丽特在因斯布鲁克举行了婚礼，成为卡林西亚和蒂罗尔的统治者。

但是这对少年夫妻，男的 9 岁，女的 12 岁，一开始就彼此不喜欢。结婚 12 年后，1342 年，玛格丽特更发现约翰·亨利非常愚蠢，且又性无能，便将他逐出她所统治的领地。同年，玛格丽特与路易四世的大儿子勃兰登堡的马格雷夫·路易一世结婚。

玛格丽特在没有与约翰·亨利离婚的情况下第二次结婚，在欧洲成为一宗名副其实的丑闻，冒犯了蒂罗尔的贵族，并使新教皇克莱门特六世决定将这对夫妇逐出教会。蒂罗尔的贵族们都支持教皇，谴责玛格丽特伯爵夫人，并反抗她的权威。但玛格丽特坚定地站在她丈夫的一边。

1361 年，玛格丽特的丈夫路易突然去世，她的独子迈因哈德三世接替父亲，称上巴伐利亚公爵和蒂罗尔伯爵。然而，迈因哈德也在 1363 年去世，离 21 岁还差一个月，没有继承人，于是蒂罗尔就归于哈布斯堡家族，玛格丽特退隐维也纳，最后于 1369 年 10 月 3 日去世。

哥伦比亚电子百科全书称，传说大嘴玛格丽特是一个"拥有极大权力的恶魔"，可能一方面是因为她在统治蒂罗尔时周旋于诸公国之间，同时还因为她的丑陋的面容。马西斯画作上的这丑陋的面容，大概便是这位女伯爵真实的容貌。2008 年，伦敦大学学院外科学荣退教授迈克尔·鲍姆（Michael Baum）和他学生克

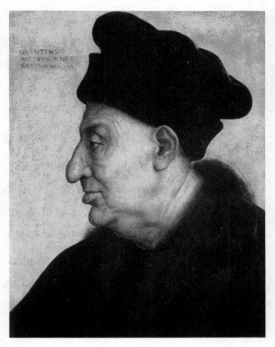

蒂罗尔女伯爵

里斯托弗·库克（Christopher Cook）提出，认为这个丑陋的女人是因为患了进行性"骨的佩吉特氏病"（Paget's bone disease）。

"骨的佩吉特氏病"又称"变形性骨炎"，是英国外科医生詹姆斯·佩吉特爵士（Sir James Paget，1814—1899）发现并于 1877 年首次描述的一种病患。这是一种慢性病，最常发生于长骨、椎骨、盆骨、颅骨，其特征是局部的破骨过程和成骨过程紊乱，引起畸形、骨折及钙代谢失调且易恶变。玛格丽特伯爵夫人的情况正是如此，特别在颅骨和椎骨上出现的病变，使她成为一个如此"丑陋的女人"。

但一个如此丑陋的形象，却也成为文艺创作的模特，因为文艺创作需要虚构各种各样的人物形象。

世界最杰出的研究刘易斯·卡罗尔的专家之一马丁·加德纳在他为卡罗尔的《爱丽丝奇境历险记》150 周年而编著的豪华版《注释本"爱丽丝"》中写道：

直到第九章，当爱丽丝和公爵夫人再次相遇时，我们被告知，爱丽丝要跟公爵夫人保持距离，因为她"非常丑"，而且公爵夫人要把她的"下巴颏儿"搁在她的肩膀上。在本章里还两次提到这尖尖的下巴颏儿。这位公爵，如果还活着，她的行踪也留下一个谜。

（为《爱丽丝奇境历险记》创作插图的约翰·）坦尼尔（画出）的公爵夫人，下巴颏儿很小，或者很尖，但她一定很丑。他好像是模仿16世纪弗兰德斯艺术家昆丁·马西斯（他的名字有各种拼法）的一幅画作。这幅肖像画一般都认为是14世纪的卡林西亚和蒂罗尔伯爵夫人玛格丽特的一幅画像。她以历史上最丑陋的女人而闻名。（她的外号Maultasche意思是"大嘴"。）（德国）莱昂·福伊希特万格（Lion Feuchtwanger）的小说《丑陋的公爵夫人》（*The Ugly Duchess*）即是关于她的糟糕的一生的。也见W. A. 贝利–格罗赫曼（W. A. Baillie–Grohman）在《伯灵顿杂志》（1921年4月号）上的《史上最丑陋的公主的画像》（*A Portrait of the Ugliest Princess in History*）。

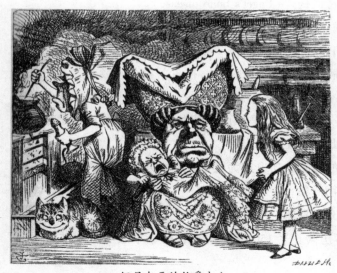

坦尼尔画的伯爵夫人

在《爱丽丝奇境历险记》（吴钧陶译文）的第九章，刘易斯·卡罗尔描写伯爵夫人这个丑女人见到爱丽丝时，便"亲亲热热地把手臂挽着爱丽丝的手臂"。但"爱丽丝可不喜欢她如此近地靠拢自己，首先是因为这位公爵夫人模样非常丑；其次，因为她的个子不高不矮只好把她的下巴颏儿搁在爱丽丝的肩膀上，而那个下巴颏儿尖得叫人不舒服"。后来她还有两次"把她的小小的下巴颏儿戳进爱丽丝的肩膀"，使爱丽丝感到"不耐烦"。

另外，《注释本"爱丽丝"》接着写道：

> 另一方面，还有许多版画和素描，几乎都跟马西斯的画作完全一样，包括莱奥纳多·达·芬奇的学生法兰西斯科·梅尔奇（Francesco Melzi）的一幅素描。在白金汉宫的皇家收藏馆，据说有一幅是达·芬奇的失传的原作。由于这些画的迷惑不清的故事，或许和玛格丽特公爵夫人没有任何联系，参见迈克尔·汉彻尔的《坦尼尔为两册"爱丽丝"的插图》（*Michael Hancher's The Tenniel Illutrations to the 'Alice' Books*）

是的，艺术就是可以让丑的事物，也能经过作者的描绘，提升到审美的层次，使受众的心灵获得宣泄。

远离麻风病人：接触，"不接触"？

如果说"美"的条件首先是健康，其次才谈全身的黄金比例等其他方面，那么，从本体论角度看，疾病作为对健康人是异己的、外在的东西，也就是不健康的、"丑"的。事实是，在所有的疾病中，麻风最使人形体遭遇侵害和改变，成为不同于常人的异样人。麻风不但使患者的皮肤及浅表神经受损，还累及眼睛、鼻子、睾丸和咽黏膜，更因病原菌会破坏周围神经，导致典型的感觉丧失，进行性组织变性，最终引起四肢变形和脱落，所以麻风病人大概是最丑的了。

爱美厌丑之心是人的天性。还有，麻风病的严重传染性，也令人恐惧。这定然是弃绝麻风病人的生理和心理因素。《圣经》中称麻风病人是因为犯有罪孽，引起上帝的愤怒才遭如此的惩罚，只是事后附会上去的宗教解释。这使得有史以来，麻风病人屡遭歧视，尤其在中世纪，凡经牧师识别为患有麻风的人，便被认为是不洁和无可救赎的，是被上帝选中并遗弃的人，属于"不可接触的贱民"，不但被剥夺各种合法的权利，甚至要被驱逐，不许再回原地，只能进麻风病院或麻风病人隔离区。

东英吉利大学中世纪史教授卡罗尔·罗克利夫在《中世纪英格兰的麻风》（Carole Rawcliffe：*Lerprosy in Medieval England*，2009）中指出："……将隔离的麻风病人严密关在他或她麻风病隔离区的大墙后面，或者，起码要驱逐出基督教群体，甚至在今天都发挥着强大的威力。" 1912 年，美国出生的英国医学文物收藏家亨利·威尔克姆爵士为了唤起今日的人们对麻风病人的同情，委托英国画家理查德·坦南特·库珀创作一幅水彩画，表

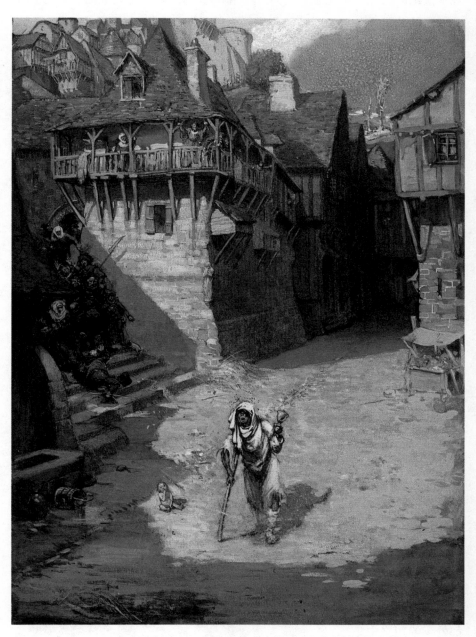

理查德·库珀的水彩画《中世纪村民驱赶麻风病人》

现中世纪的村民们争先恐后逃离一个麻风病人，甚至将婴儿落在路旁而不顾。此画就成为著名的"威尔克姆医学博物馆"的藏品。

但也并不是所有的人都是如此嫌弃和躲避麻风病人的。出于宗教的或人道的因素，有的人不但不厌恶麻风病人，甚至亲近他们，对他们表现出基督的或人道的爱。

基督教教义的真谛是"爱"。虽然认为麻风病人犯有罪孽，但他们也是基督的子民，最后都会被天使带往"万民之父"亚伯拉罕的怀抱，因而对他们同样也应该无条件地施与普遍的爱。基督本人就是爱的模范。《马太福音》记载："耶稣下了山，有许多人跟着他。有一个长大麻风的，来拜他说，主若肯，必能叫我洁净了。耶稣伸手摸他说，我肯，你洁净了罢。他的大麻风立即就洁净了。"于是，历史上，逃避、歧视麻风病人的同时，也有许多赐爱麻风病人的事例，不但创建起一座座麻风病院，还不顾被传染的危险，亲自去照顾麻风病人，如英格兰国王亨利一世的第一个妻子，苏格兰的玛蒂尔达（Matilda of Scotland，约1080—1118），一生始终不渝地侍奉麻风病人，甚至为他们沐浴、濯足。近代也有像玛蒂尔达这样献身麻风病人的人。

1865年，美国夏威夷州政府把该州莫洛凯岛上的卡劳帕帕半岛划为麻风病隔离区，将全夏威夷的麻风病人扔在那里，只留下一些种子和工具，以及树枝、叶子和杂草搭成的木屋作为"医院"，没有病床和药物，更没有医生。如此恶劣的条件，使病人常常死于饥饿，而不是死于疾病，幸存的人也都处于绝望之中。

出于对麻风病人的爱，比利时天主教司铎达米安神父

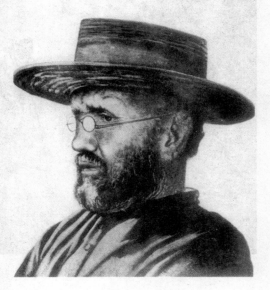

达米安神父

278

（Father Damian，1840—1889）自愿作为司铎兼医生去那里工作。他于1873 年 5 月 11 日抵达隔离区后，成为 600 名麻风病人中唯一的健康人。他所面对的那些病人，多数都肮脏不堪，被疾病毁得不像人样，往往手脚也只剩下一根根残肢，看起来就像是鬼魂。达米安神父就在这里帮他们修复医院、建立教堂、造房子、搭床铺，鼓励他们建造花园、美化环境，学习清洁和包扎伤口，甚至帮着埋葬死者，直到被传染后于 1889 年 4 月 15 日病逝。虽然有美国等世界各地的个人和代表前来援助，劝他去欧洲医治，还专门为他建起诊治所，但都被他拒绝。他坚信，自己接触麻风病人是"一条通向天国的捷径"。

人道主义是作家的天职。多年来，可能也带有宗教情结，更多的是出于人道的同情，美国作家查尔斯·沃伦·斯托达德、杰克·伦敦、保罗·爱德华·希洛克斯和英国作家格雷厄姆·格林，还有苏格兰诗人和小说家罗伯特·路易斯·史蒂文森（Robert Louis Stevenson，1850—1894）都曾前去卡劳帕帕麻风病隔离区拜访。在 1888 年的小说《黑箭》中，史蒂文森曾有过一段喜剧性的描述：

> ……就在这条小路上，出现了一个白色的人形，从林边走了过来……每当他走一步，那铃子就铛地响一声。他没有脸，整个头部蒙着一块白色的头巾，连眼孔都没有留出，那人走路的时候，似乎用一根手杖在摸索路面。两个小伙子（主人公狄克和同伴麦青）不禁害怕起来，浑身冷得跟死人一样。
>
> "是个害麻风病的！"狄克哑声说。
>
> "谁给他碰到了就要死的，"麦青说。"我们逃走吧。"（陈伯吹、沈小娴译文）

这个"麻风病人"实际上就是丹尼尔·布雷克莱爵士化装出来的。他为了躲避绿林好汉的袭击，才做如此打扮，"因为这铃铛的响声连最厉害的强盗听了也害怕呢，只要一听到铃声，他们的脸色会立刻发白"。

可见，对于历史上和现实中人们对麻风病人的恐惧，史蒂文森是深有

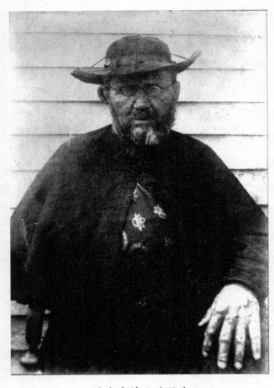

达米安神父的照片

所知。同时，他对达米安神父也怀有深深的敬意。所以尽管他妻子芳妮竭力劝阻，说"那里可是个地狱……墓地恶臭冲天，连远离海岸航行的船上都能闻到……"而且，"莫洛凯的麻风病人，法律和社会都视之为死人"，连医生都认为他抵抗力差，不主张他到麻风病人中间去。史蒂文森仍然于1889年背着芳妮，单独去了莫洛凯岛上的麻风病隔离区。

开始时，在5月22日给芳妮的信中，史蒂文森说，看到"眼前是一片不毛之地……昏暗的阳光下，一切都显得丑陋、阴郁、冰冷"，"我怕极了"。但是，眼看那里的人"精神上如此孤立，如此痛苦，自己却听之任之，这是一种罪过，一种耻辱"。当他见到一位修女在无声哭泣时，他更"情不自禁地"流下了眼泪。他为自己不能对他们有所帮助而深感"惭愧"。他给作家朋友西德尼·科尔文写信说，自己"对于所见的一切，无法表达我无限的怜悯之情"，他强调，"对于可怜的人类，我从未如此赞赏过；对于奇特的生命，我从未像在麻风病院里这样热爱过。在那里，外貌的丑陋达到了一种精神之美"。

史蒂文森在麻风病人隔离区待了八天。尽管陪伴他的玛丽安娜·科普修女警告过他，要防止感染，他仍不顾一切地与修女们友好相处，与麻风病人自由交往，与孩子们一起玩耍。离岛前，他还给这里的儿童之家赠送了许多礼物，其中有一架钢琴，他又写了一首小诗送给玛丽安娜修女。在这几天里，史蒂文森对情况也了解得很详细：不只是人们的苦难，还有他

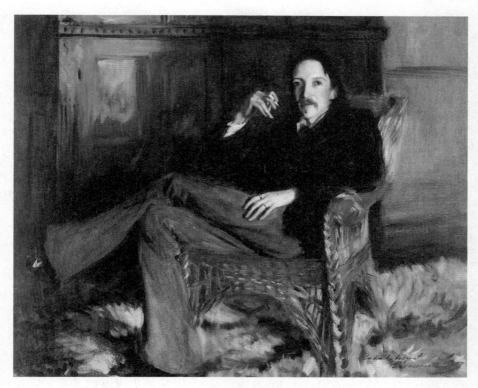

塞金特画的史蒂文森像

们的自强精神，尤其是达米安神父的功绩。他在 1889 年 6 月给科尔文的信
中赞美说："死者达米安……他原本是欧洲的一个农民……但心地却极为
宽厚、纯洁、善良……这个极端贫穷又集人类全部弱点于一身的人，人穷
志坚，茹苦含辛，以至成了圣人和英雄。"特别是他"以愉快的心情"接
受被染上麻风病的事实，使史蒂文森深受感动。

史蒂文森声称，在莫洛凯的八天改变了他的一生，以致当得知达米安
神父被一位他所熟悉的神职人员诬陷时，他立即仗义执言，为维护达米安
神父的声誉，署名发表了一封公开信，成为文学史上的一段佳话。

伊凡雷帝和儿子：

一位沙皇的精神病

1581 年 11 月 16 日，在俄国的亚历山大洛夫村，沙皇伊凡四世在内室见到他那正在怀孕的儿媳衣着暴露，惊讶得大叫了起来，并举手打她。他的儿子，也叫伊凡的王子听到叫声，立刻从房内出来保护他的妻子。此前，伊凡四世曾听信谗言，怀疑儿子图谋篡位。此刻，一怒之下，便随手举起笏杖猛掷对方，击中他的太阳穴，致使儿子流血如注，不幸身亡。

伊凡四世（Ивана IV，1530—1584）本名伊凡·华西里耶维奇，原是莫斯科大公，因创建起一个中央集权的国家而成为俄国第一位沙皇。从历史的角度看，他是一位出色的政治家、军事家和外交家。他虽然遭到众人的反对，仍大力推行了一系列有利于中央集权的改革，这些举措备受彼得大帝的推崇。但伊凡四世生性暴戾，他镇压叛乱，绞死主教，为达目的不择手段，血腥统治国家，因而有"恐怖的伊凡"（Иван Грозный）的别号。因为 Грозный 一词的词根是 Гроза，意思是"雷暴"或"令人恐惧的人"，我国一直译为"伊凡雷帝"。

伊凡雷帝如此冲动，可能不完全是由于先天的遗传因素，而与他后天的遭际有关。

伊凡雷帝童年生活在一个全国充斥阴谋和暗杀的年代。他三岁时父亲去世，由母亲代为执政，他自己也经常患病。1538 年，据说母亲被人毒死之后，各派大贵族起而争夺控制他的权力。另外，伊凡虽然结婚七次，却都不能让他有快乐的心情。他经常发疯，把猫和狗从克里姆林宫的窗口扔

282

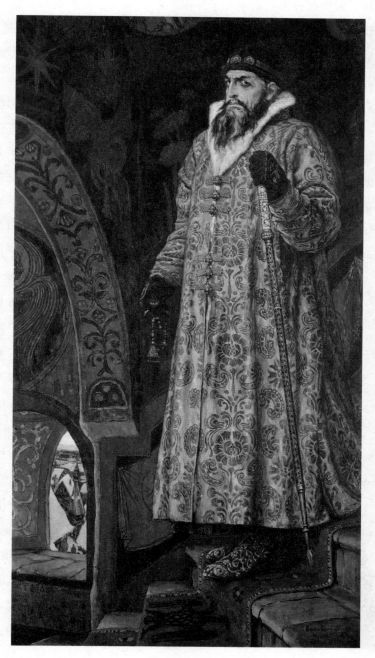

伊凡四世像

出去，甚至做出这种杀死亲生儿子的事。

有研究者认为，伊凡的这种不正常行为是因为有人投毒，使他中毒，才造成他的这种性格。也有研究者认为是因他患有梅毒，长期应用水银治疗，引起汞中毒。

为查明伊凡四世的死因，研究者曾发掘出他的被埋葬在克里姆林宫里的遗体。法医检查确证了死者体内的水银含量甚高，相信他确实患有梅毒，并曾大量应用过水银来治疗。较高的水银含量和梅毒都会使伊凡的心理发生激烈的变化：慢性的水银中毒可能是他疯狂的起源，后期梅毒会使患者痴呆或患精神病，甚至发疯。曾在伦敦、巴黎、维也纳和圣彼得堡研究俄国历史三十多年的著名波兰史学家卡兹米兹·克莱门斯·瓦里泽夫斯基（1849—1935）在他 1904 年出版的《伊凡雷帝》中，也表达了这样的看法。

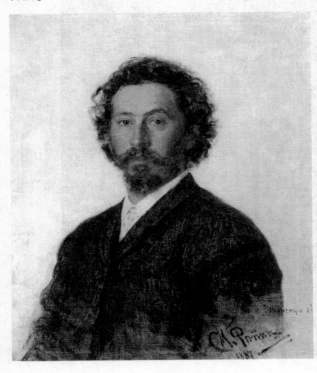

列宾自画像

有感于 16 世纪俄国沙皇的这一历史悲剧，俄国大画家伊利亚·叶菲莫维奇·列宾（1844—1930）创作了一幅著名的油画：《1581 年 11 月 16 日伊凡雷帝和他的儿子》，简称《伊凡雷帝和儿子》。画面中，在深红色的地毯上，伊凡雷帝紧紧搂抱着血流如注、因自己的过失而丧命的儿子。在他瘦削的脸上，两只惊恐万状的眼珠瞪得大大的，像是悔恨，又像在祈求儿子不要死，使观众看到他心中不可逆转的弑子之痛。画家通过这幅作品，一方面预示了伊凡的统治濒临灭亡，向世人展现残暴的沙皇注定要失败，如古希腊史学家希罗多德说的，"神欲使之灭亡，必先让其疯狂"。另一方面，画作也展示出人类情感的复杂性，人性和兽性的交织，通过画面，得到深刻的表现。据说，大作家列夫·托尔斯泰看到这幅作品时，曾称赞此画："好，太好了，技艺那么巧妙，又不露痕迹。"

列宾的这幅作品，从创作到展出，甚至在多年之后，经历了一段不平常的过程。

1881年，因当朝沙皇亚历山大二世在3月13日被民意党人炸死，掀起一场血腥的大屠杀，使全国人民心里骚动不安。"这一年经历了一段什么样的血腥时期啊！"列宾感叹道。这激发他希望表现这个时代现实的

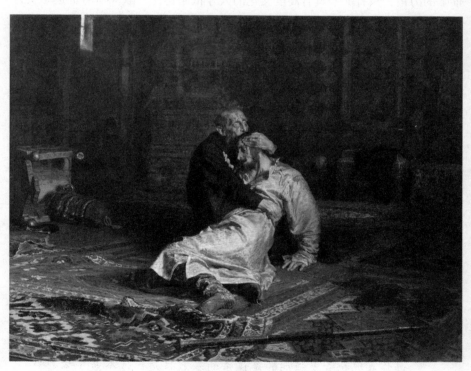

列宾的画《伊凡雷帝和儿子》

285

冲动。

　　几天后，列宾去莫斯科展览馆听作曲家尼古拉·安德烈耶维奇·里姆斯基-柯萨科夫的交响组曲。组曲中爱情、权力和复仇的音乐三部曲强烈地吸引住他，尤其那《复仇的痛快》乐章。他写道：“（交响乐的）和音控制住了我，我琢磨我能不能将音乐产生的印象描绘到画布上。我记起沙皇伊凡四世。那是 1881 年，这年 3 月 1 日的血腥事件把整个生活都搅乱了。”列宾先是画出几幅草图，还画了一些习作，然后在画布上创作。他回忆说：“整整一年都在画流血的伤口……我像是在昏睡状态中工作，有几次我是被吓坏了，只好从画架前走开，把画藏起来。”

　　1883 年，列宾和批评家弗拉基米尔·斯塔索夫一起去国外旅行，游览柏林、德累斯顿、慕尼黑、巴黎、荷兰、马德里、威尼斯等地。西班牙的斗牛让他万分惊愕：“厄运、杀戮、流血，和与死亡的对峙，构成这么一种催眠的力量，只有那些具有高度文化的人才抵制得住。欧洲所有的展览大厅那年都在展览一件件流血的画作。我大概被这流血所触动，一回到国内，便继续《伊凡雷帝和儿子》的流血场面。这幅流血的画获得极大的成功。”

　　列宾曾一次次去街上物色模特儿，最后选择了他的艺术家朋友米亚索耶多夫和他的儿子、作家符谢沃洛德·迦尔洵，来表现伊凡父子的这场惨剧，于 1885 年完成了一幅横 199.5 厘米、竖 254 厘米的油画。

　　一般认为，这幅画表达了这位艺术家拒绝一切暴力和流血事件的态度。但是在“巡回展览画派”举办的第 13 期的展览上出现了争论。对此，索·亚·普罗罗科娃在《列宾传》中说：“《伊凡雷帝和儿子》已经产生了轰动效应，引起了纷纷议论。人们犹如波涛翻滚一般涌到展览会，只希望看看列宾的画。当时许多人无法挤到该画跟前。一些人为这幅画对人之精神感受的天才描绘所吸引，另一些人则感到其对沙皇的忠诚受到亵渎。”

　　列宾的老师伊凡·克拉姆斯柯依（Иван Николаевич Крамской）的看法，是最客观公正的。他对画面做了这样的描述：

　　　　画作表现和着重强调的是谋杀的暴烈性质！这个最了不起、对画作来说最困难的场面，是通过两个人物来完成的。父亲用笏杖猛击儿子的颞部！刹那间，父亲惊恐地大叫一声，冲向儿子，抱住了他！又蹲到地上，跪在他的面前，用一只手紧紧捂住儿子的伤口（但是血从他的指缝间涌了出来），另一只手越过腰部压在他的胸部，并深深地、深深地吻他可怜的儿子的头（非同寻常的感染力），他又因为恐惧和对自己处境的无助而发出一声咆哮（绝对是咆哮）。在抱住儿子的时候，父亲弄伤了自己的头，血染红了他脸孔上半部分——一种莎士比亚悲喜剧手法。这一出于恐惧的野性的尖叫，还有那正在顺从地死去的可爱的宝贝儿子，以及他美丽的眼睛、极富吸引力的嘴巴，他的沉重的呼吸、无助的双手。啊，我的上帝，快快地、快快地来帮我吧！……

克拉姆斯柯依甚至满怀激情地赞美这幅作品：

啊，画得真棒，天啊，画得太棒了！的确如此，请试想想，流血很多，可是您就想不到血，血对您不会发生作用，因为画里有更多令人心情沉重的、具有轰动性表现效果的父亲的痛苦，还有父亲的大声喊叫，而他的双手抱着儿子，他亲手杀死的儿子。而这个儿子，他……已经不能转动瞳孔了，呼吸困难，感觉到父亲的痛苦，父亲的恐惧、喊叫和哭泣。他就像一个婴儿，想对父亲微笑说："爸爸，没什么，您别害怕！"哎呀，我的天哪！

但是，展出没过几天，莫斯科警察总监就给特列嘉科夫画廊下令："皇帝陛下降旨不准展览列宾的油画《伊凡雷帝和儿子》，并且不准用其他任何手段在公众中传播此画。"三个月后，虽一度重新获许展出，但此画的命运可谓坎坷。1913年1月16日，一位叫阿布拉姆·巴拉绍夫（Абрам Балашов）的年轻人，是一位圣像画家，一个被公立学校开除的旧教徒。这天，他阔步走进特列嘉科夫画廊苏里科夫大厅，来到列宾的这幅《伊凡雷帝和儿子》跟前时，就停下脚步，用随身带来的刀子，将此画从上到下，划出三道长长的裂口。这不是疯子吗？但精神病、喜怒无常、情绪不稳等等都被一一排除。据说，巴拉绍夫是特地选择在这罗曼诺夫王朝 300 周年的前夕来搞破坏，目的是想巴结沙皇、邀功领赏。一百年后，据"国际文传电讯"（Interfax）2013 年 10 月 6 日报道，俄罗斯文化部长弗拉基米尔·梅定斯基曾接到一封来信，说伊利亚·列宾的《伊凡雷帝和儿子》"有历史性错误，肯定是个玩笑"，要求禁止此画的展出。梅定斯基在接受 Вести в субботу（星期六消息）记者谢尔盖·勃里廖夫采访时表示，"我们对我们的政治生活和公共事务太过认真。如此言论使我感到好笑。我希望写这信的人不要太过认真。"

　　毕竟时代是进步了，今天，《伊凡雷帝和儿子》仍然作为特列嘉科夫画廊的珍贵藏品在向观众展示。

耶路撒冷朝圣：宗教迷狂

　　一个旅游者去以色列游览，最后来到著名的圣地耶路撒冷。突然，他向旁人宣称，说他就是《圣经》人物参孙（Samson），曾赤手空拳杀死一只狮子，搬走迦萨的城门，现在，他是奉上帝的旨意前来拯救以色列人，他就要将哭墙（Western Wall）近旁的一座座墙都推倒。

　　这是在开玩笑吗？不，这是曾经发生过的真实的事，说这话的人也是认真的。类似这样的事还不止一次发生过。有统计说，在耶路撒冷，发生此类事件，每年大约有150次之多。因为这是一种"宗教迷狂"现象，有专门的名词"耶路撒冷综合征"（Jerusalem Syndrome）。

　　位于黎凡特地区的耶路撒冷（Jerusalem）是一座历史悠久的城市，是大卫王之城，是犹太王国之城，又是希律王的都城和拜占庭的圣城。耶路撒冷也是犹太教、基督教和伊斯兰教的圣地，特别对基督教徒来说，作为耶稣受难、埋葬、复活和升天之地，它被认为是最为非凡的圣城。这就不难想象，它那神圣的气氛和诸多或是庄严或是优雅的建筑，吸引着世界各地的游人：单纯的旅行者是来领略这异国情调的处所，艺术家是来观赏那一座座特殊风格的圣堂。特别是朝圣者，他们是要来瞻仰自己心中最重要的圣地，一生中只要有一次来到这里，他们就会觉得，他就是来到了主的身边，心中难以控制的激动有时会使他们丧失理性，沉入这种"耶路撒冷综合征"状态。

　　"耶路撒冷综合征"之名取之于《圣经·新约·约翰福音》，说的是圣徒施洗者约翰见证耶稣第一次进耶路撒冷时医好一个"病了38年"的病人，然后警告他"你已经痊愈了，不要再犯罪"。这就是说，一切疾病的发生都是对人的罪恶的惩罚，但是来到耶路撒冷朝圣之后，任何的奇迹都会发生，任何疾病也都不治而愈，罪恶也会得到赦免，只要今后不再犯罪。许多基督徒，多数是三十岁上下的年轻人，都是抱着这种心态来耶路撒冷朝圣的，心中的激动可想而知，于是很容易陷入迷狂状态。这种情况，历史上直至今天，著名的就发生过很多。

较早的一次著名的宗教迷狂出现在"十字军东征"之时。

"十字军东征"是西方基督教徒组织的反对伊斯兰国家的几次远征，目的是要控制耶路撒冷并夺取与耶稣基督尘世生活有联系的一些地区。第一次东征共聚集了 4000 名骑兵、25000 名步兵于 1096 年 8 月出发，两年后，1098 年夏抵达耶路撒冷，数千名十字军绕城七次，相信如此一来，该城就会不攻而塌。"不攻而塌"，怎么会有这种想法呢？今天的人听来不免会感到奇怪。但是对于虔诚的基督教徒来说，这是没有疑义的，因为他们相信《圣经》中所记载的都是事实，而《圣经》中就写到今天称之为"耶利哥效应"（Jericho effect）的"奇迹"。

耶利哥（Jericho），今译"杰里科"，位于约旦河西侧，是巴勒斯坦的一座古城。《圣经》中提到，它是约书亚率领以色列人渡过约旦河后攻打的第一个城镇。《约书亚记》写道："耶利哥的城门因以色列人就关得严紧，无人出入。耶和华晓谕约书亚说：看哪，我已经把耶利哥和耶利哥的王，并大能的勇士交在你手中。你的一切兵力要围绕这城，一日围绕一次，六日都要这样行。七个祭司要拿七个羊角走在约柜前，到第七日你们要围绕七次，祭司也要吹角。他们吹的角声拖长，你们听见角声，众百姓要大声呼喊，城墙就必塌陷……"据说，当时这么做后，耶利哥城果然不攻而陷。

"不攻而陷"自然只是传说。但十字军坚信，凭借上帝的奇迹，只要他们围城七次，耶路撒冷也会不攻而陷。这自然只是他们的希望。事实哪有不攻而陷的事！

当十字军在 1098 年夏抵达耶路撒冷城郊时，他们相信自己已经到了主的身边，无比的激动使他们近于疯狂，加上这些欧洲人完全不习惯东方的

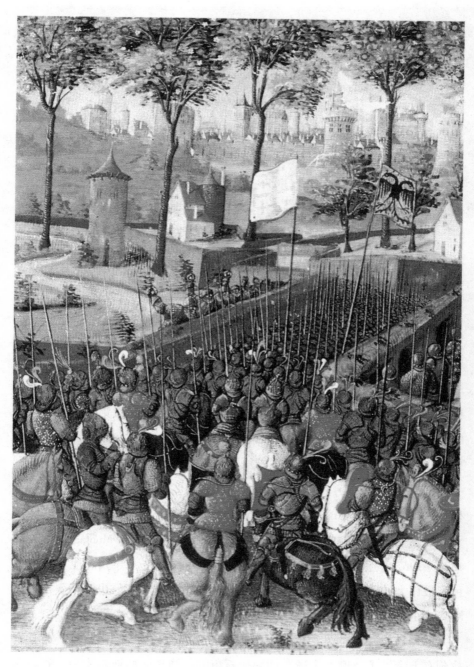

《十字军东征》

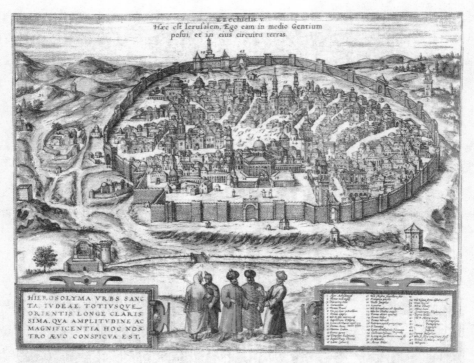

《耶路撒冷朝圣》

自然环境，特别是当时正好天气异常闷热，且他们都穿着铠甲，感到特别的不舒服，心情就非常烦躁，见城墙并没有因他们的七次围绕而塌毁，就更加心烦意乱，最后陷入了极端的疯狂状态。气恨之下，他们搬来梯子和木柱，越过城墙，进行了一场极其残酷的疯狂大屠杀，将该城所有的穆斯林和男女老幼犹太居民差不多 50000 人全部杀死。

另一个陷入宗教性狂乱状态的人是蒙塔古·帕克（Montague Parker，1878—1962）。他是英国的军官和远征考察队的一位领导人。他相信古以色列最伟大的国王所罗门的灵魂已经附入进了他的体内，并把保藏在"圣殿"中的宝物的位置显示给他看，于是，他就要去寻找这些宝物。

这"宝物"指的是约柜（Ark of the Covenant）。那是《圣经》时代存放刻有上帝授予"摩西十诫"的两块石板的装饰华丽的镀金木柜。在以色列人漂泊狂野期间，这约柜是专门由他们中担任宗教职务的支派利未人抬运的，以色列人占领迦南后，约柜被安放在他们的主要圣地和宗教活动中心示罗（Shiloh）。随后，以色列的第二任王，上帝选派他继承扫罗的大卫王把它迁往耶路撒冷，最后所罗门王把它安置在以色列人最高的祭司场所"圣殿"内。从此，这约柜便不知下落，成为宗教人士和考古学家们历年来寻求的最高机密。现在，被宗教情结纠缠得入魔发疯的蒙塔古·帕克认为自己受到神的启示，就可以得到这一圣物了。

帕克从 1909 年起在耶路撒冷圣殿南面的大卫城奥菲尔（City of David, Ophel）开始他的挖掘工作，并找到《圣经·创世纪》中说到的从伊甸园分出的第二道河流计训（Gihon），将河中的淤泥全部清理干净，但是一无所获。于是，当天深夜，他潜入圣殿偷偷进行发掘。他想，这下子就可以得到这件圣物了。谁知他已被穆斯林当局发现。好在正要抓获他的时候，他成功逃跑了。

再如 1898 年，德国皇帝威廉二世和皇后奥古斯塔·维多利亚访问耶路撒冷时，一束原本是针对他们的疯狂的火焰却烧着了向他们献花的一个阿拉伯女孩的衣服，最终把她烧死。还有 1969 年 8 月 21 日，奥地利年轻基督徒德尼·罗昂（Denis Michael Rohan，1941—　）来耶路撒冷旅游时，声称自己是"主的特使"（the Lord's emissary），依照《撒迦利亚书》（*Book of Zechariah*）中所说的不能让以色列的犹太人在圣殿山上重建圣殿

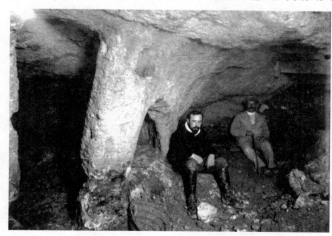

帕克在耶路撒冷

的指令，他现在要将阿克萨清真寺（Al - Aqsa Mosque）烧毁，于是便往寺里放了一把火，致使寺顶和寺中的讲坛遭受些许损毁。1999 年 12 月 31 日晚，千禧日之夜，成千上万来自世界各地的狂热的基督

徒集聚到耶路撒冷，怀着激动得近于疯狂的心，希望看到耶稣基督所谓的"弥赛亚再临"（Second Coming）。当然，什么都没有发生，这不过是他们的狂热思想。还有，1141 年，西班牙出生的犹太哲学家，也是诗人和医生的耶胡达·阿列维拉比（Rabbi Yehuda Halevi，约 1075—1141）来耶路撒冷朝圣。来这里是他毕生最大的愿望，但一直未能成行。这次总算实现了他的这一梦想。据说他到达耶路撒冷后在进入西侧的雅法门（Jaffa Gate）之前亲吻大地时，被一个像疯子一样骑着马的人踩死。虽然这事是发生在埃及，但相信"耶路撒冷综合征"的人们宁愿相信它是发生在耶路撒冷。

这一切都说明，宗教迷狂的思想是何等深入教徒之心。

伊希斯：埃及的神医

任何一个人，他最高的愿望可能就是健康长寿，而不是多大的财富或多高的地位，因为没有健康，财富和地位就不可能存在。这就使世界各民族都会产生一个乃至几个佑护健康的医神，如古希腊的神话中有阿斯克勒庇俄斯，印度的神话中有摩诃迦罗（Mahākāla）。埃及的神话中同样有既能治病甚至能使人起死回生的女神伊希斯。

在埃及的神话中，伊希斯（Isis）是支撑世界大地之神盖布（Geb）和代表诸天苍穹的女神努特（Nut）的女儿。她是第四天生下来的。第一天降生的是丰产神和国王的化身俄赛里斯（Osiris），《金枝》说："在他降生的那天，有声音喊道：'万物之主来到世上了！'有些人说某个叫作帕米尔斯的人听见有人在底比斯城的庙里嘱咐他放声高喊，宣布伟大的王，福佑世人的俄赛里斯诞生了。"第二天，她妈妈生了代表下埃及的大荷鲁斯神（Horus），第三天生下代表上埃及的塞特神（Set），第五天生了奈芙蒂丝女神（Nephthys）。后来，塞特和自己的妹妹结婚，俄赛里斯也和妹妹伊希斯结婚，生下小荷鲁斯。

伊希斯是一个强有力的女神。她"比无数的凡人更叛逆，比无数的神明更聪明"。她头上那代表"王座"的象形文字符号即是她的名字。普鲁塔克描写她"穿着杂色的袍服，因为她拥有的权力在于恻隐和怜悯之心，既能成为也能接受万事万物，无论是光明和黑暗、白昼和夜晚、火与水、生与死、始与终"。普鲁塔克称颂说："正如古代的故事所描述，美丽的伊希斯永远受到爱慕和追求，她的匹配所参与的生殖作用，使得地球充满美

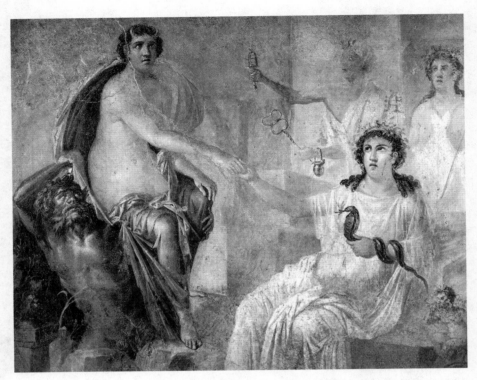

意大利庞贝伊希斯神庙中的伊希斯像

好和善良的事物。"《金枝》也赞美说："伊希斯静穆的形象、镇定的精神、许诺人们永生不死的慈悲，在许多人看来都像是暴风雨天空里出现的一颗明星，会在他们心里引起狂热的敬意，像中世纪人们对圣母马利亚所怀的敬意那样。"

确实，伊希斯最令人崇敬的就在于她作为治病救人的医神，有一颗医者的慈善之心。

伊希斯既是一个贤妻良母，又是一位魔法的守护神，是"具有非凡治疗能力的魔法师"。当塞特为了与俄赛里斯争夺王位继位权，将俄赛里斯骗进他特制的箱子后，他的同谋立即跳上前去，封住了箱子，用钉子钉好，倒上熔化了的铅封住缝隙，将箱子扔入河中，看着它顺着尼罗河漂向大海。伊希斯知道后，就剪下一绺头发，穿上丧服，去到处搜寻。找到被撕成14块（也有说是26块）的俄赛里斯的尸体后，以鸢的样子现身的伊希斯拍打着翅膀，为俄赛里斯提供生命的气息：

> 他的妹妹保卫着他，击退敌人，用咒语的力量阻止扰乱者（塞特）的行为。巧言妙语的伊希斯，她的言辞不会失败，她的命令总被执行。强大的伊希斯，她保护着她的兄弟，不知疲倦地寻找他，她在地上徘徊恸哭，一刻不曾停息地找到了他。她用她的羽毛形成阴凉，用她的翅膀制造气息，她为她的兄弟欢呼，她与兄弟结合，把没有气力的兄弟从迟钝中唤起，接受了他的种子，孕育了子嗣……

对此，曼彻斯特生命科学学院的埃及学高级讲师乔伊斯·蒂德斯利还补充指出：伊希斯不但使"被肢解的俄赛里斯起死回生，还有能力防止腐败，保护好所有死去的国王的尸体"。

伊希斯使用巫术复活了俄赛里斯后，得以怀上一个儿子。为逃脱塞特的追捕，她躲进尼罗河三角洲的一处名为凯姆密斯（Khemmis）的神秘的纸莎草沼泽地，十个月后产下了小荷鲁斯。幼年时，小荷鲁斯有伊希斯的巫术保护，还有蝎子女神塞凯特（Serket）、护城女神妮特（Neith）和瓦杰特（Wadjet）、内克比（Nekhbet）两位太太做他的仆人照顾，且有圣母

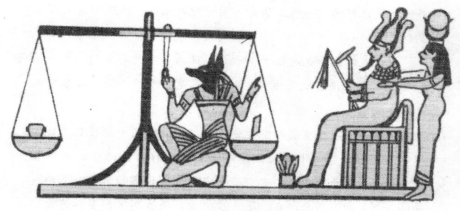

伊希斯站立在俄赛里斯身旁

牛哈托尔（Hathor）当他的奶妈，使他得以成长。塞特寻找多年，想要杀死他，也没能找到他。不幸，小荷鲁斯是一个有病的、经常出事故的孩子。

小荷鲁斯经常做噩梦，梦中呼唤："来我身边，我的母亲伊希斯"，或者"瞧，在我自己的城市里，我看到了离我很远的东西！"于是，伊希斯就施用巫术：

> 听着，我的儿子荷鲁斯，说出你看到的东西。这样，……你梦见的幻景就消失了！火会升腾起来攻击恐吓你的东西。瞧，我已经来看你了，我会赶走你的烦恼，我会祛除所有的疾病。向你欢呼，好梦！愿看到的黑夜就如白天一样！愿努特的儿子塞特带来的所有坏的疾病都被赶走。（太阳神）瑞会战胜他的敌人，我会战胜我的敌人。

伊希斯不仅医治她儿子的病，作为医神，她有讲究卫生、普救众生的愿望。英国国立本草医学院的伊丽莎白·布鲁克在《插图女性治疗师》一书中将伊希斯也列为其中之一。书中写道：

> ……据信，伊希斯在古代为埃及的百姓提供很有价值的服务。她是他们的最早的立法者，因为她的教导，埃及人从野蛮提高到文明。
>
> 据说医学科学也起始于伊希斯。她的名字就有光明、生命的意思，她的宝座上就写道："我无所不是、无所不能，从未有凡人知晓我的面目。"
>
> 伊希斯崇拜在埃及人中十分普遍，她的神庙十分壮观。她的纯洁奉献的女祭司须得天天沐浴，穿着没有动物纤维的亚麻长袍，且是严格的素食主义者。埃及宗教中最神圣的奥秘，是毕达哥拉斯都无法穿透的秘密，也只有伊希斯的最高级别女祭司才知道。摩西说的"从埃及人那里学到的智慧"，很多即是从伊希斯

那里借用来的。

　　……

　　埃及是神庙医学的发祥地，虽然不知道它从何时开始。圣母伊希斯在医治妇女和儿童的疾病上具有特殊的技艺，而且她的祭司们也全都是医师。她们运用本草、按摩、沐浴等"理性的"医学，与祈祷、咒语和仪式等"非理性医学"相结合。许多寺庙建筑群都很宏大，类似于今日人们长途跋涉去治疗的健身温泉。最大的是在（上埃及）科普托斯（Koptos）的伊希斯神庙；（尼罗河三角洲）赛斯（Sais）和（下埃及）赫利奥波利斯（Heliopolis）的那些也很兴旺，后来创建起重要的医学院。

　　以其名字命名的《埃伯斯纸草文稿》（*Ebers Papyrus*）给伊希斯的献词是："如是我闻，千次万次。此乃医治百病之典。愿伊希斯治愈我，有如她治愈荷鲁斯。"那是在大约公元前1550年左右，它包含有数百种处方，其中大多是用于治疗妇女的疾病的。大约公元前1900年的《卡汗纸草文稿》（*Kahun Papyrus*）也涵盖了有关妇女和儿童的疾病。因为只有女性从业者医治女性的疾病，这显然是女医生的文本，可能就得自于赛斯的文本。还发现大约公元前2730年一名女医生的病案，据信她一直在赛斯工作。

　　从伊丽莎白·布鲁克的这几段描述可以看出，埃及医神伊希斯具有多么高的威望，甚至至今都在产生巨大的影响。

预防天花接种：伏尔泰对疫苗的赞赏

伊恩·戴维森在《伏尔泰传》中写道："生的期待，在 18 世纪的法国，平均要比今天短得多，只是就平均而言。许多人死于婴幼儿时期，许多人死于疾病。不过那些熬过出生和疾病危险的人，和那些免于随贫困和营养不良而来的更大危险而存活下来的人，则要比今天的这类人活得长。"他举例："围产期的死亡率非常高，或许约 50%。伏尔泰的母亲玛丽–玛格丽特·多玛尔生了五个孩子，其中两个几乎立刻就死了。类似的，伏尔泰的情妇，他终生的情人艾米丽·杜·夏特莱有三个她丈夫的合法孩子，前两个只活到成年，第三个在婴儿时仅 16 个月就突然死了。15

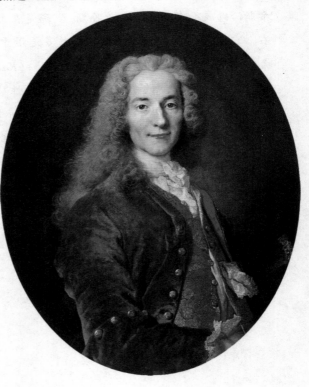

伏尔泰画像

年后，1749 年，她有了第四个，即圣·达朗贝尔侯爵的孩子，她和这孩子两个都死在分娩之时。"戴维森强调：那时，在成年期死亡是很普遍的。伏尔泰的母亲死于 1701 年，当时是 41 岁，伏尔泰是 7 岁；他的姐姐玛格丽特–凯瑟琳死于 1726 年，也只有 39 岁。戴维森特别强调说：那时，"最主要的杀手之一是天花。伏尔泰在 1723 年的一次天花大流行中侥幸活了下来，但是他的密友尼古拉·德·拉·法鲁埃·德·热诺韦尔就死于天花。还有一位密友梅松侯爵让–勒内·德·隆格尔也像伏尔泰一样染上天花，事实上，伏尔泰就是待在梅松家中时染上的。梅松在这次流行中幸存下来了，但是 8 年后的 1731 年又再次染上，并死于此病"。

天花在 18 世纪的欧洲经常流行，流行期间，死亡人数每年平均约 40 万。有一统计材料表明，受染天花的人，死亡率在 20%—60% 之间；幸存者也严重毁容，脸上全是疤痕。

当时，多数西方的医生都不知道天花的病因，也不知道如何防治。但是东方的医生却能通过接种的方法来应对这一疾病。英国驻土耳其

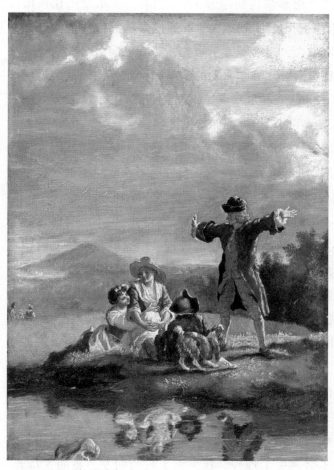

18 世纪瑞士画家让·胡贝尔的画：《伏尔泰讲故事》

公使的妻子玛丽·沃特利·蒙塔古夫人（Lady Mary Wortley Montagu，1689—1762）自己曾经染过天花，后来在土耳其首都亲眼见到那里人痘接种预防天花的方法及其良好效果，深受感动，便仿效让医生给她的两个孩子接种，同样获得成功，影响了她的朋友，威尔士的卡罗琳皇妃也给她的女儿接种。后来还在死刑犯身上做了进一步的实验，都获得预期的效果。

伏尔泰在1723年7月得知巴黎最后的一阵天花流行。9月，他获悉他的朋友德·热诺韦尔染病死于天花。这次流行中，巴黎受染而死的达20000人。五个星期之后，他在给和他有亲密关系的女友贝尼埃侯爵夫人的信中提到这事，说是"巴黎被这病给毁了"。当时，伏尔泰正在梅松侯爵让-勒内·德·隆格尔那里。那几天，24岁的梅松侯爵正在他位于巴黎西北面的城堡举行家庭聚会，邀请了大量贵宾，将有巴黎著名女演员、法兰西喜剧院的明星阿德里安娜·勒库弗勒的演出和伏尔泰朗诵他最近创作的悲剧。但是11月4日，天花在城堡爆发，聚会不得不停止，计划好的一切娱乐活动都被取消，贵宾们也只好都匆匆离开。

梅松侯爵是这次流行病的罹难者之一，不过他还不算太糟，因为他很快就康复了。但是伏尔泰受染要严重得多，差一点陷入危险境地。在第一天照"常规"给他放过两次血之后，侯爵为他请来罗昂枢机主教的德·格维赛医生。这位医生一来就对他的病表示悲观，但暂时也不放弃医治。他给伏尔泰催吐8次，并让他喝下200品脱的柠檬茶。这就是唯一能救他命的处方。所以伏尔泰声称，他对当地的医生已经不抱希望，也不想治病了。幸亏四天后，他脱离了危险，在梅松侯爵家待了两个星期，一天天康复，到12月1日，就可以被送回巴黎了。虽然如此，给伏尔泰留下的印象是对放血、催吐等当时流行的传统常规疗法的不信任。8年后，更增加了他的这一看法。

梅松侯爵虽然被传染过天花，但因没有获得足够的免疫力，当1731年再次被传染上之后，未能得到治疗，于9月13日病逝。伏尔泰在9月27日给一位朋友的信中痛苦地陈诉说："我亲爱的朋友德·梅松侯爵的死留给我的绝望，使我差不多丧失了理智。我失去了我的朋友，我的支持者，我的父亲。他死在我的怀中，不是因为无知，而是因为医生的过失。无论

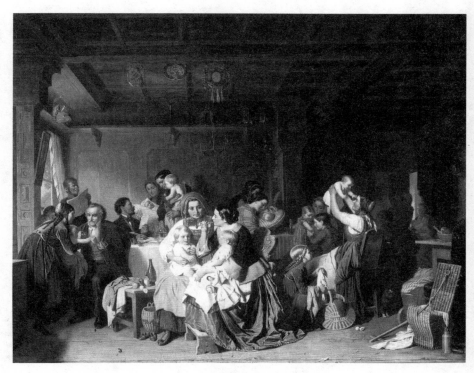

《预防天花接种》

我活多久，对他的离去永远都不能释怀。您对医生早晨六点把他置于危险之中，然后约定中午再来看他，能说什么呢？对他的死，他们是有罪责的。"

在此以前，伏尔泰从来没有表达过如此的悲痛，也许除了他姐姐的死。他把梅松侯爵说成是"他的父亲"，是"对他强烈悲伤的非同寻常的表述，至少不是因为梅松死时只有 32 岁，比他还年轻五岁"。

对当时医生医治天花的绝望，使伏尔泰把希望和赞美寄于东方的以接种来预防天花的方法。这当然不只是出于自己和自己的朋友的遭遇，更重要的是从人类文明的高度来考虑。因为他的专题"谈种痘"的文章是收在《哲学通信》（或译《哲学书简》，1734 年）中的，而《哲学通信》是他对世界和社会经过长达 20 年的观察和思考之后写出来的。在此之前，伏尔泰因在 1726 年与著名的德·罗昂家族中的骑士德·罗昂–夏博发生争吵，被投入巴士底狱，然后流亡英国两年半多时间。在伦敦，他结识了诸多文人、哲学家、神学家，并被引荐到宫廷，在这里，他也了解到英国的政治、社会等各方面的情况。

伏尔泰是从旅行家的记述和皇家学会的会议录中了解到东方通过接种来预防天花的方法和效果的。在《哲学通信》中，伏尔泰详细描述了土耳其的接种及其传到英国并在英国实践的情况后，热情地赞赏中国人发明接种预防天花，是这个"全世界最聪明最讲礼貌的一个民族的伟大先例和榜样"，又赞赏了蒙塔古夫人的不可磨灭的功绩：在英国，"至少有一万万个家庭的儿童是由于女王和沃特利·蒙塔古夫人而得救的，这些女孩也亏得女王和沃特利·蒙塔古夫人而保持了她们的美貌"。他提请法国人反思："怎么！难道法国人一点都不爱惜生命吗？难道他们的女人一点都不担心她们的花容玉貌吗？"他告诫说："倘若有哪一位法国大使夫人从君士坦丁堡把（种痘）这个秘密带回巴黎，一定会给全民族做出永久有益的事情"，"倘若我们在法国曾经实行种痘，或许会挽救千千万万人的生命"。

最初传到英国的种痘是所谓的"人痘"，用的是天花患者痘痂制备的干粉，有一定的危险性。后来经英国医生爱德华·詹纳改良，将牛的天花病毒接种给人，就比较安全了。牛痘接种的方法迅速传向世界。1768年，俄国女皇叶卡捷琳娜二世从英国请来第一流的接种牛痘的医生托马斯·迪姆斯达尔，让他先是给她自己的一家种了痘，获得成功后，女皇拨出一笔可给200万人接种的专款费用，来推广接种技术。伏尔泰此前就与叶卡捷琳娜女皇有书信来往。得知女皇这一举措之后，他在1769年2月26日给她写信说："哦，夫人，陛下是给我们这些目光短浅的法国人，给我们愚蠢的索尔邦学院，并给我们医学院中的只知争论不休的庸医们上了多好的一课啊！您施行接种并不比一名修女的灌肠使人觉得诧异……我们法国根本不会接种，除了颁布政令。我不知道我们的国家已经成了什么样了，它一度可是每件事情上都是伟大的榜样啊……"

伏尔泰极少写诗，他的著作主要是哲学、戏剧和历史，但是为了表达他对接种的赞赏，他以最容易表达情感的诗歌形式，写了一首诗。诗中写道：

有效的偏见存在／实在是非常有害。／必须战胜偏见。／……有人说，怎么可以接受英国的事实！／难道向我们发动战争的人那里／就没有任何可取之处？／法国人应该求教／你必须战胜的英国人。／……真实无时无处都会放出光彩。／让我们接受这可贵的启示／不必考虑出自谁人之手／是谁把它介绍给人类。／让宇宙天地成为它的祖国。

读这诗，不由让人感到，伏尔泰对种痘的赞赏，尽管起始于个人对天花的恐惧感，最终还是归结于他这豁达的胸怀和世界眼光，令人钦佩。

准备用愈创木治梅毒："圣木"的故事

1494 年 9 月，法国国王查理八世（1470—1498）亲领士兵 37000 人，发动了对意大利的入侵。他一路都未遭抵抗，1495 年 5 月 12 日便在那不勒斯加冕，自称"法兰西、那不勒斯和君士坦丁堡国王"。谁知好景不长，不知不觉之间，军中开始传播一种疾病。病人起初只觉得全身瘙痒；之后患处剧痛，并逐渐硬结，变成讨厌的下疳、小脓疱，最后开始糜烂；同时生殖器和耻骨部位，甚至全身皮肤的各个黏膜接壤处，也都出现脓疱，发出令人厌恶的臭味。大批士兵的患病迫使查理放弃征服意大利北部的企图。

这可是一种从未见过甚至从未听说过的病。它是哪里传过来的？

意大利医生和诗人吉罗拉莫·弗拉卡斯托罗（Girolamo Fracastoro，1478—1553）在 1530 年出版了他的一册影响最大的著作，被称为"梅毒诗"的《梅毒或法国病》（*Syphilis sive morbus gallicus*）。据纽约大学的学者格里克斯曼所说，此诗共三章，第一章是写梅毒的起源、成因和症状；第二章写治疗的方法，包括水银疗法；第三章描述一段故事——

故事发生在海地的伊斯帕尼奥拉岛上。新近来到这里的西班牙船员发现这里有一种让他们恐惧的疾病，当地的人采用愈创木（guaiasum）的叶子来治疗。西班牙人探问（有关治疗的）一种宗教仪式的起源：在这种仪式中，一个牧羊人站立在洒满公牛血液的神圣地面上，讲述一个故事，说是在失落的亚特兰蒂斯岛（Atlantis）上，一个叫西菲鲁斯（Syphilus）的牧羊人，触怒了太阳神阿波罗，遭到可怕的惩罚。

阿波罗觉得这是对他的轻慢和侮辱，便降下一种从未有过的疾病，让全体居民，包括国王都染上此病：患者腹股沟出现古怪的疼痛，甚至整夜都睡不好觉。后来，经居民们向天后朱诺（Jono）和大地女神忒路斯（Tellus）奉献牺牲之后，大地女神忒路斯（Tellus）让地上长出可以医治此病的特效药愈创木。

梅毒（Syphilis）这个名称即来自这故事中的牧羊人西菲鲁斯的名字。那么，这愈创木（guaiasum）是一种什么样的植物呢？

愈创木是生长在安的列斯群岛和中美洲的一种热带和亚热带地区的植

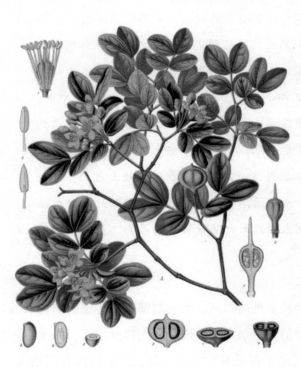

愈创木图

物，是巴哈马的国树，树干高可达 20 米，不过通常都只有一半高度，它的叶子为暗绿色，开出鲜蓝色的花朵，果实呈黄色。因为这是一种最坚硬的木材，土民最初都用它来制造承受高重压的滑车、车轴、车杠等，后来才发现其疗效，于是将它用作治疗梅毒的药物。

意大利的阿方索·费里（Alfonso Ferri, 1515—1595）作为外科医生，他是保罗三世、尤利乌斯三

世和保罗四世三位教
皇的御医，并在罗马
和那不勒斯教学。他
在 1537 年于罗马出版
的著作《圣木、药物
和酒》（*De Ligni Sancti
multiplici medicina & vi-
ni exhibitio*）的"序
言"中特别提到"愈
创木及其在医治梅毒
上的应用"。费里写道：

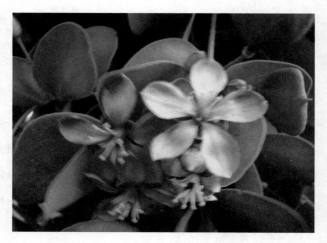

愈创木

　　那种通常叫圣木也叫印第安木的树木，是那所谓法国病（梅
毒）——迄今不为人知的疾病蔓延到我们各国之后，在当代被发
现从大洋中部的岛屿带过来的。该病在那些地区是属于本土固有
的疾病，大部分情况下都不传染。而在我们（指欧洲人）中间，
一接触就被传染。因为这病，那些人便用这种树木作为医治该病
的药剂，而且用了便全能治愈。栖居在那些地段抵挡不住法国病
的欧洲人发现后，也就应用这一药剂，并在回到故土之后，开始
将这树木介绍给我们，来医治患有该病的病人。在如此治疗被证
明完全成功之后，愈创木在欧洲大陆就被作为最好、最有效的药
剂而采用了……

　　开始时，对于梅毒这种从未见过的病，医生们都是以传统的催泻和放
血等来医治。后来，从阿拉伯人用水银治疗皮肤病中得到启发，用水银来
医治梅毒，主要是外用。但是水银是有毒的重金属，产生的副作用很大，
用后病人不但不断流唾液，还会产生新的溃疡、皮肤发疹、颤抖、胃痛、

腹泻、恶心、牙齿松动甚至瘫痪。另外，治疗时还必须逐渐加大剂量，使病人终生都离不开水银。当医生们不得不思考该不该放弃使用水银，是否有别的药剂可以代替水银时，得知有愈创木。于是，基于柏拉图和亚里士多德的"目的论"（Teleology）观点，相信自然界向来是周全的，它的一切配置都是合乎目的、天然和谐的，既然一种疾病产生于某一特定环境，那么在这环境里一定有医治此病的药物，自然界不会在这一件事上只顾一面。据此，他们坚信，新大陆的愈创木就是专为医治新大陆的梅毒而生长的。

愈创木疗法主要是被关在闷热的房间里喝愈创木汤。意大利艺术家凡·德·斯特雷特（Jan Van der Straet，1523—1605）在1580年左右创作的一幅题为《准备用愈疮木治梅毒》的版画，具体描绘了用愈创木医治梅毒的情景：画面上，一位原来躺在床上、盖了棉被的梅毒病人，额角缠了毛巾，欠坐起来喝这愈创木汤。医生在旁边陪着，指导他如何服药，助手

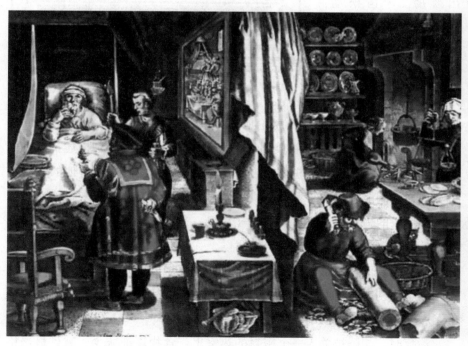

斯特雷特的版画《准备用愈创木治梅毒》

则在将愈创木树干刨下一片片木屑，以便继续熬汤，为他准备着药汤。

德国的乌尔里希·封·胡腾（Ulrich von Hutten，1488—1523）是骑士和廷臣，又是一位人文主义者和改革家。他在 20 岁时就染上梅毒，病情发展到严重的时候，上下颚、嘴唇、舌头都发出溃疡，牙齿松动、脱落，病得如此的难受、痛苦，使他觉得真是生不如死。但他坚强地活了下来，并

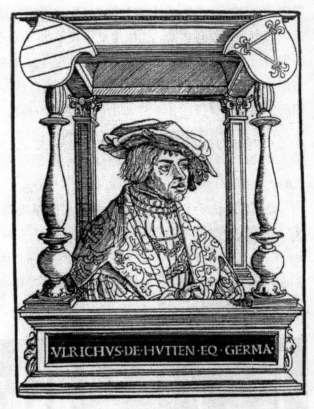

胡腾《论愈创木和法国病》中的作者像

写了一部厚达数百页的巨著：《论愈创木和法国病》（*De Guaiaci medicina et morbo gallico*），于 1519 年在美因茨出版。在书中，胡腾特别描述了自己染上梅毒后的治疗经历和某些医生的治病情况。起初，医生们对他的病都一筹莫展，他们能拿出来的看家本领就是用烧碱和烧红的烙铁来腐蚀或烧灼他右脚后跟的梅毒瘤，或者用汞剂（水银）来蒸喷疮口。无疑，这些都毫无用处。当他病得痛苦难以忍受的时候，一位朋友劝他说，既然如此，他还不如自杀。但是胡腾没有接受朋友的劝说。基于目的论的考虑，他"擅自求助于愈创木"。他乐观地写道："所有的医生都认为我的病是毫无希望的了，多亏神奇的愈创木，我才及时得以康复。"

治疗时，胡腾被关入一个密封的热室里，食物逐渐减少，减到最严格的饮食，并让他服用温和的泻药。在室内裹上毛毯出过汗之后，让他喝下

大量的愈创木汤。据说，经过这样使人体力虚弱的"养生法"30 天之后，"病情即会根除"。胡腾说自己这病"及时得以康复"，不过是在梅毒第一期暂时性的所谓"康复"，随后又会重发，出现第二期更严重的病情。

实际上，愈创木疗法使胡腾苦不堪言。八九年里，他就曾多次接受此类的治疗。他说："我已经在极大的危险和非常的不愉快中和此病抗争了 9 个年头，而且我还热切地试过其他我所见到的药剂，只要这些药剂看来可能抗击这一该死的疾病。"可是都没有效果，病体一如既往。胡腾于 1523 年 8 月 29 日因梅毒治疗无效而死，年仅 35 岁。虽然他曾在书中写道"感谢愈创木这种神药"，并一心一意地向像他一样的梅毒病人推荐应用此药。确实，在胡腾之后，愈创木很长一段时间里都被梅毒患者奉为"生命之木"（Lignum Vitae），作为治疗该病的良药，但都没有持久切实的疗效。

愈创木是梅毒治疗史中的一段不可忽视的过程。要等到 1909—1910 年德国微生物家保罗·埃尔利希（Paul Ehrlich，1854—1915）的"魔弹"606——"撒尔佛散"（Salvarsan）发明，才让梅毒的治疗进入比较有效的新阶段。

取出疯狂之石：医治精神病

　　从远古时代起，持续数千年，人类都相信，一个人所以患病，不论是什么病，都是因为有"魔鬼附体"的关系。因此，要治好病，就得设法求助于魔鬼：或者是祈祷请它离开，或者是威胁它，必要时还得以强制的方法将魔鬼驱逐出去。考古学家曾在法国沃尔普河地区（Volp River region）的一个山洞里发现一块大约 17000 年到 20000 年前的岩石雕刻，上面画着一位医生，也就是原始社会的巫师，他头上戴一副庞大的鹿角面具。研究人员认为，这样的穿戴是为了吓唬魔鬼。自然，还要念几句符咒，更要有一定的仪式。这就是最早的"驱魔"。美国画家和作家乔治·凯特林（George Catlin，1796—1872）从 1829 年开始深入印第安原始部族采访，创作了 500 多件油画和速写，并写出多部有关的著作。查尔斯·达尔文在一部著作中曾采用他的一幅画：《印第安人的巫师在众人的注视下大声驱赶想象中的恶魔》，此画生动地再现了原始人类巫师驱魔的情境。我国民俗学家宋兆麟的著作中也有"驱魔"的描述。

　　如果患的是精神病，病人出现神思恍惚、妄想幻觉甚至疯癫状态，古人认为这是魔鬼躲在患者头颅里的缘故。现代科学不相信有"魔鬼附体"的事，因为这是科学无法复现、无法实证的事，只是对精神病病因不能做出解释的一种猜测。但从大量记述"魔鬼附体"的《圣经》来看，可以发现，在古代，人们都把精神病和"魔鬼附体"看成同一回事：所谓"魔鬼附体"，即是发疯、癫狂，就是精神病。德国神学家和传记作家大卫·施特劳斯（David Friedrich Strauss，1808—1874）在他的名著《耶稣传》中举

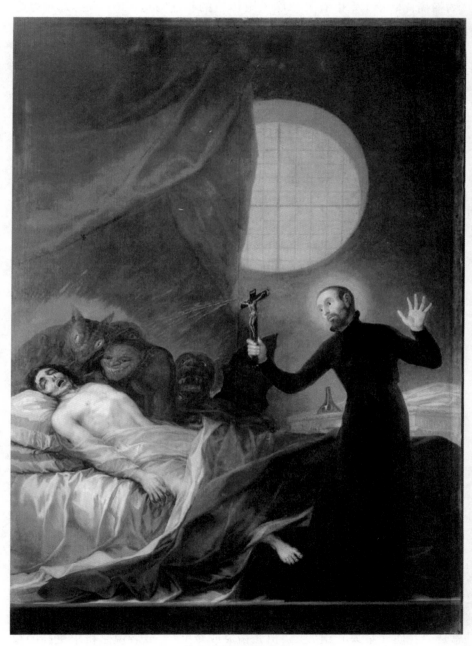

戈雅描绘驱魔的画作

《约翰福音》第十章中有关"魔鬼附体"的叙述写道："……犹太人为这些话，又起了纷争。内中有好些人说，他是被鬼附着，而且疯了。"随后分析说，这话就意味着"被鬼附着"即是"疯子和癫狂的同义语"。

发作疯癫之后怎么办呢？

考古学家经常在古代墓地的遗址见有一些头颅，上面有一个，有时不止一个圆洞，相信这是死者生前被施行过"环钻术"（trephination）留下的痕迹。环钻术是一种将颅骨割出纽扣似的一片的外科手术，它作为一种与仪式同时进行的手术，在史前时代相当普遍。俄罗斯科学院人类学研究所的资深研究员玛丽亚·密德尼科娃（Мария Медникова）曾研究过3875具古人遗体头颅上的环钻术，她说，这种"颅骨切开术"，最早可以追溯到公元前7000年左右的石器时代晚期，到铜器时代就很多了，在中世纪的游牧民族中间，此种手术也相当风行。近年发现，中国古代也有施行环钻术的情况。虽然施行环钻术对于接受手术的人来说具有极大的危险性，从遗留下来的头颅可以看出，大量头颅被穿孔的部位，边缘没有丝毫愈合的迹象，就表明这些病人是在手术中当场死亡的。但是古代的人觉得仍有必要冒这个险，因为那些不明病状原因的患者相信，在自己的头颅上钻孔，是唯一可能为进入头颅的魔鬼开启一条通道，好让它离开的手段，也是唯一可能治好他这病的办法，明知很可能在手术中当场死亡，但魔鬼附体要比死更可怕。

基督教出现并成为古罗马的国教之后，其他任何星象、通灵、巫术和魔法均被禁止，使民众中渐渐形成一个信念，或者说只允许有一种信念，即除了基督教的主耶稣基督之外，不存在任何异教的神。基督教宣称，耶稣是魔鬼的死敌，驱魔的最高权威也只能是耶稣。既然如此，宗教驱魔不是比环钻术更优越吗？于是便风行起来了。

《圣经》中多次写到魔鬼，也多次写到耶稣基督驱魔的奇迹。

"驱魔"（Exorcism）一词来源于希腊文中带介词ek的动词horkizo，意思是"我使（某人）诅咒""诅咒精灵或魔鬼"，或者说是祈求更高的权威控制和命令魔鬼干与它意志相背的事。驱魔便是祈求圣人耶稣或者圣徒的权威，来控制和命令魔鬼离开。

随着时代的进步，到了中世纪，一种唯物的理念出现了。许多人开始相信，一个人出现神思恍惚、妄想幻觉和疯癫这些愚人状态，也可能是他自己的脑子受到阻塞，运行不通。那么被什么阻塞呢？因为当时已知人体内有石块，如肾结石、胆结石等，也便想到，可能是脑子里也有结石，如果将这结石清除掉，这种神思恍惚和疯癫的愚人状态病也就会好了。中世纪多位艺术家的作品，都曾表现当时风行的这种所谓"截取愚人石"或叫"截取疯狂之石"的手术。

中世纪弗兰德斯大画家希罗尼穆斯·博斯（Hieronymus Bosch，约1450—1516）完成于1475—1480年间的镶板画《取出疯狂之石》，描绘了一场在夏日优美景色中进行的此种公开手术。

画中的病人因为疯狂冲动，被绑扎在一把椅子上动弹不得，但他的两只眼睛，依然一直呆滞地斜视着右前方，仿佛仍在注视他幻觉中的事物，一个戴着漏斗帽的"理发匠兼外科医师"用"环钻术"从他的头颅里摘取"疯狂之石"。作为助手，那个修士和修女在旁注视手术的进行，一个拿着水壶，一个头上顶一册大概是《圣经》或解读《圣经》的宗教书籍。"医师"煞有介事地从病人头颅里将"疯狂之石"取出来了，不过不像同一题材的其他画作，博斯将取出的石块改成一朵郁金香。在博斯的这幅作品中，最引人关注的是装饰十分精美的镶板画框架上以花体文字书写出的铭文："大师，快快把愚人之石取出来，我的名字是鲁伯特。"

"鲁伯特"（Lubbert）是荷兰民众给蠢人所取的典型的绰号，在荷兰的文献中经常可以看到，像画中的这个鲁伯特一样。在博斯时代，认为从前额中取出"愚人之石"或叫"疯狂之石"，可以治愈人的愚蠢或疯狂行为，是一种普遍的信念。所以"摘取疯狂之石"在当时也是一种常见的手术。但这却是江湖郎中的一种骗术，郎中常将石块藏在自己所戴的漏斗帽里，趁在场的人没有注意时悄悄取出，谎称是真的从病人脑子里摘取出来的。博斯这里画的是象征性的，而非真的那种有极大危险的环钻术，因为这种手术常会危及生命，且从病人头颅中取出的也不是什么石块，而是盛产于荷兰的郁金香，这郁金香在桌子上也放有一朵。

博斯的《取出疯狂之石》是艺术史上最早表现"摘取愚人石"这一题

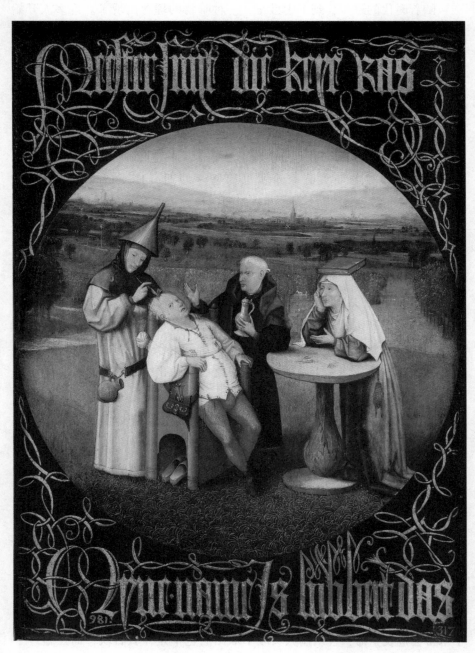

博斯的画《取出疯狂之石》

材的画作。在他之后，有多位艺术家都画过这一题材。弗兰德斯画家扬·桑德斯·范·赫莫森（Jan Sanders van Hemessen，约 1550—1566）大约作于 1550 年的《外科医生》，荷兰文艺复兴时期大画家老彼得·勃鲁盖尔（Bruegel Pieter，约 1525—1569）大约也作于 1550 年的《摘取疯狂之石，或一次头颅手术》，文艺复兴时期的比利时画家彼得·胡斯（Pieter Huys，1519 / 1520—1581 / 1584）的《摘取与人之石》，还有 17 世纪荷兰艺术家尼古拉斯·韦德曼斯（Nicolaes Weydmans）的版画《摘取头颅里的石块》等，表现的都是这一风行的习俗。许多艺术史家和医学家在谈到这一题材时，都一致称颂博斯的《取出疯狂之石》。那么博斯的这幅作品有何特殊意义呢？巴尔的摩大学的迈克尔·塞尔曼（Michael Saleman）2006 年在一期《神经外科》杂志上发表的论文《博斯的"医治疯人，摘取石头的手术"》中写道："仅仅从题目中就可以明显看出此画的隐喻，愚蠢或疯狂被认为不道德的病况，它有时是由于脑子里有石头引起的。另一个隐喻包含外科医生头上的铁皮漏斗帽，顶在女人头上的那本书，通过切开病人的头颅摘取出来的郁金香而不是石头，和那铭文……那么这画就象征了在缓解病人的心灵上医学和宗教的融合。"查尔斯·格罗斯（Charles Gross）1999 年发表在一期《神经科学动态》上的《文艺复兴时代艺术中的"精神外科"》中总结说，几乎所有对博斯《取出疯狂之石》的解释都可以归结为两类："或是讽刺和奚落江湖骗子骗人相信他们会通过摘取'脑子里的石头'来治好精神疾患，或者纯粹是隐喻愚蠢和轻信，是很多艺术家作品中的这个普遍的题材。"

在今天对精神分裂有了科学认识之后，看这从脑子里取"疯狂之石"或叫"愚人之石"，似乎很可笑，但在医学史上，曾经是那么的普遍，可见宗教一纳入医学的范畴，和医学相融合，就容易被人所接受。

后　记

在 20 世纪六七十年代，我因为出身不好，只有被斗的份儿，没有参加革命的资格。后来，小将们大概也腻了，加上他们中间又出现矛盾，就把我放下了，让我成为一名天天无所事事的所谓"逍遥派"。就是从这个时候开始，我先是听从做医生的妻子的劝告，开始学习中医，以备将来被革命洪流淘汰之后，可以混口饭吃。谁知我这个文学出身的人，对枯燥的医书专业的书籍一点也提不起兴趣，而一接触到医学的历史，整个心都沉下去了。在那几年里，我记下了数十本笔记本的医学史资料，并且开始撰写医学史随笔。虽然我也曾希望摘下一些中国的医学史，我也认识到我国的传统医学确是宏大的医学宝库，具有十分丰富的医学知识，但因这传统医学重视实用，很少对医生、疾病、病人、药物等做详细的描述，往往构不成一个个完整有序的故事。所以我收集的绝大部分都是欧洲的医学史，写出的也都是欧洲医学史随笔。后来因我在 1980 年底进入浙江省社会科学院从事中国现代文学的专业研究，医学史随笔的撰写也就搁下来了。

1993 年退休后，我摆脱了撰写学术论文这一苦差事，才再次萌发写作医学史随笔的想法，陆续出版了十多册这方面的著作。

在广泛浏览欧洲医学史的外文原著时，我常常看到许多著名艺术家创作的绘画，生动地描绘了医学史上的疾病和人，我就想到，何不就从这个角度切入写写随笔呢。后来我发现，我这想法并不新鲜，有人也曾写过。不过实事求是地说，我所见到过的那些随笔，还有几册成书，都比较简单，甚至可以说是随感式的。于是我想，我应该写得更严谨些，应该有学术上的依据，但尽量不要太长，该控制在3000字左右。于是也就开始这样的尝试了。几年里，在撰写其他几本书的同时，居然写了一百多则。其间在《读库》集刊和《中华读书报·国际文化》及《世界文化》上发表了一些，特别是张立宪先生在2018年和2019年的《读库》上，发表我的这类随笔17篇，近6万字，使我感激万分。现在，因为太累了，年纪又大，也想歇一歇，于是就决定将这些随笔编辑成书，听听读者的意见。

说起来也有趣，虽然我毕生大部分的时间接触的都是文学——我在大学读的是中国语文，毕业后在中学里教的也是语文，在社会科学院研究的也是中国现代文学，但医学总是跟我有缘。我想，一个原因是，在所有的自然科学中，医学是和文史最亲近、最有缘分的，因为两者都研究人。不但许多作家的创作都描写到疾病，许多文史学科，不论是政治史、社会史、军事史、宗教史，往往都涉及医学和疾病。那么为什么在我的同行朋友中，没有一个接触医学或医学史呢？看来必有另外的原因。

我想来想去，想起了一件事。我记得很清楚，因为母亲多病，还在我读初中的时候，父亲就曾向我许诺，说等我高中毕业后，立即送我去德国学医，我自然非常向往。可是等我进高中的时候，已经是1949年以后的事了，而且父亲也已经不幸离开了人世。同时我在1951年底高中一毕业，就被"统一分配"进了浙江师范学院，而且这届浙江省的高中毕业生，任何人都不被允许自行投考大学，即使投考录取的，也都被退回到浙江师范学院。我学医的愿望落空了。也许，冥冥之中，我既然不能学医，更不能去德国，那么，我也要通过医学史随笔的写作，变相地来实现我这一未竟的愿望，回报我父亲的在天的英魂。

余凤高

2020年10月　杭州红枫苑

图书在版编目（CIP）数据

世界名画中的医学史. 二，美与消耗／余凤高著.
-- 北京：中国文史出版社，2022.1
  ISBN 978-7-5205-2671-5

  Ⅰ. ①世… Ⅱ. ①余… Ⅲ. ①医学史-世界②绘画-
鉴赏-世界 Ⅳ. ①R-091②J205.1

  中国版本图书馆 CIP 数据核字（2020）第 243322 号

责任编辑：薛未未

出版发行：**中国文史出版社**

社　　址：北京市海淀区西八里庄路 69 号院　邮编：100142
电　　话：010-81136606　81136602　81136603（发行部）
传　　真：010-81136655
印　　装：北京新华印刷有限公司
经　　销：全国新华书店
开　　本：720×1020　1/16
印　　张：20.75　　字数：160 千字
版　　次：2022 年 1 月第 1 版
印　　次：2022 年 1 月第 1 次印刷
定　　价：79.80 元